2022 年河北省社会科学发展研究课题（课题编号：20220202282）

通调五脏安脾胃

首届全国名中医刘启泉脾胃病诊治经验

U0105306

主　编　刘启泉　王志坤

副主编　石　芳　韩雪飘　吴春晓　张　纨　梁笑妍

编　委　（以姓氏笔画为序）

王　越　王　斌　王　蕊　王沙沙　王雨鸽

王俞铧　王鑫睿　刘　婧　刘可可　许静茹

孙建慧　杜志杰　李红京　肖彦玲　沈正先

宋聪敏　张婷婷　郑世豪　赵倩文　高　晴

郭浩林　陶　瑞　董新悦

全国百佳图书出版单位
中国中医药出版社
·北　京·

图书在版编目（CIP）数据

通调五脏安脾胃 / 刘启泉，王志坤主编 . —北京：
中国中医药出版社，2024.1
ISBN 978 - 7 - 5132 - 8406 - 6

Ⅰ . ①通… Ⅱ . ①刘… ②王… Ⅲ . ①脾胃病—中医
治疗法 Ⅳ . ① R256.3

中国国家版本馆 CIP 数据核字（2023）第 177495 号

中国中医药出版社出版

北京经济技术开发区科创十三街 31 号院二区 8 号楼
邮政编码　100176
传真　010-64405721
山东华立印务有限公司印刷
各地新华书店经销

开本 710 × 1000　1/16　印张 17.25　字数 302 千字
2024 年 1 月第 1 版　2024 年 1 月第 1 次印刷
书号　ISBN 978 - 7 - 5132 - 8406 - 6

定价　69.80 元
网址　www.cptcm.com

服 务 热 线　010-64405510
购 书 热 线　010-89535836
维 权 打 假　010-64405753

微信服务号　zgzyycbs
微商城网址　https://kdt.im/LIdUGr
官 方 微 博　http://e.weibo.com/cptcm
天猫旗舰店网址　https://zgzyycbs.tmall.com

如有印装质量问题请与本社出版部联系（010-64405510）

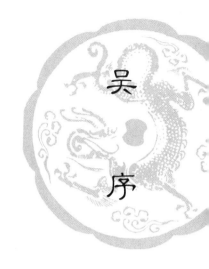

吴 序

　　祖国医学，源远流长，煌煌典籍，浩如烟海。中医瑰宝，代代承传，历经千载，熠熠生辉。医之所以鸣世，贵在其术。然则，非卓见灼知不足以术著称。试论当今为医之道，当溯经典，法名家，汇新知，出新识，谨守传承精华、守正创新之训，寓传承于发扬之中，方可涵泳古今，生生不息。

　　河间启泉，乃当代医林名宿，悬壶40余载，深研《内经》《难经》《伤寒杂病论》等经典，尤崇刘河间、李东垣、叶天士等先贤，勤于临床，活学活法，医德医术，载誉遐迩，系首批全国优秀中医临床人才，第五、六、七批全国老中医药专家学术经验继承工作指导老师，并于2017年5月荣膺由中华人民共和国人力资源和社会保障部、原国家卫生和计划生育委员会、国家中医药管理局联合授予的"全国名中医"称号。

　　余与启泉有同窗之雅，相识数十载，交往甚笃。启泉仁和谦诚，治学严谨，尊古不泥古，创新不离纲。善读经典，探微求源，钩玄索引，会心有得，著之纸墨，屡见佳作。追昔之作，启泉于癸巳年著《刘启泉胃病临证录》，详述治疗胃病思想，摄生调护经验；丙申年作《刘启泉医案医话集》，参以医案、医话体裁，以实例展示临证经验、学术观点；己亥年撰《刘启泉"一降、二调、三结合"治胃病》，阐述脾胃理论渊源，提出创新性治疗体系；庚子年抒《刘启泉论治脾胃病》，概述历代医家治疗脾胃病用药特点，详述启泉论治脾胃病方药特色。所著之说，论有新意，学有新见，治有新法，启迪尤明。今又现新著，值《通调五脏安脾胃》一书即将付梓之际，余披览一过，书中承先贤之学，抒管窥之见，倡五脏一体观，创通调五脏安脾胃之则，论理透彻，构思巧妙，尽为不可多得之经验。

学不博无以通其变，思不精无以烛其微。启泉长于内科，精于脾胃，著书立说无不展脾胃学说之精华，立脾胃学说之新见，此书之成，形成了"一降、二调、三结合治胃病，通调五脏安脾胃"独特的脾胃病学术思想。此真乃医学之舟楫也，开卷者定能大获裨益，乐以为序。

中国工程院院士 吴以岭

2023 年 8 月

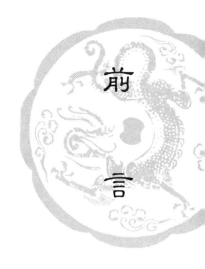

"五脏一体观"是中医学理论体系的重要组成部分。《素问·灵兰秘典论》以官职喻脏腑功能，明确指出"凡此十二官者，不得相失也"，从生理角度形象地说明了脏腑间息息相关，互助互制。《素问·玉机真脏论》曰："五脏相通，移皆有次。五脏有病，则各传其所胜。"从病理角度表明了五脏间的密切关系。饮食入胃，化生气血精微，脾气散精，合于五脏，达于四肢百骸，以使人气力生，神气足。脾胃居处中焦，升降相因，燥湿相济，纳运相得，斡旋转运，为气血生化之源，是五脏间沟通转运的桥梁，与其余四脏关系最为密切。

刘启泉教授在继承前贤的基础上，总结数十载耕耘于临床的实践经验，创新性地提出了"通调五脏安脾胃"，进一步丰富了"五脏一体观"的内涵、外延。

自2007年刘启泉教授公开发表"通调五脏论治功能性消化不良"一文以来，我们团队以"通调五脏安脾胃"为核心开展了多角度、多方位、多层次的研究，内容涉及慢性胃炎、胃癌前病变、溃疡性结肠炎等多种消化系统疾病。十几年间，研究不断有新的进展，逐渐扩充、完善了"通调五脏安脾胃"的理论，使其渐成体系，取得了满意的临床疗效。

本书系刘启泉教授及其门下弟子合力著述，分为上、中、下三篇。上篇由古至今梳理"通调五脏"源流，着重论述"通调五脏安脾胃"之理。中篇、下篇分别从常见中医脾胃病和部分西医消化系统疾病入手，详述刘启泉教授的临证经验，内附真实医案，着重体现"通调五脏安脾胃"的临床应用。

本书几经易稿，倾注心血，力争为广大中医师治疗脾胃病提供新思路、新方法，为中医学子、中医爱好者、脾胃病患者提供切实帮助，以期承继先贤之智，启迪后生之学。因时间仓促，水平所限，难免错漏，不足之处恳请广大读者及医学同仁不吝赐教，以便再版修订。

编　者

2023 年 8 月

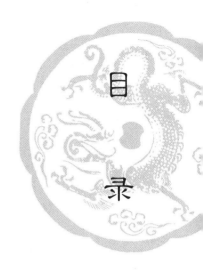

目 录

上篇　通调五脏安脾胃探讨

中篇　通调五脏治疗中医脾胃病经验

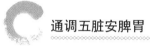
下篇 通调五脏治疗西医消化系统疾病经验

上篇　通调五脏安脾胃探讨

第一章　通调五脏之源

第一节　《黄帝内经》奠定基础

　　《黄帝内经》(简称《内经》)是中医学理论体系的奠基之作，形成了对脏腑的形态结构、生理规律及其相互关系的理论认识，其中生理规律是《内经》脏腑理论的重点，而对脏腑相互关系的认识也已具雏形，提出"五脏相通，移皆有次"。明·吴崑注曰："五脏之气相通，其脏气输移，皆有次序。"五脏之气何以相通并有次序输移？古人借助五行学说来解释五脏之气相通：一是通过相互资生、相互制约体现脏气相通输移，所谓肝生筋，筋生心，心生血，血生脾，脾生肉，肉生肺，肺生皮毛，皮毛生肾，肾生骨髓，髓生肝等；二是通过相乘相侮推理病气相通传变模式，所谓每脏之病有五，一脏有五脏之传，五五二十五变；三是通过脏腑相合相应体现五脏之气相通，所谓脏腑各有相合，是为一表一里；四是通过气机升降出入体现五脏之气相通。人体是一个极其复杂的有机整体，人体各组成部分之间，结构上不可分割，功能上相互为用，代谢上相互联系，病理上相互影响。

　　《素问·玉机真脏论》提出"五脏相通，移皆有次"，藏象学说是以五脏为中心，通过经络系统内属于腑脏，外络于肢节，将六腑、五体、五官、九窍、四肢百骸等全身脏腑形体官窍联结成有机整体。《素问·脏气法时论》提出"合人形以法四时五行而治"，即五脏相通遵循四时五行的法则。《素问·灵兰秘典论》提出了"十二脏相使"，以官职喻脏腑，以君臣关系讨论脏腑之间的相互关系。如《灵枢·五癃津液别》说："五脏六腑，心为之主……肺为之相，肝为之将，脾为之卫，肾为之主外。"强调脏腑相互联系，强调五脏的整体协调作用。五脏，代表人体的五个生理系统，人体所有的组织器官都可以包括在这五个系统之中。具体联结的系统结构有：肝系统（肝—胆—筋—目—爪），心系统（心—小肠—脉—舌—面），脾系统（脾—胃—肉—口—唇），肺系统（肺—大肠—皮—鼻—毛），肾系统（肾—膀胱—骨髓—耳—发）。五个系统相互之间并非孤立，而是通过经脉的络属沟通和气血的流贯相互联系，创立以五脏为主体，外应四时气候变化，内与经络、气机相关，脏窍一体的藏象学说。五脏是人体生命中心，与人体各组织器官和生命现象相联系。五脏互藏，五脏之气皆相贯通。五脏功能的协调共济、相互为用是维持人体生理平衡的重要保证。下面从以下几个方面来介绍。

一、五脏阴阳，外界四时相应

《内经》将人体五脏与自然界之春、夏、秋、冬四时阴阳相应，《灵枢·岁露》说："人与天地相参也，与日月相应也。"将人体与天地置于同一体系中考察研究，强调内外环境的统一性。人体本身不仅是一个有机整体，而且与自然环境保持着统一性。《素问·六节藏象论》曰："心者……为阳中之太阳，通于夏气。肺者……为阳中之太阴，通于秋气。肾者……为阴中之少阴，通于冬气。肝者……此为阳中之少阳，通于春气。"人依赖自然环境生存，人的生命活动规律亦受自然环境的制约和影响；机体对自然环境四时变化，亦会作出相应的反应。《素问·经脉别论》提出"四时五脏阴阳"，这是《内经》中讨论脏腑和四时阴阳之间联系的主要理论，也成为中医脏腑理论的特色，奠定了中医五脏的认识论基础，是中医学研究人体始终遵循的法则之一。

自然四时阴阳顺序更替，同样，人体五脏之间也存在着递相促进作用，《素问·四气调神大论》曰："夫四时阴阳者，万物之根本也。所以圣人春夏养阳，秋冬养阴，以从其根，故与万物沉浮于生长之门。"指出顺应四时盛衰规律的变化，能保障人体之气来源充足，五脏在相应季节积极调养可使精气充足，为其相生子脏功能的正常发挥奠定基础。若人体顺应自然能力减退，不能对四时之气的变化做出与之相应的调整，便会出现相生之脏的病理改变。《内经》认为人类生老病死皆受四时寒暑支配。由四时的风、寒、暑、湿化生了六气，由四时的生、长、收、藏派生出五行五脏。四时更替是五脏相通理论的基础。因此，研究生命活动，要将人置于天地自然之间，从五脏的整体角度来认识人的生理病理现象。临证上秉承五脏相关的原则，重视脏腑辨证。

二、五脏络属，人体经络互通

《内经》认为人体五脏之间是通过经络密切联系、相互协调的。脏与腑表里互相配合，一脏配一腑，脏属阴为里，腑属阳为表。经络源于脏腑，分布于脏腑组织之间。人体通过经脉络属形成脏与腑的表里联系，同时四肢百骸、五官九窍、筋肉皮毛与五脏建立各有所属的关系。内外关联主要通过经络沟通和阴阳气化作用实现。《灵枢·本脏》："经脉者，所以行血气而营阴阳、濡筋骨、利关节者也。"这里的经脉泛指经脉和络脉。经络不仅加强了五脏之间的联系，而且使五脏与体表联系，经络系统把人体五脏六腑、四肢百骸、五官九窍、皮肉筋脉等联结成有机整体。《灵枢·海论》说："夫十二经脉者，内属于腑脏，外络于肢节。"经脉之气散络结聚于经筋，布散于皮部。又如足厥阴肝经属肝、络胆、系目系，手少阴心经之别络系舌本。《素问·血气形志》云："足太阳与少阴为表里，少阳与厥阴为表里，阳明与太阴为表里，是为足阴阳也。手太阳与少阴为表里，少阳与心主为表里，阳明与太阴为表里，是为手之阴阳也。"五脏之间通过经络相互络属，互相沟通，十二经脉之阴经属脏络腑，阳经属腑络脏，彼此经气相通，互相作用，从而使脏腑之间一阴一阳表里相合。经络的相互络属是表里关联的主要机制，十二经脉互相衔接，"阴阳相随，外内相贯，如环之无端"，通行血气，内则滋养脏腑，化生脏精，使脏腑生理活动健旺，外则通过遍布全身的络脉，渗濡灌注气血，润泽皮肉筋骨、四肢百骸，使筋骨强壮，关节通利。《灵枢·脉度》云："阴脉荣其脏，阳脉荣其腑。"脏腑经脉分阴阳，五脏属阴，六腑属阳，十二经脉分属脏腑，阳经联络六腑，阴经联络五脏。荣，即营，营运分布的意思。阴脉营运五脏之精气，阳脉营运六腑之精气，如环无端，终而复始。经脉除具有沟通人体表里上下、联系脏腑肢节的作用外，还使气血运行其中。气血沿经脉而灌注濡养各脏腑组织，使其发挥正常的功能，从而又加强了五脏相互间在功能上的联系。

三、五脏互动，气机升降相合

《内经》中所阐述的气机升降理论是基于人与天地为统一整体、天人合一的思想，认为人的脏腑气机升降出入运动应与天地自然四时阴阳升降的变化相协调，整个气机升降出入运动变化处于动态平衡中。五脏气机的升降出入运动构成五脏之间功能的协调，是人体正常生命活动得以维持的根本。五脏各有脏气，脏气运动形成气机，五脏气机协调互动形成脏腑信息传递和反馈的网络通路。《素问·六微旨大论》曰："出入废则神机化灭，升降息则气立孤危，故非出入则无以生长壮老已，非升降则无以生长化收藏。"气之升降出入运动是天地万物的根本属性，而肝、心、脾、肺、肾五脏是人体重要组成部分，所以五脏必然也存在升降出入的气化运动。五脏之间借五行之力相互影响，构成一个整体。《内经》中论述了脾胃为五脏气机运转之枢轴的思想，如《素问·刺禁论》曰："肝生于左，肺藏于右，心部于表，肾治于里，脾为之使，胃为之市。"所谓"使"和"市"，也就是通畅无阻之意，可引申为转枢，是说在脏腑的气机升降出入的运转体系之中，肝气从左而升，肺气从右而降，心为阳脏，气布于表，肾为阴脏，气治于里，但这些运动的正常运转均有赖于脾胃的转枢作用。脾运化水谷精微，并将之输送至其余四脏，为五脏之"使"。脾胃枢机升降有序则成心、肝、肺、肾四脏，而木、火、土、金、水五行则能够循环无端，维系着五脏之间的气血运行和功能联系，保持五脏相对的平衡与统一，共同完成机体正常的生理活动。五脏相生协调可使各个脏腑营养充盈，而脾胃居中焦，主斡旋升降气机，即通过气机升降出入体现五脏之气相通，来阐述五脏的功能特点及其之间的相互协调配合关系，构建了一个动态的、连续的完整调控系统。"左右者，阴阳之道路也。"上者右行，下者左行，肝气主升，肺气主降，两者一升一降，协调人体气机平衡。心部于表者，阳气主外而象火也；肾治于里者，阴气主内而象水也。心肾相交，水火既济，保持人体上下动态平衡。脾者为土，以资四脏，故为之使也；胃纳水谷，无物不受，故为之市也。心肺之阳降，肝肾之阴升，脾胃为枢纽，气机升降出入构成五脏之气相通。五脏生克有度则脾胃健运而气机升降有序，而脾胃气机正常可使其余四脏得以濡养，五脏皆安。再者，脏腑各有相合，是为一表一里，通过脏腑气机相合的理论体现五脏之气相通。五脏气机分工合作构成人体整体气机调节体系，形成脏腑相关体系，如肝升肺降，心肾相交，脾升胃降等。历代医家由此将气机升降广泛应用于临床各科疾病，发展了《内经》学术理论，形成了很多新的理论学说。至明清时期的温病学家，他们尤其重视升降理论在温病论治中的应用，在处方、药物配伍方面无不考虑调动人体气机，以斡旋枢转、辛开苦降等方药用于临床而取得疗效。

四、五脏相通，生克制化相衡

《内经》从生克制化关系角度对五脏之间功能的协调配合机制也进行了阐述，

如《素问·阴阳应象大论》"肝生筋，筋生心""心生血，血生脾""脾生肉，肉生肺""肺生皮毛，皮毛生肾""肾生骨髓，髓生肝"，指出五脏之间存在功能上相互资生、促进的关系。《素问·六微旨大论》曰："亢则害，承乃制，制则生化，外列盛衰，害则败乱，生化大病。"指出五行的生克制化关系是天地万物的动态平衡协调机制，不仅是事物制约平衡之理，更是事物正常生化之机。五行的生克制化也存在于五脏之间，通过生克制化使五脏处于动态的平衡协调之中，事物之间的克制关系也是保持事物协调平衡的重要机制。故《素问·宝命全形论》曰："木得金而伐，火得水而灭，土得木而达，金得火而缺，水得土而绝，万物尽然，不可胜竭。"具体到五脏关系中，《素问·五脏生成论》曰："心之合脉也……其主肾也"；"肺之合皮也……其主心也"；"肝之合筋也……其主肺也"；"脾之合肉也……其主肝也"；"肾之合骨也……其主脾也"。在生理情况下五脏之间存在相互制约的关系，有助于防止某一脏的功能太过。然而五脏之间生理上的相互生化制约关系，病理上又会成为相互传变途径。故《素问·玉机真脏论》曰："五脏受气于其所生，传之于其所胜，气舍于其所生，死于其所不胜。病之且死，必先传行至其所不胜，病乃死。"《素问·六节藏象论》曰："未至而至，此谓太过，则薄所不胜，而乘所胜也……至而不至，此谓不及，则所胜妄行，而所生受病，所不胜薄之也。"《素问·五运行大论》说："气有余，则制己所胜而侮所不胜；其不及，则己所不胜侮而乘之，己所胜轻而侮之。"因此，五脏之间的五行生克制化关系不仅是五脏之间动态平衡的调控机制，也是临床疾病传变的重要途径。中医学之五脏各有所主，又互相关联，五脏各相生相成又相克互制，五脏各有其特点又密不可分。五脏病机是中医病机学的核心，是中医辨证的关键。五脏生理病理的相关性决定了治疗上的相协互参性，因此，在诊疗过程中须注重五脏间相生相克的关系与规律，协调心、肝、脾、肺、肾五脏及六腑之间的动态平衡。

五、五脏相因，功能协调互通

五脏之间协调配合关系，是人体气血津液生成、输布功能活动正常的重要基础。《素问·灵兰秘典论》曰："心者，君主之官也，神明出焉。肺者，相傅之官，治节出焉。肝者，将军之官，谋虑出焉。胆者，中正之官，决断出焉。膻中者，臣使之官，喜乐出焉。脾胃者，仓廪之官，五味出焉……肾者，作强之官，伎巧出焉。"《素问·阴阳应象大论》中所言"肝生筋，筋生心""心生血，血生脾""脾生肉，肉生肺""肺生皮毛，皮毛生肾""肾生骨髓，髓生肝"即是五脏相关在人体中的具体体现。《内经》概括脏腑的生理功能与特点，而各脏既有分工又有配合，通过取象比类的方式来说明脏腑之间分工协作、相互协调的关系。脏腑之间的协调配合是完成人体各项生命活动的基础。《素问·经脉别论》曰："食气入胃，浊气归心，淫精于脉。脉气流经，经气归于肺，肺朝百脉，输精于皮毛。毛脉合精，行气于府。府精神明，留于四脏，气归于权衡。"指出人体中食物代谢需要脾胃受纳运化及心化赤主血脉、肺朝百脉等脏腑功能协调配合，才能将食物化生成为精微气血，输布于人体内外、表里、形体官窍，发挥濡养作用。

《素问·经脉别论》又曰："饮入于胃，游溢精气，上输于脾。脾气散精，上归于肺，通调水道，下输膀胱。水精四布，五经并行，合于四时五脏阴阳，揆度以为常也。"指出人体水液代谢需要脾之散精、肺之通调水道、膀胱与肾之气化等相互作用才能完成。《灵枢·营气》曰："气从太阴出，注手阳明……上循腹里，入缺盆，下注肺中，复出太阴"；《灵枢·卫气行》曰："其始入于阴，常从足少阴注于肾，肾注于心，心注于肺，肺注于肝，肝注于脾，脾复注于肾为周。"阐明人体脏腑的功能协调，营卫之气的运行通道才能正常。

六、五脏相联，体用相辅相守

在《内经》的理论体系中，体用所指较为明晰，体指形体，用指功能。体用观作为重要概念在中医理论体系形成之初即开始被引入，用以说明古人对人体生理病理的认识。如《素问·五运行大论》曰："东方生风……在体为筋……在脏为肝……其用为动"；"南方生热……在体为脉……在脏为心……其用为躁"；"中央生湿……在体为肉……在脏为脾……其用为化"；"西方生燥……在体为皮毛……在脏为肺……其用为固"；"北方生寒……在体为骨……在脏为肾……其用为藏"。通过取象思维的方法，将人体五脏与五体、五方、五用等联系起来，从体用关系来说明人体脏腑、形体官窍与相应生理功能、特性的关系。体用关系也适用于分析藏象范畴。

对于中医学中"藏"的认识，《内经》时期已经对人体的解剖形态有了一定的认识，如《灵枢·经水》曰："若夫八尺之士，皮肉在此，外可度量切循而得之，其死可解剖而视之，其脏之坚脆，腑之大小，谷之多少，脉之长短，血之清浊……皆有大数。"但是，中医学的"藏"不仅仅是一个简单脏器，更是藏有精、气、血等精微物质的"藏"。如《素问·五脏别论》曰:"所谓五脏者,藏精气而不泄也。"吴鞠通在《医医病书》中言:"肝为足厥阴,肝之体主入,本阴也;其用主出,则阳也。……心为少阴之体,心之体主静,本阴也;其用主动,则阳也。……脾为足太阴,体本阴也;其用主运行,则阳也。……肺为手太阴,主降,本阴也;其用主气,则阳也。……肾为足少阴,主润下,主封藏,体本阴也;其用主布液,主卫气,则阳也。"可见,五脏皆是"藏"体为阴,"藏"用为阳。因此,对于中医学中"藏"之本体的认识,不仅包括脏腑及其附属的组织结构形态,更包涵了其藏之精、气、血等。在此基础上五脏所具备的生理功能,表现出的五脏与形窍志液时的关系,与其他脏腑的关系,以及表现于外的各种生命活动现象,即是体用关系中的"用"。五脏之本体是功能产生的基础,而功能作用又是五脏的外在表现,既互相对立,又互相依存。

综上可见,《内经》时期五脏理论的经络学说、解剖基础及五脏所藏精微物质是五脏理论的"体",五脏之生理功能、生理特性等即五脏之"用"。在阴阳、五行、精气理论指导下,借助意象思维这一方法,在五脏之"体"基础上形成了各种生理功能、五脏与形窍志液时的关系、脏腑之间关系及各种生命活动现象。

中医理论体系在历代医家的不断努力下,经历了形成、发展、丰富、完善的过程。《内经》中五脏之间的调控关系反映了人体内在五脏功能活动之间的整体性、动态性,是人体生命的各项活动得以顺利进行的核心保证,有助于从宏观角度把握中医五脏理论之间的逻辑关系结构,通调五脏理论在《内经》时代已初具雏形。

第二节　历代医家承前启后

中医五脏相关的学术思想来源于《内经》,《内经》之后,历代医家发挥经旨,参以治验,发挥五脏相通,并相继提出五脏旁通、五脏之脾胃论、五脏互藏、五脏相互关联等理论,发展了《内经》的五脏相关学术思想,为五脏相关学术体系的形成和学说的创立奠定了理论基础。五脏关系密切,一脏有病必涉及他脏,五脏失调皆可影响脾胃功能,脾胃功能失常对于五脏亦有一定的影响。通调五脏对于脾胃有重要的临床意义,既有助于脾胃功能的正常进行,又可达到治疗脾胃病的作用,脾升胃降,脾运胃纳,燥润相济,脾胃功能正常则气血调和,阴平阳秘,精充气足神旺。

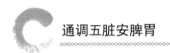

一、秦汉时期

汉·张仲景继承《素问》《九卷》《八十一难》等五脏相通的学术思想，将基础理论与临床实践经验密切结合，以六经为纲论伤寒，以脏腑为纲辨杂病，确立了中医学辨证论治的原则。张仲景《金匮要略》首篇提出"千般疢难，不越三条"，其中"一者，经络受邪，入脏腑，为内所因也"。"风气虽能生万物，亦能害万物，如水能浮舟，亦能覆舟。若五脏元真通畅，人即安和。"邪气是否入内，决定于五脏元真之气是否通畅，此即正气与邪气相对的概念，若正气充足而流畅周身，则邪气无从内入。"五脏"是指以五脏为中心的，与天地自然相应的五大功能系统。"五脏元真"就是指具有先天特性的，遍布于全身脏腑经络的正气。《伤寒杂病论》原序中也说："夫天布五行，以运万类，人禀五常，以有五脏，经络府俞，阴阳会通。"既反映了人与自然的相应关系，也强调了脏腑经络之间交流沟通的重要性。五脏各自所藏精气充实，则营卫经络通畅，人体脏腑气血相互协调，人体与外界环境交流沟通，人体就不会受病邪侵袭，安然无事。

人体是一个有机联系的整体，构成人体的各种脏腑组织之间，在功能上相互协调、相互为用，在结构上不可分割，在病理上相互影响。中医发病学认为疾病发生是缘于六淫、七情等因素伤及其所属，导致五脏功能活动系统内外联系紊乱的整体反映，而将错综复杂的病证归于五脏有余不足，五脏系统表里内外联系及相互之间的传变，以及自然界阴阳消长的影响。

在疾病治疗中，仲景重视各脏腑的协调关系，注重预防疾病在脏腑间相互传变。如《金匮要略·妇人杂病脉证并治》第六条，由于心血不足，心神失养，虚热内扰导致的脏躁证，临床表现为"喜悲伤欲哭，象如神灵所作，数欠伸"，用补脾养心的甘麦大枣汤治疗。神志病变原本属心，此方治从心、脾。以小麦养心安神，甘草、大枣温补脾气，病在心，治从心、脾两脏。一则防止母病及子，二则补益脾阴，可以滋润五脏之阴，心血得养。

《金匮要略·妇人杂病脉证并治》第十七条，当归芍药散证，由肝郁气滞，血行不畅所致腹痛，方中以当归、芍药、川芎调肝理气，和血缓急。原文说"妇人腹中诸疾痛"，并没有提到涉及脾的病变。然而考虑到肝病最易传脾，脾失健运，则水湿阻滞，可能出现肝脾同病，腹痛与便溏、浮肿等并见。故该方在调肝同时配以茯苓、白术、泽泻健脾利湿，治肝实脾，肝脾同治。可见该法既可用于治疗肝脾同病，也可用于预防肝病传脾。

《金匮要略·妇人杂病脉证并治》第五条，痰凝气滞的梅核气，证属肝郁气滞。治以健脾散饮，解郁化痰，顺气降逆，方用半夏厚朴汤。方中半夏、厚朴、生姜化痰散结降逆，紫苏叶宣气解郁，茯苓渗湿化饮，是从脾治肝的例证。吴茱萸汤和半夏厚朴汤都是从肝、脾、胃三脏入手治疗肝经病变。

仲景强调五脏之病相传，从病因、治疗到预防皆体现了五脏密切相关，通调五脏对临床有重要的指导意义。《难经·七十七难》曰："见肝之病，则知肝当传之于脾，故先实其脾气。"仲景对《难经》加以临床发挥，如《金匮要略》云："夫治未病者，见肝之病，知肝传脾，当先实脾，四季脾旺不受邪，即勿补之。中工不晓相传，见肝之病，不解实脾，惟治肝也。"仲景结合临证治验提出了具体的用药法则："夫肝之病，补用酸，助用焦苦，益用甘味之药调之。酸入肝，焦苦入心，甘入脾。脾能伤肾，肾气微弱，则水不行；水不行，则心火气盛，则伤肺；肺被伤，则金气不行；金气不行，则肝气盛，则肝自愈。"

二、晋隋唐时期

晋隋唐时期医学不断发展，五脏相关理论不断完善，南朝·陶弘景继承《内经》提出五行互含理论，唐·孙思邈主张五脏旁通，唐·王冰倡导乘侮、胜复等理论，进一步发展充实了五脏相关理论。

南朝·陶弘景继承了《内经》以虚实为纲的辨证要领，从体、用、化三方面建立五脏补泻之法，并提出了新型五脏五味的五行配属关系，为丰富五脏理论及临床治法提供了更多的依据。陶氏将五脏与五味的关系分为"体""用""化"三方面，"体"是指五脏的体味，即质体；"用"是本位的气势，即作用；"化"是体用的化合，即功能。在《辅行诀脏腑用药法要》中以"脏气互乘"论劳损病机，以"五行互含"论药物性味相杂。

《辅行诀脏腑用药法要》继承《内经》有关五脏虚实证候的理论，并在各脏病证后配以大小补泻四汤，使五脏虚实补泻理法方药俱备，是对《汤液经法》和张仲景、华元化等医家有关五脏辨证理论及遣方用药的一次总结。另专列"救诸劳损病方"五首，即养生补肝汤、调中补心汤、建中补脾汤、宁气补肺汤及固元补肾汤。对于劳损证候，陶弘景认为"诸损候，脏气互乘，虚实杂错"，因此，治疗劳损病应当"药味寒热并行，补泻相参"。另外，以药味相杂论"五行互含"，对于药物和五脏的关系，亦即五味所入。《素问·宣明五气》曰："酸入肝，辛入肺，苦入心，咸入肾，甘入脾，是谓五入。"陶弘景认为药味可以相杂，五味的变化不可胜数，并以"五行互含"作为解释，"天有五气，化生五味，五味之变，不可胜数"，并列举 25 种药物，"以明五行互含之迹，以明五味变化之用。"五行互含理论无疑是对五行生克平面关系的突破，一方面与陶弘景为道教思想家，对五行之理的体悟入微有关，另一方面也是他观察药物性味的实践结果。

唐·孙思邈主张五脏旁通。五脏旁通说始见于《孙氏思邈五脏旁通明鉴图》。据日本丹波元简所述，唐宋时期已有五脏旁通的著述，可惜均已亡佚。五脏之道，皆出于经隧，五脏旁通是脏与腑的另一种对应关系。旁通说出于《周易》,《易·乾》曰："六爻发挥，旁通情也。"古人认为比卦与大有旁通，小畜与豫旁通，履与谦旁通，同人与师旁通，六十四卦共有三十二对旁通卦。升降之妙，出于旁通，不知旁通，则升降之妙不著。五脏旁通是对五脏关系理论的补充，尤其是心与胆相通，治心宜先温胆，胆通则心自安等理论，至今仍对临床有重要的指导意义。

孙思邈发挥《内经》之旨，阐论了味归形、气归精；味伤形、气伤精的问题，认为"精以食气，气养精以荣色，形以食味，味养形以生力……精顺五气以为灵也，若食气相恶，则伤精也；形受味以成也，若食味不调，则损形也。是以圣人先用食禁以存性，后制药以防命也"。孙思邈《千金要方》中的杂病是以脏腑分证，先论脉而后分虚实。这种根据表里络属关系，把脏腑与分属的组织器官集中在一起论述的方法，恰似今内科按系统论述疾病。

唐·王冰的乘侮、胜复等理论出自运气七篇,《素问·五运行大论》说："气有余，则制己所胜而侮所不胜；其不及，则己所不胜侮而乘之，己所胜轻而侮之。"乘有"乘胜"之义，指太过的情况下对所胜的克伐；侮则指本来受克的一方由于量的增多，反过来欺凌所克。时令之气有"亢"和"不及"两种情况，与五行相配，使五行相克的单向性变为双向性。《素问·六微旨大论》曰："气有胜复，胜复之作，有德有化，有用有变，变则邪气居之。"胜即相胜，复即报复，胜复意谓某运受乘胜太过则其子起而乘克其所胜。如金运太过，过乘木气相胜，木郁而生火，火能克金，即为复，也叫子复母仇。太过、不及等概念可与疾病的寒热、虚实等状态相对应。因此，乘侮、胜复等理论增强了五行学说在医学上的解释能力。

三、宋金元时期

宋金元时期各医家集前人之经验，结合临床实践，进一步创新发展了五脏相关理论。北宋著名医家钱乙在继承《内经》《伤寒杂病论》《颅囟经》等医学理论及前人经验的基础上，博采诸家之长，结合自身经验，创立了小儿五脏辨证学说，系统阐述了小儿的生理、五脏病证、传变及治则、方药等，极大地推动了中医儿科学的发展。钱乙的五脏辨证学说以小儿辨证学说为基础，提出了"五脏六腑，成而未全，全而未壮""脏腑柔弱，易虚易实，易寒易热"等关于小儿生理病理特点的论断；结合《内经》藏象理论，建立了"五脏主""五脏病""五脏病相胜"等五脏理论，构建了以小儿脏证相应为核心的五脏辨证体系，并从虚实、生克乘侮传变等角度论述了脏腑之间的联系，研制五脏补泻诸方，形成了完整的理论体系。钱乙五脏辨证学说以五脏为纲，脏证相应，通过病证归类脏腑，以内而主外，即是"司内揣外"辨证思维的临证应用。钱乙更是以动态辨证的思维方法，从五脏、天时应五行的角度，以五行生克乘侮理论为指导，论述了五脏之间的联系。

钱乙在对小儿病机的认识上，并没有拘泥于五脏简单的虚实之变，而是更加注重五脏之间的联系。钱乙从五脏相生角度论证了肺、脾、肝、心等脏腑之间的病机联系，认为"脾肺病久，则虚而唇白，脾者肺之母也，母子皆虚，不能相营""凡病或新或久，皆引肝风……若得心热则搐，以其子母俱有实热，风火相搏故也。"并以此确立了"视病之新久虚实，虚则补母，实则泻子"的治疗法则，将五脏相生理论与五脏补泻方剂相结合运用，对后世临证启发颇多。

中医理论注重季节对人体脏腑及脏腑相互关联的影响，《素问·金匮真言论》云："东风生于春，病在肝……南风生于夏，病在心……西风生于秋，病在肺……北风生于冬，病在肾……中央为土，病在脾。"钱乙继承吸收了《内经》相关理论，在辨析脏腑动态传变时从五行克侮关系着眼，注意时节的影响因素，从时而论，善于运用五脏补泻诸方，使我们对病机的辨析有了指向，治则治法有先后章法可循，体现了钱乙五脏动态辨证的独特魅力。比如，钱乙认为"肝病秋见，肝强胜肺，肺怯不能胜肝，当补脾肺治肝。益脾者，母令子实故也。补脾，益黄散；治肝，泻青丸主之。"肝病见于秋季，不直接从肝而治，而是分析脏气主时，秋季应于肺，本该肺气旺盛，而反见肝病，是因肺怯而致肝木侮金，治则应先补脾，补脾而益肺，补土生金，母令子实，助肺气盛而后治肝，并用五脏补泻方补脾之益黄散、泻肝之泻青丸。其他相关论述亦有，"肝病春见"是肝怯而致肺金克木，当先补肝肾而后治肺；若"心病见冬"，乃心火旺而侮肾水，当先补肝肾而后治心；"肾病见夏"，乃肾水克火，当补心而治肾。同时对于疾病的预后，提出了"顺者易治，逆者难治"的预后法则。

南宋·陈言的《三因极一病证方论》是中医病因学的成熟标志，其三因学说沿用至今。陈言认为外感六淫多相兼致病，且多五脏兼中为病。病因方面，外感六淫可相兼致病，外邪可致多脏同病，或与七情内伤内外相因，即五脏可兼中。其病机最终体现到五脏系统上，或外邪，或本气，或禀赋，脏腑感而为病。外邪可致多脏同病，即五脏可兼中。《三因极一病证方论·四气兼中证论》曰："风寒暑湿，本乎一气，性中相同，用中相背，风寒既能中五脏，暑湿其可不论。方论有肝着……脾着……肾着……心肺不见明文，恐文简脱，难以臆补。"陈言将《内经》"五脏相通"从病机上解释为"乘克胜克，相感相因"，认为"五脏有本病，并乘克胜克，相感相因而得之，假如风中肝为本病，中脾为胜克，中肺为乘克，中心为相因，中肾为相感，则无所不通"。

　　金·刘完素将五脏与五行相配，以五运为纲总结五脏病证，五运实际代表五脏。提出脏腑各有其不同寒热之性，当脏腑虚实状态改变时，寒热属性随之相应改变。《三消论》曰："盖肺本清，虚则温；心本热，虚则寒；肝本温，虚则清；脾本湿，虚则燥；肾本寒，虚则热。"根据刘完素的观点，诸脏本气与四时之气相应，若本脏之气虚，则向其本气相反的方向转化。除了脾之外，心、肝、肺、肾本气凉（寒）或者温（热），虚则反向转化，出现温（热）或者凉（寒）的变化。刘完素所言清、温、燥、湿、热、寒，即是人体脏腑自身之气，故谓之本气，并非指自然界之六气的变化，这正是刘完素强调的"人是一小天地"的具体体现。

　　亢害承制说首见于《素问·六微旨大论》，亢害承制表达了正常生化和生化反常两方面含义：正常生化，当六气甚而不至于过极，则胜己之气仅随之而已，至其甚而过极，胜己之气则起而制之，以维持其相对平衡，这就是正常的生化现象。生化反常，若气甚而过极，胜己之气不能制约，则出现生化反常现象。刘完素继承了此观点，并指出五行之间相克制约根据程度轻重有"微则当其本化（本气之化）""反兼胜己之化"两种情况。一气为病，一般情况下病变性质与脏腑本气兴衰的表现相符，即心气旺则热，肾气旺则寒。但若五行偏亢过度，就会出现病理本质与临床表象不一致的特殊病理情况，会同时出现与病气相克的表现，即出现假象，"甚则兼有鬼贼"。

　　金·张元素是易水学派的开山之祖，其学术思想渊源于《内经》，师法于仲景，并取法于诸家，代表作有《医学启源》《脏腑标本寒热虚实用药式》《珍珠囊》。张元素对中医学的突出贡献主要体现在脏腑辨证说、养胃气为本治疗思想、遣药制方理论、方剂学建树、五运六气创见和滋其化源说六个方面。其中脏腑辨证是张元素学术思想的基础，是其学术思想发挥的基本出发点和落脚点。张元素临证运用脏腑辨证说无攻补偏尚，对《伤寒论》"列条文而不谈病理，出方剂而不言药理"进行了较为完善的补充。张元素是脏腑辨证理论体系建立的完成者，更为重要的是，张元素丰富和延伸了脏腑辨证在临证应用方面的生命力，提出了脏腑气化论等相关理论；同时，为了形成全面、系统、理法方药一线贯穿的中医学理论，开始构建制方用药理论，以契合其理论模型。张元素主张五脏"乘克胜克，相感相因"，临证时重视脏腑辨证，于脏腑中重视脾胃，如其在《医学启源》中指出"脾者，土也……消磨五谷，寄在胸中，养于四旁"。"胃者，人之根本，胃气壮，则五脏六腑皆壮也……胃气绝，五日死"，这里同时也强调了胃气的重要作用。

四、明清时期

明清时期，五脏相关理论日趋完善，五脏是有机的整体，通调五脏对于脾胃病临床诊疗具有重要的价值和指导意义。

明·李梴提出五脏穿凿论解释五脏旁通说。《医学入门·脏腑》中记载："心与胆相通，心病怔忡，宜温胆汤为主；胆病战栗癫狂，宜补心为主；肝与大肠相通，肝病宜疏通大肠，大肠病宜平肝经为主；脾与小肠相通，脾病宜泻小肠火，小肠病宜润脾土为主；肺与膀胱相通，肺病宜清利膀胱水，后用分利清浊，膀胱病宜清肺气为主，兼用吐法；肾与三焦相通，肾病宜调和三焦，三焦病宜补肾为主；肾与命门相通，津液胃虚，宜大补右肾，此合一之妙也。""五脏病邪自相互入"是李梴对五脏证候兼杂的病机阐释。如《医学入门·脏腑》所云："有非本脏病而兼见者，何故？盖五脏病邪自相互入，即如心风症，为痫者……肾风入心也……肾气入心也……肾热入心也……肾虚入心也。举此心脏为例，余可类推。"

明·张景岳五脏同补学说源于《内经》五行五脏的观点及相关论述，体现了其重阳不薄阴的温补核心思想、中年求复的治未病观和五脏互藏的整体观。《灵枢·天年》云："五脏坚固，血脉和调，肌肉解利，皮肤致密，营卫之行，不失其常，呼吸微徐，气以度行，六腑化谷，津液布扬，各如其常，故能长久。"中医认为人之为病，一由正虚，一由邪侵。正虚有以一脏虚损为主者，邪侵有从一脏始发者，但五脏紧密相联，不能独顾一端。为此，张景岳认为："凡五脏之气，必互相灌濡，故五脏之中，必各兼五气。"

张景岳的五行互藏理论是对陶弘景"五行互含"的发挥，用于解释五脏气化功能兼杂。张景岳主张五脏中皆有脾气，而脾胃中亦皆有五脏之气，认为"五行者，水火木金土也……五者之中，五五二十五，而复有互藏之妙焉。"五行有互藏之妙，即五行的任何一行中又复有五行，如木行中更具火、土、金、水成分，余类推。如《类经图翼·五行统论》曰："所谓五者之中有互藏者，如木之有津，木中水也；土之有泉，土中水也；金之有液，金中水也；火之熔物，火中水也。"五行互藏之理推演落实到五脏，则五脏相移，精气相错，五脏之脏气亦可互藏，所以《景岳全书·妇人规》云："五脏五气，无不相涉，故五脏中皆有神气，皆有肺气，皆有胃气，皆有肝气，皆有肾气。"

张景岳调理五脏十分重视五脏整体联系，如《杂证谟·虚损》载："虽五脏各有所主，然五脏证治，有可分者，有不可分者。如诸气之损，其治在肺；神明之损，其治在心；饮食肌肉之损，其治在脾；诸血筋膜之损，其治在肝；精髓之损，其治在肾，此其可分者也。"

张景岳以五脏互藏的观点看脾胃，认为"五脏中皆有脾气，而脾胃中亦皆有五脏之气"，进而提出"善治脾者，能调五脏即所以治脾胃也，能治脾胃使食进胃强，即所以安五脏也"。脾胃运化水谷精微，化生气血，灌溉脏腑，肝、心、肺、肾四脏之气皆来自脾胃，脾胃发生病变，必然影响其他四脏。但脾胃的健运亦离不开其他脏腑的协调，如肝的疏泄，肺的宣肃、通调，肾的温煦蒸腾，都是脾胃功能正常发挥不可缺少的条件，四脏有病，也常常累及于脾。因此，诊治脾胃病，调理脾胃与其他四脏的关系也很重要。

明代李中梓以《内经》五脏理论为基础，总结了资化源以调理五脏关系的法则，五脏关系密切，一脏有病可涉及多脏，调他脏可治本脏，"如脾湿不运，而精不上升，故肺不能生水，法当燥脾健胃。"李氏主张"后天之本在脾，脾为中宫之土，土为万物之母"，指出人一出生，其脏腑功能活动的进行与生长发育的促进都需要足够的物质和动力，而水谷精微则是人自出生后维持生命活动所需营养物质的主要来源。脾主运化，胃主受纳，皆为仓廪之官。饮食物经胃的腐熟磨化，精微物质由脾吸收，并借脾气的升清作用上输于肺，且输布全身。脾胃功能正常，才能为化生精气血津液提供足够的养料，从而内养五脏六腑，外荣四肢百骸，以养全身。李氏认为脾与肾在生理上相互资助、相互促进，在病理上亦相互影响，对于人体生命活动具有至关重要的意义，故在临证时无不重视脾与肾的病理变化，例如病当危急之顷，必诊太溪，以察肾气之盛衰；必诊冲阳，以察胃气之有无。李氏提出肾为"人资之以为始"、脾为"人资之以为生"的先后天根本论，临证治病主张脾肾同治，并运用五行生克胜复理论对治病必求于本进行了精辟阐释，在错综复杂的病证中，运用求治本源的方法，为后世脏腑疾病的治则治法给予启示。

明代汪绮石注重五脏间的相互关系，其代表作《理虚元鉴》记载了汪氏对虚劳脉证、病因、病机的独到见解，以及预防治疗的临床经验，理法方药齐备。《理虚元鉴》虽是虚劳专著，但全书贯穿着中医学的整体观，在病因认识、病机分析、治疗定位、预防措施和遣方用药等方面皆着眼于人体五脏系统整体联系，并注重调和五脏相互关系。汪氏主张先天不足影响五脏，"故有生来而或肾或肝心或脾肺，其根蒂处先有亏"。后天因素主要包括酒色、劳倦、七情、饮食，色欲伤肾，劳神伤心，郁怒伤肝，忧愁伤肺，思虑伤脾，皆能伤及五脏精气，如"先伤其气者，气伤必及于精；先伤其精者，精伤必及于气"，精气相关，最终必损及五脏。汪氏认为"肺为五脏之天，脾为百骸之母""阳虚三夺统于脾"，表明脾在五脏相关中起着重要作用。

五脏相互关联，但在具体病证中要抓关键联系所在，如《理虚元鉴》五交论篇中提到脾肺之交、金木之交、木土之交、水土之变等五脏之间的相互关系。汪氏认为生理上以肺、脾、肾三脏为根本，病理上以肺、脾、肾为关键病机所在，治疗上立足肺、脾、肾相互关系，调三脏而和五脏，提出"中和为治"的用药原则。强调"清金保肺，无犯中州之土"，清肺时要避免损伤脾阳，"培土调中，不损至高之气"，即调补脾胃以妨碍肺金清润之性和肃降之功为戒。《理虚元鉴》虽未脾胃分论，但对于中土素弱之人，其用药从肺脾关系入手，既强调要培土调中，又一反偏执燥烈的流弊，认为玄参之类寒冷之品不利于调中，故不可久服，而二陈汤、平胃散等燥烈方药易伤肺金亦不可取，如"虚症内，培土之剂，止有黄芪、白术、茯苓、山药，有功而无过"。汪氏承袭五脏相互关联的指导思想，并不拘泥于先贤，注重从肺脾论治。

明代陈士铎主张"脏有五，治法惟三"，所著《石室秘录》载有："脏治者，五脏中有病而治之者也。……脾肺同一治，肾肝同一治，心肾同一治也。"因为临床肺气之伤必补脾气，脾气既伤，肺气亦困，故补肺必须补脾，而补脾必须补肺。陈士铎并立脾肺同治的代表方"肺脾双解饮"，使治肺治脾之药合而用之。临证对于肾肝同治，认为肾水不能滋养肝木，肝木抑郁而不舒，便会出现两胁满闷的症状，肝木不能生肾中之火，肾水便寒，会出现腰脊难于俯仰的症状，故补肝必须补肾中之水，同时补肾中之水又不可不补肝木。对于心肾同治，陈士铎认为："盖心君宁静，肾气自安，肾气既安，何至心动。此治心正所以治肾，而治肾正所以治心也"。以上治法皆体现了五脏之间密切的联系，为脾胃病的治疗提供了思路与方法。

清代何梦瑶所著《医碥》载有"五脏互相关涉"，其来源于张介宾《景岳全书》"五脏五气，无不相涉"，但何梦瑶之解有别于张介宾和赵献可。其在《医碥》有云："予谓五脏无一脏无血液，是皆有水也；无一脏无气，是皆有火也。"何梦瑶认为五脏相互关系须从气机方面讲明，若徒作五行套语，多致错误。"肺在心上，心火上炎，肺受其伤，此为心火克肺金也。若由脾胃积热，或由肝肾相火，或由本经郁热，皆与心无涉……肝木疏泄太过，则脾胃因之而气虚，或肝气郁结太甚，则脾胃因之而气滞，皆肝木克脾土也。"强调五脏关系密切，相互影响，治疗疾病尤其要重视通调五脏气机。

清代黄元御认为五脏关系密切，五脏与脾胃又息息相关。尊崇黄帝、岐伯、扁鹊、仲景为"医门四圣"，其晚年著作《四圣心源》，即为旨在阐发四圣心法之作，此书也被后世医家赞为"诸书之会极"。书中描述了中气左升右降的循环状态，即"一气周流"理论，此理论与太极之阴阳升降理论一致。黄元御认为中气之左旋右旋形成了脾胃，脾左升形成了肝和心，胃右降形成了肺和肾，气血、五味、五情、五志等也随着脾胃升降同时产生。脾左升为阳，所以阳虚的根本原因为脾气不升；胃右降为阴，所以阴虚的根本原因为胃气不降。一气周流理论将人体统一为流动的整体。

黄元御提出五脏由中气所化，中气左旋化脾，右旋化胃，脾胃升降运动，带动清气上升，浊气下降。清气半升为肝木，全升为心火，浊气半降为肺金，全降为肾水，因此说五脏由中气所化。其在《四圣心源·天人解》中说："祖气之内，含抱阴阳，阴阳之间，是谓中气，中者，土也。土分戊己，中气左旋，则为己土，中气右转，则为戊土，戊土为胃，己土为脾。"祖气之中含阴阳二气，阴阳二气之间为中气，中气左旋化己土为脾，中气右旋化戊土为胃。脾胃升降则进一步化生四象，四象产生后，气血及四象所对应的精神魂魄、味道、情志等也同时产生。其在《天人解》中详细论述了这一过程。脾升胃降对于五脏功能协调至关重要，通调五脏可以调中气，调中气可以调理脾胃，对临床具有指导意义。

五脏相关源自《内经》，经历代医家不断传承，逐渐完善并有发挥。五脏各有所主，但又相互关涉，生理病理密切相关，一脏有病必影响他脏，五脏有病皆可导致脾胃病，通调五脏安脾胃，五脏安则脾胃调，对于临床具有重要的指导价值。

第二章　通调五脏之理

第一节　通调的内涵与外延

一、通调的内涵

1. 通之义（以文解通）　通 tōng，从辵（chuò）、甬（yǒng）声，本义为没有堵塞，可以通过。《说文解字》曰："通，达也"；《周易·系辞》说："推而行之，谓之通"；《周易·说卦》言："坎，为通"；《国语·晋语》讲："道远，难通"，注："至也"；《吕氏春秋·达郁》指出："血脉欲其通也。"

通字的释义在中医的运用十分广泛，并且清晰地阐述出了中医的辨证观、治疗观。如《素问·阴阳应象大论》云："味厚则泄，薄则通……天气通于肺，地气通于嗌，风气通于肝，雷气通于心，谷气通于脾，雨气通于肾。"对于六腑的描述总结出"六腑以通为用"的特点。体现出以通为常、以通为贵的特点。通对于中医病机上的解释则更为详尽，如《素问·调经论》言："谷气不盛，上焦不行，下脘不通，胃气热，热气熏胸中，故内热……上焦不通利，则皮肤致密，腠理闭塞，玄府不通，卫气不得泄越，故外热……寒独留，则血凝泣，凝则脉不通，其脉盛大以涩，故中寒。"张锡纯在《医学衷中参西录》也提到："盖大便不通，是以胃气不下降，而肝火之上升，冲气之上冲，又多因胃气不降而增剧。是治此证者，当以通其大便为要务，迨服药至大便自然通顺时，则病愈过半矣。"

中医病机上有"不通则痛"的阐释，在治疗上亦有通法。中医学认为通是保持气血、津液、经络正常运行，脏腑功能协调的基础，而各种致病因素常导致郁、结、壅、滞等"不通"的病理状态。《素问·六元正纪大论》有"五郁"之说，同时该书亦言及了五郁的治法，即"木郁达之，火郁发之，土郁夺之，金郁泄之，水郁折之"，隋·巢元方《诸病源候论·诸否候》云："其病之候，但腹内气结胀满，闭塞不通。"清·叶桂《温热论》亦说："热病救阴犹易，通阳最难。救阴不在血，而在津与汗；通阳不在温，而在利小便。"归纳其内在实质，不外乎一个"通"字。此外，针对疾患的病性、病势，通法又可分为"结者散之，留者攻之""急者缓之，散者收之"等。简而言之，因势利导，调畅气机，疏通血脉即为通。

传统八法之中并没有将通法列入其中，但是通法的思想却贯穿于八法当中。通法有狭义和广义之分。狭义通法与下法的含义类似；广义通法则不是特指一种治法，而是包括了"通下"，甚至涵盖八法的综合疗法，凡具有疏通气机、调畅血脉的治疗方法都属其范畴。《医学真传》就提出："夫通则不痛，理也，但通之之法各有不同，调气以和血，调血以和气，通也；下逆者使之上行，中结者使之旁达，亦通也；虚者，助之使通；寒者，温之使通，无非，通之之法也。若必以下泄为通，则妄矣。"虽古代先贤未将通法列入八法之中，但在临床辨证中，通的思想却与病因、病机和治疗息息相关。

2. 调之义（以理释调）　调 tiáo，篆文从言，周声。隶变后楷书写作调，如今类推简作调。《说文·言部》："調，和也。从言，周声。"本义为配合和谐，均匀合适。《楚辞·东方朔（七谏·谬谏）》："不论世而高举兮，恐操行之不调。"王逸注："调，和也。言人不论世之贪浊，而高举清白之行，恐不和于俗而见憎于众也。"《诗·小雅·车攻》："决拾既佽，弓矢既调。"注："相称。"郑玄笺言："调谓弓强弱与矢轻重。"

"调"在中医的释义中可解释为配合均匀，引申为正常。如《伤寒论》第 91条所说："后身疼痛，清便自调者，急当救表，救里宜四逆汤。"也可解释为调理，调治。如《灵枢·禁服》："紧则先刺而后灸之，代则取血络，而后调之。"亦可解释为调节、料理之意。如《傅青主女科·产后编》载："调产者，产母临月，择稳婆，办器用，备参药。"此处指产时调理产妇应注意的事项。

"调"是从中医整体观出发，针对某一脏腑及相关脏腑气机失调、形神失统，以及人与环境不协调等方面而设，使失调者调，使气血津液调和，脏腑功能协调，情志调畅，饮食起居有常。气血之调如高士宗《医学真传》云："调气以活血，调血以和气。"营卫之调如《医方集解》载："此足太阳药也，风水在肌肤之间……调和营卫。"五脏之调如《医宗必读》曰："一有此身，必资谷气，谷入于胃，洒陈于六腑而气至，和调于五脏而血生。"妇人之调经如《妇人大全良方》载："凡医妇人，先须调经，故以为初。"

《伤寒明理论》说："伤寒邪在表者，必渍形以为汗；邪气在里者，必荡涤以为利；其于不内不外，半表半里，既非发汗之所宜，又非吐下之所对，是当和解则可以矣。"所谓调，即是调和之意，与和法有着许多相似之处。《灵枢·终始》云："阴盛而阳虚，先补其阳，后泻其阴而和之。"即通过调整阴阳、表里、脏腑、经络从而达到机体内外环境的和谐与平衡，保持整体的健康平衡稳态。调法包括了调和气血阴阳、调治脏腑、调节情志、调理饮食起居等方面的内容。《素问·至真要大论》云："谨守病机，各司其属，有者求之，无者求之，盛者责之，虚者责之，必先五胜，疏其血气，令其调达，而致和平，此之谓也。"

二、通调的外延

一般来说，内涵就是概念的具体内容，即反映事物本质属性的总和，外延是具有概念所反映的特有属性的事物。通调是重要的中医学术语，其外延的认识十分广泛，如通络，通畅气机，通调水道，通调三焦等。刘启泉教授认为"通"是"调"的基础，"调"是"通"的目的和补充。

1. 调肝通胆，益谋虑助决断

（1）调肝木，益谋虑：肝者，将军之官，谋虑出焉。肝，风木之脏，性喜条达而恶抑郁。肝主疏泄，体阴而用阳，为刚脏；肝之体阴常不足，而其用阳常易亢，刚柔不济，常表现为肝风内动、肝阳上亢。正如《临证指南医案》所言："故肝为风木之脏，因有相火内寄，体阴用阳，其性刚，主动，主升，全赖肾水以涵之，血液以濡之，肺金清肃下降之令以平之，中宫敦阜之土气以培之，则刚劲之质，得为柔和之体，遂其条达畅茂之性，何病之有？"肝之阴阳盛衰，当以调法平衡阴阳。此时的调法指的是疏肝、柔肝、养肝、平肝、散肝、泻肝、补肝等综合作用，具体包括调补肝阴、暖肝行气、疏肝实脾、清泻肝经、镇肝息风、温肝行气等治疗法则，从而恢复肝体阴用阳之正常生理功能。肝之性为木，风药禀轻灵之性，善于升浮上行，彰显木气升发之象，治疗脾胃疾病时常用柴胡、防风等疏肝理脾之风药。柴胡用量不同，作用不同，其小量升阳，中量疏肝，大量清热。防风辛甘温，辛可疏肝泻肝，甘可补脾理脾，风能胜湿，湿祛则泻止。李东垣谓之"风中之润剂，若补脾胃，非此引用不能行"。

（2）通胆腑，助决断：胆者，中正之官，决断出焉。胆附于肝，与肝相表里，同主疏泄。胆是六腑之一，又是奇恒之腑。胆的主要功能是贮藏并排泄胆汁，参与饮食物的消化与吸收。胆亦主决断，参与情志活动。胆以通为用，以降为顺，胆功能正常的前提是"通"，胆汁疏泄以时，临事自有决断。胆也被称为中清之腑，多气少血，主升发疏泄，喜温和，恶壅郁，能佐化水谷而行糟粕，禀冲和之气，枢转诸脏。若胆气郁闭，疏泄失常，则会横逆犯胃，导致胃病的发生。正如《杂病源流犀烛·胆病源流》所云："十一脏皆赖胆气以为和。"因此，治疗当以通为基本原则，通胆利腑，使络脉行，疏泄畅，胆腑通，通则病自愈。清代叶天士指出："腑宜通即是补，甘濡润……则有效验。"方中常用大柴胡汤、茵陈蒿汤之类，用药上常用茵陈、金钱草等利胆之物，以达通胆利腑之用。

2．调心通小肠，醒神明别清浊

（1）调心神，醒神明：心者，君主之官，神明出焉。心主血脉，主神志，藏神。心，在五行属火，为阳中之阳脏，内舍神明，为五脏六腑之大主、生命之主宰。情志所病，首先伤心，继而影响五脏，神魂不藏则少寐多梦、焦虑烦躁。《灵枢·口问》载："心者，五脏六腑之主也……悲哀愁忧则心动，心动则五脏六腑皆摇，摇则宗脉感。"清·费伯雄《医醇賸义·劳伤》中也有论述："七情之伤，虽分五脏，而必归本于心。"心之为病，首以调法治之，调则神魂藏于心，心火归其位，即可五脏安，营卫和。《素问·灵兰秘典论》也说："心者，君主之官也，神明出焉……主明则下安，以此养生则寿，殁世不殆，以为天下则大昌。"若心之气血阴阳不足而致心神失养、神魂不安者，补其不足即可养心安神，方用甘麦大枣汤之类，以小麦养心阴、益心气、安心神、除烦热，甘草补益心气、和中缓急。若君相火旺、蒸熏心宫、痰涎沃心、壅塞心窍、瘀血内阻、心脉不畅而致心神不安者，临床常以清火、化痰、活络之法随证用之，以安神定志，方用泻心汤、凉膈散等，用药如黄连、栀子等清心火之属。

（2）通小肠，别清浊：小肠者，受盛之官，化物出焉。小肠的生理功能是受盛化物，泌别清浊，即消化吸收过程，是整个消化过程的最重要阶段。在这一过程中，食糜进一步消化，将水谷化为精微和糟粕两部分，前者赖脾之转输而被吸收，后者下降入大肠。《医原》曰："人纳水谷，脾化精微之气以上升，小肠化糟粕传于大肠而下降。"通既是使小肠功能正常的方法，也是其目的。《诸病源候论》有言："小肠象火，王于夏，手太阳其经也，心之腑也。水液之下行为溲便者，流于小肠。其气盛为有余，则病小肠热，焦竭干涩，小肠䐜胀，是为小肠之气实也，则宜泻之。小肠不足，则寒气客之，肠病，惊跳不言，乍来乍去，是为小肠气之虚也，则宜补之。"小肠象火，邪多从热化，故以泻、补而使小肠之邪火去，邪去则小肠通，小肠得通，则小肠安和。刘完素的神芎丸"治一切热证"、益元散"补一切虚损"，考之组成，多为滑石、甘草、大黄、川芎、黄连之属，其作用就在于去除郁热，开发玄府，流通气血，从而起到恢复人体气血流畅、阴阳平衡之效。

3．调脾通胃，养后天纳水谷

（1）调脾土，养后天：脾为后天之本，气血生化之源，主运化、统血和升清。《医宗必读》曰："一有此身，必资谷气，谷入于胃，洒陈于六腑而气至，和调于五脏而血生，而人资之以为生者也，故曰后天之本在脾。"五脏各有其气机运动特点，这一特点突出表现在其升降出入运动的各有侧重。"升"是脾气运动的突出表现，脾运化水谷精微必须通过其升而上输心、肺以生气、生血、生津液，并升清气至头目。除此之外，脾为孤脏，位居中央，可滋养四周之脏腑。因其居中焦，为全身气机之枢纽，因气机运动必须以通调为顺，通则气机畅达无阻，调则升降出入有序，故脾之气机当以调和为顺。如用辛开苦降之半夏泻心汤以调和中焦之气机，用黄芩、黄连配伍生姜、半夏以调和中焦枢机不利，从而达到脾之气机调畅，"和调五脏而使血生"。

（2）通胃腑，纳水谷：胃为水谷之海，主受纳，腐熟水谷。胃喜润恶燥，其气以降为顺。《素问·五脏别论》曰："水谷入口则胃实而肠虚，食下则肠实而胃虚，故曰实而不满。"《灵枢·平人绝谷》描述胃的形态说："横屈受水谷三斗五升。"胃之形态为曲，易于受纳水谷，传化物而不藏，以通降为用。若胃之功能受损，易导致食物滞留于胃，故通降为受纳的前提。胃纳以降为和，胃得通降，可顺畅肠腑气机，下行糟粕废浊。刘启泉教授临证治疗胃气不降、浊阴上逆之证，常用厚朴、旋覆花、丁香降逆胃气，《本经逢原》曰："旋覆花升而能降，肺与大肠药也。其功在于开结下气。"并佐以少量葛根助胃降逆，以升助其降。

4．调肺通大肠，主治节传糟粕

（1）调肺金，主治节：肺者，相傅之官，治节出焉。肺为娇脏，其性肃降。因肺叶娇嫩，不耐寒热，喜润恶燥，并通过肺系与自然界直接相通，外邪易于犯肺，故称其为娇脏。肺主气，司呼吸，主治节。肺亦主皮毛，肺与皮毛相互呼应，相互反馈，相互影响。肺脏受邪后极易传变，出现传心、犯脾、侵肝、伤肾的病理特点，唐容川《医经精义》云："遍身毛窍，俱暗随呼吸之气以为鼓伏。"因此，治肺用药不易过猛，但需要截断扭转，防止传变。因肺为华盖，主卫，调肺之药多用轻清升浮之品，从而上达肺卫，起到外透邪气于肌表和增强卫外抗邪之功效。花类药物具有"升"和"轻"的特点，升即向上、向外，并且花类药物多有发散解表、芳香开窍的效果，故能够祛邪从外而出，体现了"治上焦如羽，非轻不举"的特点，如金银花、菊花、凌霄花等。

（2）通大肠，传糟粕：大肠者，传道之官，变化出焉。大肠的生理功能是传导糟粕和吸收津液，其实这也是胃的通降作用的一部分。《脾胃论》载："大肠主津，小肠主液，大肠、小肠受胃之荣气，乃能行津液于上焦，灌溉皮肤，充实腠理。"大肠在脏腑功能运动中，始终处于不断承受小肠下移饮食残渣并形成粪便而排泄糟粕，表现为积聚与输送并存、实而不能满的状态。六腑以通为用，以降为顺，尤以大肠为最。因此，通降下行是大肠的重要生理特性。大肠通降失常，可致糟粕内结，壅塞不通，有"肠道易实"之说。故治疗有关大肠疾病时，常常以通肠道之实来祛其邪，如承气汤之类，方中有芒硝、大黄等通便药物，用以通便祛实。正如《神农本草经》所载："大黄，主下瘀血，血闭，寒热，破癥瘕积聚，留饮宿食，荡涤肠胃，推陈致新，通利水谷，调中化食，安和五脏。"

5. 调肾通膀胱，资先天净州都

（1）调肾水，资先天：肾为先天之本，肾精化生元阴元阳之气，故称肾"藏真阴，寓元阳"，为"水火之宅""阴阳之根""性命之根"。而水火阴阳之平衡非调不能和。清·林珮琴《类证治裁》说："凡脏腑之精，悉输于肾，而恒扰于火，火动则肾之封藏不固。"由此可知，只有肾精肾阴充足才能护养、制约命火，使命火既得养护而不衰，又能潜伏而不亢。同样，也只有命火得以潜伏，才能使肾精封藏而不致耗泄。否则，相火妄动，精室不宁，则封藏失职而耗精。对于内伤杂病，在祛除实邪的基础上，扶正治疗的核心就是调肾阴阳。调肾法是传统补肾法的发展，所谓"谨察阴阳所在而调之，以平为期"。而调肾的实质是根据肾阴阳互根互用的生理特点，遵循张景岳"善补阳者，必于阴中求阳，则阳得阴助而生化无穷；善补阴者，必于阳中求阴，则阴得阳升而泉源不竭"之训，使用药力相对温和的药物，如枸杞子、菟丝子、生杜仲、桑寄生等药物，阴阳并济，恢复肾阴肾阳的平衡，使人体达到阴平阳秘的状态。

（2）通膀胱，净州都：膀胱，为州都之官，具有贮存尿液，排泄小便的功能。《诸病源候论·膀胱病候》说："津液之余者，入胞脬则为小便""小便者，水液之余也。"膀胱维持其贮尿和排尿的平衡依赖于膀胱司开合的作用，而膀胱的开合作用则依赖于其气化的作用。若膀胱气化失司，开合失权，可出现小便不利或癃闭。《素问·宣明五气》曰："膀胱不利为癃，不约为遗溺。"膀胱的病理改变可认为是膀胱通利失调。膀胱的通利失调可由肾气不足、尿道不利等导致。肾气不足所致膀胱通利失调可通过补肾气使膀胱得通，即所谓以补为通，如滋肾化气法、温补脾肾法等，方用滋肾丸之类。而尿道不利所致膀胱贮尿和排尿的失调可通过通尿道使膀胱通利正常，可用利尿类药物，如金钱草、车前子、泽泻、车前草、滑石、通草、木通、猪苓、萆薢、石韦等，从而膀胱得通，州都得净。

脾胃疾病的病因病机错综复杂，刘启泉教授根据自己多年的临床经验，提出"一降，二调，三结合"的治疗法则。一降是指和胃降逆，通降胃腑；二调是指调理脾胃，调和其他脏腑与脾胃的功能；三结合是指辨病与辨证相结合、基础治疗与阶段治疗相结合、药物治疗与调护相结合。其中通调是第一要义，通最为紧要的就是通降，调则在通之基础上调理脾胃，调和肝胃，调和其他脏腑与胃的生理功能，以及生克乘侮的病理变化。

通调三焦、脏腑、经络、气血津液以达到气血调和，阴平阳秘，以平为期。三焦乃人体气血津液运行通道，主司五脏六腑、形体官窍、精血津液的气化转输，三焦得通则气血津液能顺利到达身体的各个部位。经络得通得调则经脉的气血得养，如督脉通益于气行血生，任脉通益于行血生气，通调督任意为阴阳相合，气血双生，使神得养，志则清，筋亦柔。气与血是人体两大类基本物质。《素问·调经论》云："人之所有者，血与气耳。"气为阳，血为阴，两者之间协调平衡则生命活动有序进行。反之，"血气不和，百病乃变化而生。"因此，调整气血之间的关系，使气血通调是机体正气充足的关键。刘启泉教授在治疗胃癌晚期时，非常注意扶正与祛邪的运用。刘启泉教授认为，本阶段患者状况极差，既不耐攻伐，又虚不受补，故重在调补，着眼一个"调"字，以期达到"养正积自除"。此时更需要固护脾胃功能，扶助胃气，正如古言"得谷者昌，失谷者亡"。但必须注意，该阶段虽然以调补为主，但只要条件允许，仍应适当予以攻邪之品。

中医认为：通则寿，畅则康，通畅寿而康，欠通欠畅欠健康。"通"则气机升降出入正常，"调"则血脉和利，"通调"则五脏安定，精神乃居。

刘启泉教授指出，在临床应用时，应因人、因病、因证具体分析，在通的同时，或调肝，或调脾，或调和其他脏腑功能，结合辨病，分期分阶段治疗，或以祛邪为主，或以扶正为主，或二者兼顾，或一法独施，或数法并用，治调结合，治养结合。

第二节　溯本求源论五脏

五脏，即肝、心、脾、肺、肾的合称，为中医藏象学说的核心内容。藏象学说认为，人体是一个极其复杂的有机整体，人体各组成部分之间，结构上不可分割，功能上相互为用，代谢上相互联系，病理上相互影响。藏象学说是以五脏为中心，通过经络系统"内属于脏腑，外络于肢节"，将六腑、五体、五官、九窍、四肢百骸等全身脏腑形体官窍联结成有机整体。五脏的共同生理特点是化生和贮藏精气，并能藏神而称为"神脏"，即神志活动归属于五脏。五脏虽各有所司，但彼此协调，共同维持生命过程。五脏与五体、五官、五志、五液关系密切，并受自然环境及精神因素的影响。本节主要阐述五脏的主要生理与病理。

一、心——君主之官

心为五脏六腑之大主，位于胸中，横膈之上，外有心包络裹护，内有孔窍相通。《类经图翼·经络》说："心象尖圆，形如莲蕊。"心为阳脏，五行属火，其在体合脉，其华在面，在窍为舌，在志为喜，在液为汗。

1. 心气旺，血脉通　心气推动和调控血液在脉道中运行，流注全身，发挥营养和滋润作用。心在人体中起主宰作用，故《素问·五脏生成》曰："诸血者，皆属于心"，《素问·痿论》曰："心主身之血脉"。若要保持心主血脉功能正常，则必须心气充沛、血液充盈、脉道通利。只有满足上述三个条件，血液才能运行周身，脏腑才能得以濡养，而见面色红润光泽，舌质淡红，脉象和缓有力等征象。

刘启泉教授认为心、脾两脏为火土相生的母子关系，经络相通，脏腑互系，故心经不畅易气机郁滞不通，升降失调，故临床多为脾胃与心系症状并见。针对此类病证，刘启泉教授细辨病位，审明病机，分而论治。若心气不足，心阳失养，临床多伴有心悸、失眠、头晕、健忘等心脾两虚之象，投以姜黄、丹参、郁金等益心气、温心阳之品，选用兼具活血之用的药物，使血瘀通，心气行，郁遏之阳得解；若气机郁滞日久趋于化火之象，症见口苦、舌尖疼等，常用石菖蒲、栀子、连翘等以起到清心降逆之用。

2. 心窍明，神志清　心具有统帅人体生命活动和主宰意识、思维等精神活动的功能，人体的脏腑、经络、形体、官窍各有不同的生理功能，但都必须在心神的主宰和调节下分工合作，共同完成整体生命活动。《素问·灵兰秘典论》说："心者，君主之官也，神明出焉。"心主神志功能正常，则精神振奋，思维清晰敏捷，对外界反应灵敏。

刘启泉教授认为脾胃之病多扰乱心之神明，正所谓"胃不和则卧不安"，针对脾胃病并见失眠多梦、心悸怔忡之症，刘启泉教授细辨虚实寒热，多用合欢皮、首乌藤、酸枣仁等调心安神，补益心脾；用百合、石斛等酸甘敛阴之品以滋阴降火，益气安神。

二、肺——相傅之官

肺位于胸腔，左右各一，覆盖于心之上。肺在体合皮，其华在毛，在窍为鼻，在志为悲（忧），在液为涕。肺在五行属金，为阳中之阴，与自然界秋气相通应。

1. 肺气顺，呼吸匀　肺具有主持和调节人体之气的作用，肺主气包括主呼吸之气和主一身之气两个方面。主呼吸之气指肺有吸清呼浊，进行气体交换的功能。正如《素问·阴阳应象大论》云："天气通于肺。"肺是气体交换的场所，通过肺气的宣发与肃降来调控呼吸运动。主一身之气指肺主司一身之气的生成和运行的功能，主要体现在参与宗气的生成和调节全身的气机。故肺的呼吸功能正常，才能吸入清气，呼出浊气，促进宗气的生成及调节全身气机。

刘启泉教授认为宗气生成之源充沛方可主呼吸之功，若见脾虚，精微之气不足，肺虚，吸入清气不佳，可致宗气不足，甚或影响一身之气的生成。故针对临床中常见声低气怯、肢倦乏力等症，刘启泉教授在健运脾胃的同时，亦重视补益肺气，多用太子参、沙参、百合、麦冬之类，使肺气旺，脾气健，一身之气有所主。

2. 肺气调，宣降宜　肺主宣发是肺气具有向上升宣和向外布散的作用，肺主肃降是指肺气向下通降和使呼吸道保持洁净、通畅的功能。生理上肺主宣发主要体现在呼出体内浊气、输布水谷精微和津液，以及宣发卫气；肺主肃降主要体现在吸入自然界之清气、输布水谷精微和津液，以及肃清呼吸道异物。

刘启泉教授认为调肺之法在于宣肺、润肺，以调理气机升降。正所谓"肺胃一家，一降俱降"。若临床症见胃脘部不适，鼻塞流涕，怕风畏寒，多采用宣肺健脾和胃之法，以炒杏仁、荆芥、紫苏叶等清宣肺气之风药为用；若肺气日久失宣，有化热之象，可选用冬凌草、半枝莲等清热解毒之品；若见干咳无痰、口干咽干等肺胃阴伤之象，尤见因肺卫气虚而后背沉重之症，多投以天冬、麦冬、石斛等以润养肺阴。

3. 气机畅，水道通　肺气的宣发肃降推动和调节全身津液的输布和排泄。肺主行水的机理：一是肺气宣发，将脾转输至肺的津液向上向外布散，上至头面诸窍，外达皮毛肌腠，并化为汗液排出体外；二是肺气肃降，将脾转输至肺的津液向下向内输送到其他脏腑，并将各脏腑代谢后产生的浊液下输膀胱，成为尿液生成之源。

刘启泉教授认为水液停聚，痰饮形成，极易停留肺胃，导致患者不思饮食，饱胀嗳气，甚或见四肢浮肿无力。针对此类证候，在用黄芪、炒白术等健脾之品外，多应用葶苈子、桑白皮、泽泻、通草之类，以泄水逐饮，通调肺胃。

4. 朝百脉，主治节　肺朝百脉是指肺具有辅心行血于周身的生理功能。全身的血液通过血脉而流经于肺，经肺的呼吸进行气体交换，而后运行于全身。若肺气虚弱或壅塞，不能辅心行血，则可导致心血运行不畅，甚至血脉瘀滞，出现心悸胸闷、唇青舌紫等症；反之，心气虚衰或心阳不振，心血运行不畅，也能影响肺气的宣降，出现咳嗽、气喘等症。故临床上多心肺同病，故应心肺同调。肺主治节是指肺气具有治理调节肺之呼吸及全身之气血津液的功能。生理作用主要体现在以下四个方面：一是治理调节呼吸运动；二是治理调节一身之气的运动；三是治理调节血液的运行；四是治理调节津液的输布代谢。

刘启泉教授认为肺的朝百脉、主治节是对肺的主要生理功能的高度概括，故一脏一腑之病，万不可拘泥于单纯治疗一脏一腑之症，调脾以使肺气得顺，调肺以使心主得安，这亦体现出通调五脏之奥义。

三、脾——仓廪之官

脾位于腹腔上部，膈膜之下，《素问·太阴阳明论》曰："脾与胃以膜相连耳。"《医纲总枢》曰："脾形如犬舌，状如鸡冠。"脾为阴中之至阴，其在体合肌肉、主四肢，在窍为口，其华在唇，在志为思，在液为涎。

1. 脾气运，谷液成　脾具有将水谷化为精微，并将精微物质转输至全身各脏腑组织的功能。脾的运化功能主要依赖脾气升清和脾阳温煦的作用，包括运化水谷和运化水液两个方面。

（1）运化水谷：脾气健运，机体的消化吸收功能才能健全，才可为化生气血津液等提供足够的原料，使全身脏腑组织得到充分的营养，从而维持正常的生理活动。饮食水谷是人出生后维持生命活动所必需的营养物质的主要来源，也是生成气血的物质基础。饮食水谷的运化则是由脾所主，所以说脾为后天之本，气血生化之源。若脾失健运，对食物的消化功能减弱，则会出现食欲不振、腹胀便溏等症状；若水谷精微的吸收不良，气血生化乏源，则会出现精神萎靡、倦怠乏力、头晕眼花、形体消瘦等症状，故应健脾益气，方用加味四物汤加减。

（2）运化水液：脾主运化水湿是调节人体水液代谢的关键环节，且脾居中焦，为人体气机升降的枢纽，在人体水液代谢过程中起着重要的作用。脾气健运，水液可被正常吸收和输布，脏腑组织器官可得到津液濡养，生理功能得以正常发挥，及时排泄体内多余水液。若脾失健运，水液在体内停聚，出现水肿，甚或产生水湿痰饮等病理产物，临证常健脾利水，方用五苓散加减。

脾为后天之本，气血生化之源。若脾失健运，正气不足，人体易感病邪，故《脾胃论》指出"百病皆由脾胃衰而生也。"刘启泉教授在治疗疾病的整个过程中始终强调顾护脾胃，兼调他脏。正所谓"有胃气则生"，也验证了脾胃对于人体的重要意义。脾胃的康健首先在于能够顺利运化水谷和水液，这是人体能量来源的原发动力，故刘启泉教授在论治脾胃病时，强调升脾、运脾、健脾的重要性。对于临床中所见消化不良，不思饮食，呕吐宿食，口中酸腐者，多用炒麦芽、神曲、炒白术等以助脾运化，临床效果极佳。

2. 脾气健，摄血灵　脾具有统摄血液，使之在经脉中运行而不溢于脉外的功能。脾统血的作用是通过气摄血作用来实现的。脾为气血生化之源，气为血帅，血随气行。脾的运化功能健旺，则气血充盈，气能摄血，气旺则固摄作用亦强，血液也不会逸出脉外而发生出血现象。

刘启泉教授认为脾脏对于血液的收摄作用，主要体现在两个方面，一是防止血液外溢，避免出血；二是摄血以供能，故临床中若见到脾虚兼有便血、尿血、崩漏、肌衄等出血症状，多用当归、茯苓、炒白术等健脾之品，加强脾胃功能，提升人体正气，从而提高抵御病邪的能力。

3. 脾气升，枢机利　脾具有将水谷精微等营养物质吸收并上输于心、肺、头目的作用，再通过心、肺的作用化生气血，以营养全身，并维持人体内脏位置相对恒定。脾胃居中，脾升胃降，为人体气机升降之枢纽。《临证指南医案》曰："脾宜升则健。"若脾气虚弱，清气不升，头目清窍失养，可见头晕目眩，神疲乏力；清气在下可见腹部坠胀、便意频繁、泄泻等；浊气不降，停滞于中，可见腹胀满闷，逆而向上，可见嗳气、恶心、呕吐等，故临床多应用升提脾气之法来调治。

刘启泉教授认为脾气之升可以维持内脏位置恒定而不下垂，脾气上升是防止内脏下垂的重要保证。临床中多见因脾气下陷而导致腹部坠胀、便意频繁、久泄脱肛甚或内脏下垂等。刘启泉教授认为湿邪重浊黏滞，易于滞留中下焦，临床治疗常用健脾升提之法，并兼以化湿，多投以黄芪、白术、砂仁、藿香、佩兰等健脾化湿之品，佐以升麻、柴胡之类以供升提之用。

四、肝——将军之官

肝位于腹部，横膈之下，右胁下而偏左。肝为阴中之阳，五行属木，其在体合筋，其华在爪，在窍为目，在液为泪，在志为怒。

1. 肝气达，疏泄畅　肝具有疏通、舒畅、条达之性，以保持全身气机疏通畅达，通而不滞，散而不郁。主要是通过肝气主升、主动的生理特点来调畅气机，使其本身和脏腑经络之气的运行得以维持通畅。肝脏调畅气机的作用主要表现为促进血和津液的运行，促进脾胃的运化功能和胆汁分泌排泄，调畅情志，以及调节男女生殖功能。肝的疏泄功能正常，则气机调畅，气血调和，经络通利。

刘启泉教授认为调肝之法在于疏肝、柔肝、敛肝。肝气易于郁滞，临床多见两胁胀满、口干口苦等症，常以疏肝为先，多投以香附、佛手、郁金等以顺肝之调达之性，鉴于此类调气之品多具辛温燥热之性，佐以蒲公英、薄荷等清热之品，从而肝气得疏，气机调畅。

2. 肝体润，藏血盈　肝脏具有贮藏血液、防止出血和调节血量的功能。《灵枢·本神》中记载："肝藏血，血摄魂。"肝藏血的功能主要体现在以下三个方面。

（1）贮藏血液：肝本身能够储藏大量的血液，以供机体生理活动，濡养肝本身，保持肝体柔和，维持肝脏正常的疏泄功能，还能够防止出血。若其功能减弱，则导致贮存血量不足，脏腑失于濡养，甚或出血。故临床多用养肝柔肝之法。

（2）调节血流量：肝储藏充足的血液，可以根据生理需要调节人体各部分血量的多少。《素问·五脏生成》中记载："故人卧血归于肝，肝受血而能视，足受血而能步，掌受血而能握，指受血而能摄。"由此可见，不同的生理状态及不同的部位，肝对于血量的调节具有重要意义。这一功能的正常发挥，依赖于肝贮藏血液和肝主疏泄的共同作用。若此功能失司，则生理紊乱，血量不均匀，导致脏腑功能的失常。

（3）防止出血：肝气能收摄、约束血液，防止血液逸出脉外。若肝气虚弱，藏血失常，收摄无力，或肝火旺，灼伤脉络，迫血妄行，导致各种出血症状，故应辨证应用止血药物，如清肝泻火、凉血止血之品等。

刘启泉教授认为肝脏对于血液的调节作用，关键在于柔肝、敛肝之法。脾胃病患者，由于长期进食不佳，甚或营养缺乏，出现贫血、出血之症，女性则体现为月经周期及经期的异常。肝体阴而用阳，性刚而喜柔，故临床多用白芍、乌梅、白梅花等，酸甘并用，以达益肝阴、养肝血的目的；若肝阴不足，土壅木郁，致胃阴不足，甚者见虚火上炎之象，诸如牙龈出血，胃中灼热，口干，大便干结等症，多用木瓜、预知子等以养肝阴。

五、肾——作强之官

肾位于腰部脊柱两侧，左右各一，右微下，左微上，外形椭圆弯曲，状如豇豆。《素问·脉要精微论》曰："腰者，肾之府。"肾为阴中之阴，其五脏属水，在体合骨，生髓通脑，其华在发，开窍于耳及二阴，在液为唾，在志为恐。

1. 肾气盛，藏精足 肾具有贮存、封藏人身精气的作用，故《素问·六节藏象论》中记载："肾者，主蛰，封藏之本，精之处也。"肾本脏之精又称先天之精，其来源于先天，充养于后天，是构成人体和维持生命活动的最基本物质。其生理功能主要体现在促进生殖繁衍，促进生长发育，参与血液生成，抵御外邪侵袭。肾主藏精的功能依赖于肾气的作用，若肾气足，则肾的功能可正常发挥。若肾气虚，肾失封藏，临床可见肾精无故流失，出现遗精、早泄等失精的病理表现。

刘启泉教授临证时，遇小儿患者身体羸弱，身材矮小，头发稀疏发黄，不欲饮食，精神疲惫，大便干结之症，调治以脾胃为本，兼补肾气，使先天得养，后天得充，临床多用茵陈、炒白术、鸡内金、石菖蒲等以健脾和胃化湿，同时与补益肾气之法并重，如杜仲、黄精、生地黄等，临床获益颇丰。若女子月经周期延长，或经期提前，或月经量少，甚或闭经等，均从先后天论治月经病，健脾和胃益肾，调补肾中阴阳，补充肾中精气，多可使月经趋于正常。

2. 肾气充，阴阳调 肾阴为人体阴液的根本，对机体各脏腑组织起着滋养濡润作用。肾阳为人体阳气的根本，对机体各脏腑组织起着推动温煦作用。肾为五脏六腑之本，为水火之宅，内寓真阴真阳。肾阴充则全身诸脏之阴亦充，肾阳旺则全身诸脏之阳亦旺。故肾阴为全身诸阴之本，肾阳为全身诸阳之根。由于肾阴与肾阳之间在病变过程中常互相影响，相互累及，可发展为阴阳两虚，称作阴阳互损。

刘启泉教授认为调肾之法在于通阳、滋阴。脾胃病患者病程多迁延日久，极易反复，日久损伤肾中阳气，又因肾为一身阴阳之所主，临床多见脾肾阳虚之象，可见脘痞纳呆、腰膝酸软、四肢无力、头晕目眩、大便溏泄等症，治宜温肾健脾和胃，多用鹿衔草、肉豆蔻、山茱萸、补骨脂等益火培土之品；若见到骨蒸潮热、五心烦热、盗汗、大便干结之象，多为肾阴不足所致，临床多投以墨旱莲、女贞子等滋补肝肾阴液之品，肾阴足则一身津液有所主。

3. 肾气利，水液调　肾具有主持和调节人体水液代谢的功能。肾主水的功能是靠肾阳对水液的气化来实现的。人体的水液代谢包括三个方面：一是将水谷精微中具有濡养滋润脏腑组织作用的津液输布周身；二是将各脏腑组织代谢利用后的浊液排出体外；三是司膀胱的开合，控制尿液的排泄。以上功能的正常发挥均有赖于肾的气化作用才能完成。人体的水液代谢与肺、脾胃、小肠、大肠、膀胱、三焦等脏腑有密切关系，而肺的宣肃，脾的运化和转输，肾的气化则是调节水液代谢平衡的中心环节。其中，以肺为标，以肾为本，以脾为中流砥柱。肾的气化作用贯穿于水液代谢的始终，居于极其重要的地位。

刘启泉教授认为肾对于水液的调节尤为重要，部分脾胃病患者可见夜尿增多的症状，进而影响睡眠，对身体造成负担，形成恶性循环。针对尿频、尿清长者，临床以温肾利水之法应对，从而调节全身水液代谢，缓解水肿、尿频等症。对于小儿遗尿者，多在健脾和胃的基础上，投以桑螵蛸、益智仁、远志等，以收涩止遗，醒脑开智。

4. 肾气固，呼吸和　肾有摄纳肺吸入之气而调节呼吸的作用。人体的呼吸运动虽为肺所主，但吸入之气必须下归于肾，由肾气为之摄纳，呼吸才能通畅调匀。正常的呼吸运动是肺、肾之间相互协调的结果。肾主纳气对人体的呼吸运动具有重要意义，只有肾气充沛，摄纳正常，才能使肺的呼吸均匀，气道通畅。正如《类证治裁·喘证》中记载："肺为气之主，肾为气之根。肺主出气，肾主纳气。阴阳相交，呼吸乃和。"

刘启泉教授在治疗消化系统肿瘤患者时，认为癌毒不仅损伤脾胃，癥瘕积聚形成过程中必然耗伤肾气，临床多见肺、脾、肾等多脏虚损之症，脾虚日久，后天不足以供养先天，故见四肢乏力、精神萎靡、胸闷气短、呼吸表浅之象，临床多用党参、山茱萸、肉桂、磁石等以纳气平喘，使呼吸调匀，气机调畅。

中医认为人体是一个统一的有机整体，五脏阴阳之间存在既相互制约又互根互用的动态平衡关系，五行学说阐释五脏功能之间既相互资助又相互制约的协调统一关系。五脏虽然有各自的生理功能，但这五个系统并非孤立，而是通过经脉的络属沟通和气血的流贯相互联系，相互影响。五脏功能的协调共济，相互为用，是维持人体生理平衡的重要保证。因此，在临床中应立足于通调五脏，多维度辨证施治。

第三节　五脏不调对脾胃的影响

《景岳全书·妇人规》曰："五脏五气，无不相涉，故五脏中皆有神气，皆有肺气，皆有胃气，皆有肝气，皆有肾气，而其中之或此或彼，为利为害，各有互相倚伏之妙。"五脏是一个内在相通的整体，生理状态下五脏之间通过相互资生、相互制约来体现脏器的相通相移，而病理状态下，某个脏腑感受邪气或阴阳失调引发疾病，且该脏腑疾病的发生发展及传变均与其他脏腑有一定的联系。

《素问·太阴阳明论》载："脾者土也，治中央，常以四时长四脏……土者生万物而法天地。"脾胃居于五脏六腑之中心，寓寒热燥湿、升降浮沉于一体，人体之气血津液等皆由脾胃所化生，故脾胃与其他脏腑联系最为紧密。因此，心、肝、脾、肺、肾五脏中任何一脏受损，都可累及脾胃，影响脾胃的功能。

一、心与胃

1. 心络受阻，传至阳明　《灵枢·经别》曰："足阳明之正，上至髀，入于腹里，属胃，散之脾，上通于心。"指出了足阳明胃经与心相连。晋代王叔和《脉经》言："足太阴经也……烦不得卧，肠鸣。"《诸病源候论》载："诊其心脉微急，为心痛引背，食不下。"由此可见，心、胃经脉相通，联系紧密，若心络阻滞，可致阳明经气下降不利，从而影响脾胃运化功能，临床常见冠心病心绞痛患者伴有胃脘部疼痛或胀气、食欲不振、嗳气、干呕、大便不通或溏稀等症状。

2. 阳气不足，纳运不及　《素问·阴阳应象大论》云："南方生热，热生火，火生苦，苦生心，心生血，血生脾。"心主血脉，脾胃的纳运既需要心的气化作用，也有赖于心阳的温煦、主导、推动作用。若心阳不足，心气推动无力，血运不达脾胃，失于濡养，则会影响其纳运功能。如《素问·至真要大论》曰："太阳之胜，凝溧且至……寒厥入胃，则内生心痛……太阳之复，厥气上行，水凝雨冰，羽虫乃死，心胃生寒，胸膈不利，心痛痞满。"心阳虚衰，心血瘀阻，血行不畅，病程日久，瘀血停胃，脾胃失运，临床可见胃脘疼痛，痛有定处，入夜尤甚，畏寒喜暖，入睡困难，舌紫暗或有瘀斑、脉涩等症状。

3. 心伤气乱，脾胃不宁　《灵枢·邪客》载："心者，五脏六腑之大主也，精神之所舍也。"《素问·灵兰秘典论》又云："主不明则十二官危。"指出脾胃运化功能是受心神统摄的，若心神被扰，夜卧不安，势必影响胃的受纳和通降功能，致脾胃不和，运化不利。李东垣《脾胃论》言："皆先由喜怒悲忧恐，为五贼所伤，而后胃气不行，劳役饮食不节继之，则元气乃伤。"心神失养，神无所主，虑无所定，以致气乱，气乱则气机运行不畅，滞而为患，伐伤脾胃，故心神失养可致神乱，失其对脾胃功能的统摄，终伤及脾胃。《素问·举痛论》指出："思则心有所存，神有所归，正气留而不行，故气结矣"，而"脾在志为思"，故心神不明，思则气结，久思伤脾，致使脾胃枢机不利，功能紊乱。

4. 母病及子，火热乘土　脾胃属土，心属火，而火生土，故脾胃为心之子，心为脾胃之母。《类经》有云："盖胃与心，母子也，人之情欲本以伤心，母伤则害及其子。胃与脾，表里也，人之劳倦本以伤脾，脏伤则病连于腑。故凡内而伤精，外而伤形，皆能病于胃，此二阳之病，所以发于心脾也。"唐大烈《吴医汇讲》指出："盖脾处中州而属土，喜健运而恶郁结，思则气结，故曰伤也。况思虽为脾志，而实本乎心，心者，脾之母也。今以多思而心营暗耗，母气既虚，则所以助脾者亦寡矣。"心、脾乃子母之脏，心伤则母病及子，脾胃纳运失常。《脾胃论·脾胃盛衰论》载有："心主火，小肠主热，火热来乘土位，乃湿热相合，故烦躁闷乱也。"心火不降，心气不行，火热乘之，壅滞于阳明中土，临床多见胃脘灼热、口干口苦、心烦不寐等症。

二、肝与胃

1. 相火失常，扰动胃腑　肝为阳中之少阳，通于春气，可生发温煦全身脏腑组织，形依其充，神赖其养，是脏腑生发之源。《读医随笔》有云："凡脏腑十二经之气化，皆必藉肝胆之气化以鼓舞之，始能调畅而不病。"脾胃生化之气即少阳之气，也赖于肝的少阳相火的温煦作用。若肝之少阳春生之气不足，可致胃失温煦，影响胃腐熟之功；若脾胃化生水谷精微不足，肝乘虚侮胃，可致胃失和降，甚则水谷不仅不能化生精微，反而变生寒浊；若肝之相火妄动或不归其位，则变生贼火，横乘犯胃，出现胁肋胀痛、嘈杂吞酸、呕吐口苦、脘痞嗳气等症状。

2. 肝失疏泄，水谷不化　肝主疏泄，疏泄包括调畅气机、情志及促进脾胃运化的功能。胃为水谷气血之海，传化物而不藏，有受纳腐熟之功。肝喜条达而恶抑郁，以升发为顺，肝不能正常疏泄，胃即呆滞不化，正如叶天士在《临证指南医案》所说："肝为起病之源，胃为传病之所。"肝之升发疏泄失常对胃的影响有太过和不及两种。疏泄不及则肝气郁结，肝郁而不伸，脾不疏土，最易克脾犯胃，而致中焦气机不利，临床常见胃痛、痞满、泄泻等病症。肝为藏血之脏，又能疏通调节全身气血，若疏泄不及，气郁日久可导致气滞血瘀，或久痛入络，血瘀于胃脘，胃络受阻，则见胃痛、噎膈等病。疏泄太过则肝气逆乱，若暴怒伤肝，乘犯胃腑，可致肝胃之气上逆，即《脾胃论》所言："肝木妄行……腹中急痛，此所不胜乘之也。"常见胃脘胀痛或灼痛，痛势急迫，或攻窜两胁，恼怒则发作或加重，胸脘满闷，烦躁易怒，嗳气频作，泛酸嘈杂等症。肝气郁滞，日久郁而化火，可致肝火上冲或肝气上逆，肝气暴涨而引发肝火上升，而肝火上炎易灼伤胃络，可见吐血、黑便等症。

3. 五行失衡，肝木乘土　肝五行属木，胃属土，肝与胃之间为相克关系。正常情况下脾胃的运化功能需要肝木的疏泄，其疏泄条达正常可助脾运化，使清阳之气升发，又可助胃受纳腐熟，使浊阴之气下降。正如《血证论》所言："木之性，主于疏泄，食气入胃，全赖肝木之气以疏泄之，而水谷乃化。"若肝木气盛，则可致木旺乘土，出现一系列脾胃功能失调的症状，如《脾胃论》曰："肝木受邪，食塞胸咽，故曰在上者因而越之""所胜妄行者，言心火旺能令母实，母者，肝木也，肝木旺则夹火势，无所畏惧而妄行也，故脾胃先受之。"若素体脾气不足，木虽然处于正常水平，土难以承受木的克制，也可造成木乘虚侵袭，使土更加虚弱，即为土虚木乘。

三、脾与胃

1. 脾不运化，胃不受纳　《素问·灵兰秘典论》有言："脾胃者，仓廪之官，五味出焉。"指出了脾与胃在饮食水谷受纳运化中的关系，体现出脾与胃运化水谷在后天生命维持中的重要性。脾主运化，胃主受纳腐熟，脾的运化是胃腐熟的前提，脾能运化、转输水谷精气，化生气血，有助于胃主受纳。若脾失运化，则胃受纳腐熟之水谷不得输布，积而成浊，阻滞胃气，胃不和降，夹浊气上逆，出现恶心呕吐等症，或久积化火，耗伤胃阴，也必会影响胃之受纳。

2. 脾不升清，胃不和降　《素问·六微旨大论》曰："故非出入则无以生长壮老已，非升降则无以生长化收藏。"脾主升清，脾气升则水谷精微得以输布；胃主降浊，胃气降则水谷及糟粕得以下行。胃能降浊，糟粕下行，依赖于脾气升清，若脾不升清，反而下降，则会影响胃气之和降，使浊气不降反而上升，如《素问·阴阳应象大论》曰："清气在下，则生飧泄；浊气在上，则生膜胀"，临床常见胃胀、嗳气、纳差、干呕、大便稀溏等症。

3. 脾不输津，胃不得濡　脾胃燥湿相济，脾胃在五行中皆属于土，脾为阴土性湿，胃为阳土性燥。湿与燥属性相反，脾性喜湿而恶湿，胃性喜湿而恶燥。尤在泾《医学读书记》曰："土具冲和之德而为万物之本，冲和者，不冷不热，乃能化生万物，是以湿土宜燥，燥土宜润，使归于平也。"脾胃燥湿相宜，相互既济。叶天士《临证指南医案》云："胃易燥，全赖脾阴以和之""阳明燥土，得阴自安。"胃得阴则安，而胃阴充足依赖于脾阴的滋润。若脾失健运，津液输布失常，聚而化湿，郁而化热，不仅不能为胃输阴津，反而会耗伤胃阴，从而影响胃受纳腐熟之功，出现似饥而不欲食、口干咽干等症状。正如李东垣《脾胃论》所说："脾既病，则其胃不能独行津液，故亦从而病焉。"

四、肺与胃

1. 肺胃相通，邪气相干　《灵枢·经脉》有云："肺手太阴之脉，起于中焦，下络大肠，还循胃口，上膈，属肺。"肺处于上焦，位于胸腔，左右各一。肺下过膈，心下左侧则为胃。两脏在经络上直接相通，位置相近，为其在病理上的相互影响奠定了理论基础。肺胃同属气分，温邪上受，首先犯肺，次传中焦，致气分实热。温热之邪易伤阴液，肺阴耗损，子夺母气，胃阴亦亏乏。《素问·太阴阳明论》曰："故喉主天气，咽主地气。"喉乃肺之门户，咽为水谷入胃的必经之所，若肺病，咽部不利，水谷纳入障碍，可致脾胃运化不利。

2. 肺失宣降，胃气不和　肺主宣发肃降，调节全身气机，随着气的升降而推动血与津液运行至全身。若肺病则其主一身之气功能失常，津血推动无力，致脾胃失养，运化失常。肺主通降，而胃气亦以降为和，肺气宣降有常，则胃气得降，气机得以调和，且肺与大肠相表里，大肠主传导糟粕，肺气肃降有助于大肠的传导，而大便的排出又有助于胃气的通降。若肺失宣降，则胃气不和，气逆而上，易生疾患，临床常见胃胀、嗳气、大便不通等症状。正如《医部全录·呃门》所云："阳明所受谷气，欲从肺而达表，肺气逆还于胃，气并相逆，复出于胃，故为哕。"《医学实在易》载："气通于肺脏，凡脏腑经络之气，皆肺气之所宣。"叶天士云："肺主一身之气化，气舒则开胃进食。"肺气调畅，上焦方能宣谷之味，下脘方能化谷之精。肺气不宣，胃气不降，则一身气机失于调畅，若长久气机不舒，郁滞于内而易化热；若气机不畅，气滞则致血瘀；瘀滞日久化热则易伤及阴液，而致阴虚。

3. 肺失治节，饮停于胃　《灵枢·营卫生会》曰："人受气于谷，谷入于胃，以传于肺，五脏六腑皆以受气。"水谷先聚于胃，后依赖于肺朝百脉，得以输布至五脏六腑，故气血生化之源虽在脾胃，但气血运行赖于肺。《血证论》云："肺得润养，其叶下垂，津液又随之而下。"肺把精微气血散布至胃，胃得以滋养，若肺输布精微失常，聚而成浊，浊邪困阻气机，则会影响脾胃的运化功能。肺不仅能输布精微，而且能通调水道。若肺病，津液代谢失常，不循常道，水津失于输布，停聚于胃，则出现胃脘痞满、干呕或呕吐痰涎、纳呆等症状。

五、肾与胃

1. 肾失开阖，胃夹水逆　《古今名医方论》载："盖水之所制者脾，水之所行者肾也。肾为胃关，聚水而从其类。倘肾中无阳，则脾之枢机虽运，而肾之关门不开，水虽欲行，孰为之主？"《说文解字》中"关"意为"把守门户"。肾在水液代谢中为胃的关卡，胃为津液之上源，肾为津液之下源。脾胃之运化功能赖肾阳的温化才能健运，达到"火生土"的目的。若肾阳虚衰，阴寒内盛，脾胃失其温煦，津液之上源化气不利，致水聚下焦，发为水肿、小便不利；水液代谢失常，胃气阻滞不得其降，必夹肾之聚水而上逆于胃，使胃气上逆，从而出现嗳气、酸腐、恶心、呕吐、呃逆等症状。清代医家喻昌在《医门法律》中曰："肾者胃之关也，肾司开阖，肾气从阳则开，阳太盛则关门大开，水直下而为消；肾气从阴则阖，阴太盛则关门常阖，水不通而为肿。"由此可见，肾阳太盛或肾阴太盛都会对胃调节水液代谢的功能产生影响。

2. 肾阴不足，胃阴亏耗　《素问·上古天真论》指出肾受五脏六腑之精而藏之，肾贮藏脏腑之精，具有濡养、推动脏腑功能运行的作用，故脾胃运化功能依赖于肾精充足，即肾精的濡养，正如《傅青主女科·妊娠》所言，"脾非先天之气不能化"，胃的受纳也依赖于肾精的濡养滋润，才能使胃腐熟的食物下达小肠，进一步消化吸收。若肾精气不足，脾胃失于濡养，必会影响脾胃之中轴斡旋之功。

肾阴总司一身之阴，为阴液之本，胃阴须得肾阴滋养才能柔润而不燥，受纳腐熟水谷功能正常。《景岳全书》言："然命门为元气之根，为水火之宅，五脏之阴气非此不能滋。"以上均指出胃阴需要肾阴的周济才能发挥其正常作用。若由于疾病、不良生活习惯等引起肾阴的不足或亏耗，使肾阴不能滋养胃阴，则胃不能受纳腐熟水谷，胃阴亏耗，临床可出现胃脘隐隐作痛，饥饿时明显，呕吐呃逆，口燥咽干，大便秘结或粪便如羊粪状，舌红少苔等症状。

3. 火不生土，食久反出 《景岳全书》云："脾胃以中州之土，非火不能生。"《王九峰医案·反胃》中曰："阳赖肾火以煦和，阴赖肾水以濡润，纳食思食运食皆真气周匝。"肾属水，内寄命门之火，脾胃为土，在生克制化上，肾之命门之火可生土。若肾之命门之火不足或亏耗，则脾胃之土失于濡养或温煦，必会影响其运化水谷精微，火不生土，则见饮食不化，甚则"食久而反出"，出现晨起腹泻、完谷不化、腹部冷痛、手脚冰冷、舌淡胖、苔白滑、脉沉细等中焦虚寒之象。

中医学在整体观念指导下，认为人体的正常生理活动不仅靠各个脏腑组织发挥自己的功能作用，还需要脏腑组织之间相辅相成的协调作用和相反相成的制约作用。《素问·五脏别论》曰："胃者，水谷之海，六腑之大源也。五味入口，藏于胃以养五脏气，气口亦太阴也。"脾胃功能是生命存在的基本特征，而胃腑疾病的发生发展除了与其本身的原因有关以外，也与其他脏腑密切相关。脾气不升、脾运失常是发病之本，肝失调达、心失调养、肺失宣肃、肾虚失养等因素也影响胃之受纳功能。正如张景岳所说"治五脏以调脾胃"，因此，临床在调和其他脏腑功能的同时，也有助于脾胃的运化和疾病的转归与正气的恢复。

第四节　通调五脏安脾胃

一、如何通调

通调，即通过通和调使五脏六腑和经络达到调和的状态，通是调的基础，调是通的目的和补充。只有做到五脏功能调和，才可"阴平阳秘，精神乃治"。脾胃疾病虽病位多在脾胃与肠，但与五脏密切相关，正如《素问·玉机真脏论》中所述："五脏相通，移皆有次。"肝疏泄有度，脾运化正常，肺宣降有常，肾闭藏有节，心神明有度。脾胃病的发生发展可涉及全身多脏器、各系统。在临床上或虚实并见，或寒热错杂，或病机单一，一脏独病，或病机复杂，多脏同病。故在临证之时，要有整体观念，全面分析，把握动态变化，从而达到调五脏以安脾胃的目的。治疗脾胃病，不仅调脾，亦需兼顾他脏，寓达肝、畅肺、温肾、振心于调理脾胃之中。

二、何为安脾胃

安脾胃中的"安"，在《说文解字》中为会意字。从"女"在"宀"下，表示无危险。本义：安定；安全；安稳。安，即定也，在此意为使之安定，使之舒适。五脏通调，才可使脾胃安定，功能调和。

脾胃居于中焦，脾主运化，胃主受纳，为气血生化之源，负责受纳并运化水谷之精气，灌注四脏，继而涵养周身，精气流行，往复得生，精神乃健；脾升胃降，为五脏六腑斡旋之枢纽，升清阳以滋心肺，降浊阴以润肝肾。《素问·刺禁论》又曰："肝生于左，肺藏于右，心部于表，肾治于里，脾为之使，胃为之市。"进一步阐明了五脏气机的升降出入均赖脾胃之转枢作用，脾升胃降功能正常，气机才可调和顺运。仲景云："人受气于水谷以养神，水谷尽而神去。"《伤寒论》提出"保胃气存津液"。金元四大家之一的李东垣认为脾胃虚弱是疾病的内在因素，中州健运，虽有外邪亦不能使人病，提出"治脾以安五脏"的学术思想。综上所述，脾胃在五脏中有着极其重要的作用，故要想脾胃得安，需五脏通调。

张景岳提出"治五脏以调脾胃"，他认为"所谓五者之中有互藏者……土之互藏，木非土不长，火非土不荣，金非土不生，水非土不蓄，万物生成，无不赖土，而五行之中，一无土之不可也……由此而观，则五行之理，交互无穷。"土作为万物生成的根源，与其他四行互藏，既可滋养木之生长，助长火之繁荣，亦可促进金之生成，增强水之储蓄，因此，土中之五行互藏显得尤其重要。脾胃属土，主运化水谷精微，肝、心、肺、肾的气血生成全赖脾土的运化。安脾胃在此不单指调和脾胃，亦指治疗各种脾胃系统疾患，例如慢性胃炎、功能性消化不良、肠易激综合征、溃疡性结肠炎等临床常见疾患，常有较好的临床疗效。

三、临床应用

1. 调脾运脾，以安胃腑　脾胃之为病，虽可由外邪、瘀血、痰湿等引起，但多以脾胃气机升降失调贯穿疾病始终。脾胃为气机升降之枢纽，故脾胃气机失调则整个人体的气机亦失调。正如叶天士云："脾宜升则健，胃宜降则和。"脾升胃降，纳化正常，气机畅达，则五脏安和，六腑通畅。若脾胃虚弱，运化失常，湿浊中阻，气血乏源，则脏腑失养，气机不畅。《素问·太阴阳明论》有"太阴阳明为表里……阳道实，阴道虚"之论，阐释了脾胃的关系与生理特性。叶天士亦指出："太阴湿土，得阳始运，阳明阳土，得阴自安，以脾喜刚燥，胃喜柔润也。"

临床治疗脾胃病应重在正确处理脾升胃降的关系及脾胃对五脏的影响，辨别其基本病机，这样用药时才可物善其用。例如功能性便秘虽病位在大肠，但其发病与脾胃功能关系密切，若脾气虚弱，失于运化，则清气不升，水谷精微不能输布，浊阴不降，糟粕不能下行，肠腑传化失常，故而便秘。六腑以通为用，以降为和，大肠的传导功能是胃通降功能之延伸，胃气通降，腑气才能通畅。故对于脾虚湿困引起的功能性便秘，临床常见排便不畅，粪质不硬，但挣努难下，便出不爽，脘腹胀满，舌淡边齿痕，苔白腻，脉细无力等症，治疗宜健脾和胃，调节气机之升降，常用生白术，其甘苦性温，补而不滞，可升可降，为调节脾胃气机升降之妙药，升可健脾益气，降可燥湿消食通便。同时配伍苍术苦温燥湿，枳实破气消积，厚朴、木香下气除满，木香其性燥，统管一身上下诸气，可快脾气、和胃气、消积气。诸药相合，健脾和胃，升降并用，使气机畅，腑气通，积滞除。

2. 调肝理气，以安脾胃　肝主疏泄，调情志，畅气机，促进脾胃的运化。肝为将军之官，主一身之气机，若情志抑郁，郁郁寡欢，或情绪紧张，可导致肝气郁结，疏泄不及，致木郁土壅；若恼怒伤肝，疏泄太过，则可致肝木横逆犯胃，即所谓"怒气暴伤，肝气未平而痞"。《血证论》言："木之性主于疏泄，食气入胃，全赖肝木之气以疏泄之，而水谷乃化；设肝之清阳不升，则不能疏泄水谷，渗泄中满之症，在所不免。"肝气疏泄失常，影响到脾胃的运化与和降，肝气为病较复杂，所以从肝论治应调肝之用。正如叶天士所论，"肝为起病之源，胃为传病之所。"而调肝理气又是常用的法则，故有"治胃病不理气非其治也"之说。

临床治疗腹泻型肠易激综合征时，常有因肝气郁滞、肝气横脾而致腹痛、腹胀、腹泻等肝郁脾虚之象。刘启泉教授临床常以柴胡疏肝散合痛泻要方加减治疗，佐以延胡索、醋青皮、预知子等理气之药，遵循理气而不伤正的原则。方中柴胡、芍药和肝解郁；香附、枳壳、陈皮调理气滞；川芎、白芍佐以活血；甘草和中缓急止痛；防风散肝郁，舒脾气；延胡索功善活血利气止痛。刘启泉教授认为其可消脾胃气结，散心腹郁滞，主虚劳冷泻，可下气消食。《本草纲目》云："延胡索，能行血中气滞，气中血滞，故专治一身上下诸痛，用之中的，妙不可言。"青皮性猛入肝，善于疏理肝胆之气，尤适用于肝郁气滞，胁痛多怒诸症，组方喜用醋青皮，取其醋炙增强疏肝止痛之功。上述诸药合用，共奏疏肝健脾止泻之功。

3. 调肾固本，以安脾胃　肾为先天之本，内寓真阴真阳，肾阳虚衰，则中虚不运；肾阴亏损，则胃腑燥结，胃失和降。明·李中梓《医宗必读》有云："肾安则脾愈安，脾安则肾愈安。"从肾论治乃脾胃病治疗的变法之一，多用于患病日久，屡治屡发，或久治不效者。

脾胃属土，需火温煦方可腐熟水谷，脾胃虚寒日久可损及肾阳，肾阳不足则脾失运化，胃失腐熟，而出现胃胀、纳呆、胃凉、便溏等症状，故应注重温补肾阳。临床中温补肾阳的经典方剂很多，如右归丸、肾气丸、济生肾气丸、二仙汤等，多以附子、干姜、肉桂、仙茅、巴戟天、淫羊藿等温热之品为主药温煦肾阳，并加山茱萸、熟地黄、炒山药、五味子等滋肾阴的药物，以取阴中求阳之意。

刘启泉教授结合现代人的饮食、情志、劳逸等生活习惯，以及阳明胃病多从燥化、热化的特点，在温补肾阳采取阴中求阳之法时，慎用大温大热之品，因药效太过反伤胃阴，常用处方为鹿衔草 15g，杜仲 15g，骨碎补 10g，沙苑子 12g，刺五加 12g，醋五味子 6g，肉苁蓉 15g，益智仁 15g。方中鹿衔草性温而不燥，补益肝肾而不伤津液，能祛风助脾化湿而不伤胃阴，对于慢性萎缩性胃炎偏阳虚者，刘启泉教授常用之；杜仲、骨碎补补肝肾，强筋骨，善治肾虚腰膝酸软；补骨脂、益智仁皆可温补脾肾，补骨脂长于补肾壮阳，益智仁长于温补脾胃，两者常相须而用；肉苁蓉温肾阳，益精血，通肠道；沙苑子温补肾阳，兼具涩性，且能养肝明目；五味子酸甘养阴，取阴中求阳之意。诸药合用，温补肾阳而不燥。

中医将溃疡性结肠炎归为"泄泻"范畴，《景岳全书》曰："凡里急后重者，病在广肠最下之处，而其病本则不在广肠，而在脾肾。"可知该病本在脾，肠为标，肾脾两虚为病机，脾胃失调，湿、瘀、毒、热阻滞大肠，为本虚标实之证，治以养肾健脾为本，清肠止泻为标。治本可用补中益气汤加补阳药，患者久泄不止，中气下陷，方中配以黄芪、党参、白术益气升阳、健脾止泻；肾阳虚衰常加制附子、炮姜、肉桂、仙茅温肾阳之品；再佐以砂仁、陈皮健脾气；炒麦芽健脾、疏调肝气。慢性久泻以脾虚为主，多由脾虚健运无权，水谷不化精微，湿浊内生，混杂而下，发生泄泻。《灵枢·师传》曰："胃中寒，则腹胀，肠中寒，则肠鸣飧泄，胃中寒，肠中热，则胀而且泄。"全方温补脾肾，疾病得瘥。

4. 调心通窍，以安脾胃　心主血，脾属土，二者为火土相生之脏。脾胃为后天之本，气血生化之源。心主血脉，血液靠心气的推动运行全身，无处不到，环周不休，外而肌腠皮毛，内而五脏六腑。心气充沛，血液才能正常运行。心气不足，血脉亏虚，脉道不利，血流不畅，则出现不荣则痛，或气血瘀滞，血脉受阻，不通则痛。心居膈上，脾胃居膈下，二者位置相近，仅一膜之隔。心与胃位置相邻，经络相连，气血相关，相互依存，病理上也相互影响，关系密切。

《素问·宣明五气》言："五气所病：心为噫……胃为气逆为哕为恐。"噫即嗳气，为饱食之气。嗳气是脾胃病主要证候之一。临床常见嗳气症状多由火土之郁所致。张琦在《素问释义》中指出："噫为脾病而出于心，子传母也，火土之郁，气不得伸，则噫出之。"慢性萎缩性胃炎以嗳气为主要临床表现的患者，刘启泉教授认为可从清心火、通心窍、温心阳、滋心阴等方面入手，往往可收到好的疗效。

火土之郁者，以清心降火为主法。临床多兼见胃脘灼热，口干口苦，心烦易怒，夜寐不安，大便干结，小便短赤，舌尖红、苔黄燥，脉滑数等症，治疗宜清心降火、和胃降逆，药用连翘、黄连、栀子、淡竹叶等。痰蒙心窍而致嗳气者，以豁痰开窍、化湿和中为主法，临床多兼见脘腹痞塞不舒，头晕目眩，心悸，呕恶纳呆，胸膈满闷，身重困倦，大便不爽，舌苔厚腻，脉沉滑。治疗宜豁痰开窍，化湿和中，常用石菖蒲、郁金、豆蔻、砂仁等。对于心阳虚衰，心血瘀阻，母病及子，脾胃失运，胃气上逆，而致嗳气者，临床多兼见胃脘疼痛，痛有定处，入夜尤甚，畏寒喜暖，入睡困难，或伴黑便，舌紫暗或瘀斑、脉涩等症。治疗以温补心阳、活血化瘀为主法，药用郁金、甘松、丹参、姜黄等。

5. 调肺降气，以安脾胃　肺与胃经脉相连，五行相关，功能相通，胃与肺在经络上相互关联。《灵枢·经脉》载："肺手太阴之脉，起于中焦，下络大肠，还循胃口，上膈，属肺。"《素问·平人气象论》言："胃之大络，名曰虚里，贯膈络肺。"表明胃与肺在经络上联系。胃属土，肺属金，胃、肺在五行相生中为母子关系。胃之营养物质可充盈肺气，肺可助胃气得降。胃腑虚弱之时，可滋养肺阴以养胃阴；若母实则泻其子，胃腑实证以泻肺而通胃。肺、胃亦体现在五行相克之联系。肺主一身之气，气行则血行，气滞则血瘀。盖肺为五脏之华盖，水之上源，若其失于宣肃，治节无权，则脾胃升降失常。王孟英云："肺金清肃不和，升降之机亦窒。"肺之肃降，可助胃气之降，脾气之升。

慢性胃炎以脾胃湿热型居多，湿热之邪无论外感或内生，脾胃最易受之。如薛生白曰："湿热病属阳明、太阴经者居多。"脾胃湿热型胃炎治疗常从脾胃论治，以化湿与清热之法同用。然治脾胃湿热除重视调整脾胃功能外，亦应重视从肺论治。吴瑭《温病条辨》谓湿邪"其性氤氲黏腻，非若寒邪之一汗即解，温热之一凉即退，故难速已"。根据中医取象思维和整体观，风可使水分蒸发加快，即所谓"风能胜湿升能降"，故宣畅气机是湿热病的重要治疗手段。辨证为脾胃湿热时，常加入荆芥、桑叶、紫苏叶等清宣肺气之药，轻开肺气，肺气宣发则胃气和降，诸症俱除。《温病条辨》明确指出："轻开上焦肺气，盖肺主一身之气，气化则湿亦化也。"在理气和胃祛湿的同时，佐以宣肺、理肺、清肺、养肺之法。宣肺常加用桑叶、紫苏叶轻开肺气。肺气宣发而胃气得降，气降则症除。理肺常佐用桃仁、僵蚕、蝉蜕等药物，祛风通络散结，理肺气而散瘀化滞以通胃络。清肺常用连翘、栀子、黄芩等轻清之品，清肺热以消胃热，清热降胃而不伤胃。养肺以甘寒之药以滋阴，如百合、天冬、麦冬、沙参、石斛等滋润肺津的药物以养胃阴，使得肺津输布有源，胃阴得润，肺胃同养。

　　调五脏之气，和五脏阴阳，才可安脾胃，辅愈一身之疾病。脾胃为后天之本，脾胃与五脏之气互为相使，脾胃充则五脏受荫，脾胃虚而百病由生。久病之人，正气虚，脏腑内伤，若能调理后天之本，则正气得复，五脏得安，病自除矣。脾胃为人体升降之枢，脾胃强健，则生化有源，升降相得，五脏安和，因而百病不生。如果脾胃亏虚，纳运升降失常，则五脏失养，诸病由此而生。故临床重视脾胃的作用，更要注重调和五脏功能，才可做到使脾胃安定，功能调和。

中篇 通调五脏治疗中医脾胃病经验

第三章 胃 痛

胃痛，又称胃脘痛，是指以上腹胃脘部近心窝处疼痛为主症的病症。《内经》首载"胃脘痛"之名，《素问·六元正纪大论》曰："木郁之发……故民病胃脘当心而痛，上支两胁，膈咽不通，食饮不下。"胃痛临床主要表现为上腹部疼痛不适，常伴随有上腹胀满、纳呆、恶心、呕吐、嘈杂、反酸、嗳气等症状，且多有反复发作病史，发病前多有明显的诱因，如天气变化、恼怒、劳累、暴饮暴食、饥饿、进食生冷干硬辛辣醇酒，或服用有损脾胃功能的药物等。引起胃痛的常见疾病有急（慢）性胃炎、消化性溃疡、功能性消化不良、胃下垂、胃黏膜脱垂等。

一、病因病机

胃痛的发生主要是由于感受外邪、饮食不节、情志不畅、劳倦过度和素体虚弱等。外感寒、热、湿等邪，客于胃，致胃脘气机阻滞。饮食不节，导致食物停积不化，损伤脾胃，胃气壅滞。忧思恼怒，则肝失疏泄，横逆犯胃，胃失和降，甚则气机郁滞而致气滞血瘀。脾胃虚弱，运化失职，气机不畅，或中焦阳气虚弱，既易感寒受凉而见脾胃虚寒，又易积食停滞，郁而化热，致胃阴亏损。胃痛初病多为实证，久病多为虚实夹杂或虚证，其中虚多为脾胃虚弱，实多为气滞、食积、血瘀，虚实夹杂多见脾胃虚弱夹湿、夹瘀等。胃痛的病理变化复杂，病机可以演变，因而产生变证。本病病位在胃，与肝、脾关系密切。肝气横逆，木旺乘土，或中土壅滞，木郁不达；或肝火亢炽，迫灼胃阴；或肝血瘀阻，胃失滋荣，故胃病多关乎肝。脾与胃同居中焦，互为表里，共主升降，故脾病多涉于胃，胃病亦可及于脾。病机关键为胃气失和，气机不利，不通则痛；胃失濡养或胃失温养，不荣则痛，据此刘启泉教授提出以和胃通降之法治疗胃痛。

二、辨证施治

1. 寒邪客胃证

症状：胃痛暴作，拘急冷痛，恶寒喜暖，得温痛减，遇寒加重，口淡不渴，或喜热饮，舌淡苔白，脉弦紧。

病机：寒邪客于胃，阳气被遏，致胃脘气机阻滞。

治法：温胃散寒，行气止痛。

方药：良附丸（《良方集腋》）合香苏散（《太平惠民和剂局方》）加减，良附丸由高良姜、香附组成，香苏散由香附、紫苏叶、陈皮、炙甘草组成。若恶寒、头痛者，可加防风、藿香等以疏风散寒；若胸脘痞闷、胃纳呆滞、嗳气或呕吐者，可加神曲、枳实、鸡内金、生姜等以消食导滞；若气滞明显者，可加佛手、香橼、延胡索等行气疏肝。

2. 饮食伤胃证

症状：胃脘疼痛，胀满拒按，嗳腐酸臭，恶心欲吐，不思饮食，恶闻食嗅，大便不爽，得矢气及便后稍舒，舌苔厚腻，脉弦滑。

病机：饮食不节，导致食物停积不化，损伤脾胃，胃气壅滞。

治法：消食导滞，和胃止痛。

方药：保和丸（《丹溪心法》）或枳实导滞丸（《内外伤辨惑论》）加减，保和丸由山楂、神曲、半夏、茯苓、陈皮、连翘、莱菔子组成，枳实导滞丸由麦芽、枳实、大黄、黄芩、黄连、白术、泽泻组成。若胀满甚者，可加厚朴、乌药、荔枝核以行气消滞；反酸明显者，可加海螵蛸、瓦楞子等；若呃逆较甚者，加旋覆花、代赭石等降气止呃。

3. 肝胃不和证

症状：胃脘胀痛，痛连两胁，遇烦恼则痛作或痛甚，口干口苦，嗳气频作，喜太息，大便不畅，舌淡红，苔薄白，脉弦。

病机：肝气郁结，疏泄失职，郁久横逆犯胃，胃失和降，甚则气机郁滞而致气滞血瘀。

治法：疏肝理气，和胃止痛。

方药：柴胡疏肝散（《医学统旨》）加减，本方由陈皮、柴胡、川芎、香附、枳壳、芍药、甘草等组成。若胃痛甚者，加延胡索、川楝子增强理气止痛之功；若嗳气频频者，加沉香、旋覆花等；若脘胁胀满、便溏者，加党参、炒白术；若口干口苦、小便短赤者，加玉竹、麦冬、淡竹叶等。

4. 脾胃湿热证

症状：胃脘疼痛，痛势急迫，脘闷灼热，口干口苦，口渴而不欲饮，纳呆恶心，小便色黄，大便不畅，舌红，苔黄厚腻，脉滑。

病机：脾胃虚弱，运化失职，湿热酿停，壅于胃腑。

治法：清热化湿，理气和胃止痛。

方药：连朴饮（《霍乱论》）加减，本方由制厚朴、黄连、石菖蒲、制半夏、香豆豉、焦栀子、芦根等组成。若恶心呕吐者，加竹茹、陈皮以和胃降逆；若纳呆食少者，加神曲、谷芽、麦芽以开胃消食；若肢体困倦，舌苔白腻者，加薏苡仁、佩兰等健脾祛湿。

5. 寒热错杂证

症状：胃脘胀满疼痛，遇冷加重，口干口苦，纳呆恶心，嘈杂欲吐，肠鸣辘辘，大便溏薄，舌淡苔黄，脉弦细滑。

病机：胃病日久，接纳食物寒热辛腻不同，或投苦寒或辛燥之药，导致虚实交错，寒热混杂。

治法：辛开苦降，和胃消痞止痛。

方药：半夏泻心汤（《伤寒论》）加减，本方由半夏、黄芩、干姜、人参、炙甘草、黄连、大枣等组成。若湿重、口黏较甚者，加薏苡仁、佩兰；若脘胁胀满者，加佛手、香橼。

6. 瘀血阻胃证

症状：胃脘刺痛，痛有定处，按之痛甚，食后加剧，入夜尤甚，或见吐血、黑便，舌质紫暗，或有瘀斑，脉弦涩。

病机：胃病日久，久之入络，脉络枯涩，气机阻塞，加之烟酒辛辣之物刺激，胃液失常，黏膜糜烂，致血瘀气滞痰凝。

治法：活血化瘀，理气和胃止痛。

方药：丹参饮（《时方歌括》）合失笑散（《太平惠民和剂局方》）加减。失笑散由蒲黄、五灵脂组成，可活血散瘀，散结止痛；丹参饮由丹参、檀香、砂仁组成，可调气化瘀。若胃痛甚者，加延胡索、郁金、木香、枳壳以活血行气止痛；

若四肢不温、舌淡脉弱者，加黄芪、桂枝、党参温胃止痛；若口干咽燥、舌光无苔者，加生地黄、麦冬滋阴生津。

7. 胃阴亏虚证

症状：胃脘隐隐灼痛，似饥而不欲食，口燥咽干，五心烦热，消瘦乏力，口渴思饮，大便干结，舌红少津，脉细数。

病机：素体阴亏，加之气郁化火、寒邪化热、温药助燥、胃阴不足等因素，更伤阴，脉络失养而胃部灼痛。

治法：养阴生津，益胃止痛。

方药：益胃汤（《温病条辨》）合芍药甘草汤（《伤寒论》）加减，益胃汤由沙参、麦冬、生地黄、玉竹、冰糖组成；芍药甘草汤由白芍、甘草组成。若胃脘灼痛，嘈杂反酸者，加吴茱萸、黄连、海螵蛸制酸止痛；胃脘胀痛较剧，兼有气滞者，加厚朴、玫瑰花、佛手行气疏肝；阴虚胃热，加石斛、知母、黄连养阴益胃。

8. 脾胃虚寒证

症状：胃痛隐隐，绵绵不休，喜温喜按，空腹痛甚，得食则缓，劳累或受凉后发作或加重，泛吐清水，神疲纳呆，四肢倦怠，手足不温，大便溏薄，舌淡苔白，或边有齿痕，脉虚弱或迟缓。

病机：素体阳虚，或用药过于苦寒，或寒邪客胃等，寒则收引凝滞而致胃部冷痛。

治法：益气健脾，温胃止痛。

方药：黄芪建中汤（《金匮要略》）加减，本方由黄芪、桂枝、白芍、甘草、饴糖、大枣、生姜等组成。泛吐痰涎者，加白术、姜半夏、陈皮、茯苓以温胃化饮；反酸明显者，加黄连、炒吴茱萸、海螵蛸、煅瓦楞子制酸止痛；胃脘冷痛，里寒较甚，呕吐，形寒肢冷，腰膝酸软者，可加理中丸温胃散寒。

三、历代医家经验

1. 张仲景　《伤寒论》是仲景所著的中医学经典著作，该书运用辨证论治的原则和方法，开创了六经辨证体系和理法方药相结合的辨治经验。张仲景在《伤寒论》中强调胃气的重要性，提倡重视顾护脾胃，讲究整体平衡，配伍善用辛开苦降、寒热并用，并多用甘缓补益之药；重视五脏相生相克转变规律，对后世医家治疗相关疾病产生了深远影响。

《伤寒论》中的"心下痞，按之濡""心下痞硬满""心下痞硬"等，属于胃痛范畴。痞即闭塞不通，堵闷痞塞，其病位在心下，地处中州，在胸之下，腹之上，为上下交界，气机升降之交通要道。其病机即不通则痛，各种原因作用于机体，导致气机闭塞，升降失常，而致心下痞。脾属脏属阴，其病多寒多湿，由此而致脾胃之病亦表现为虚实夹杂、寒热错杂。因此治疗上亦应寒热并用、辛开苦降、补泻兼施。

张仲景在《伤寒论》和《金匮要略》中，从胃气之盛衰辨病机，确定治则。如病邪性质不同，病势深浅各异，以及"按之不痛为虚，痛者为实"等原则，辨胃痛虚实寒热，以确定治法；如属外感六淫，或因误治，或体质因素，从六经分治。如《伤寒论》96条："伤寒五六日，中风，往来寒热，胸胁苦满，嘿嘿不欲饮食……或腹中痛，或胁下痞硬……小柴胡汤主之。"此为风寒之邪客于胸胁，木邪伤土，胃虚停水，心腹肠胃间结气，气机阻滞导致胃痛。

《伤寒论》149条："若心下满而硬痛者，此为结胸也，大陷胸汤主之；但满而不痛者，此为痞，柴胡不中与之，宜半夏泻心汤。"指少阳误下伤胃，津液亏虚，脾受制约，无法为胃行其津液，故气机升降失调，而热邪内袭，胃虚邪凑，寒热错杂于中，病变反应在心下，导致心下痞满之证。又因内伤者，按虚劳、宿食、寒疝、水饮、情志等治疗。如《金匮要略·水气病脉证并治》云："气分，心下坚，大如盘，边如旋杯，水饮所作，桂枝去芍药加麻辛附子汤主之。"此乃胃虚有痰饮，外感寒邪入里与痰饮搏结，气冲胸满而致胃痛。

《伤寒论》有大量脾胃病诊治的论述，如"胃家实"乃阳明病的特点，病机为燥热伤津，阳明经证治以白虎汤类；阳明腑实的痞满燥实坚，则以急下存阴的三承气汤类保津液；胃强脾弱的脾约证治以麻子仁丸；"脾家虚"以太阴虚寒为主要病机，以理中汤、四逆汤、温脾汤为主要治疗方剂。另外，《金匮要略》对常见脾胃内伤杂病从病因病机、辨证立法、处方用药及预后护理等方面都有系统论述，如小建中汤、黄芪建中汤补脾益气，麦门冬汤养胃阴，芍药甘草汤健胃止痛，大建中汤温胃散寒，泻心汤辛开苦降以消痞等。可以说张仲景确立了脾胃病的辨证原则和基本治法，成为后世调治脾胃病组方用药的基础和规范。

2. 孙思邈　唐代孙思邈所著的《备急千金要方》是中国古代中医学经典著作之一，被誉为中国最早的临床百科全书。该书在内科疾病的治疗上主张以"五脏六腑为纲，寒热虚实为目"，开创了方剂以脏腑分类的先河。

《备急千金要方·心腹痛》载有"九痛丸，治九种心痛：一虫心痛，二注心痛，三风心痛，四悸心痛，五食心痛，六饮心痛，七冷心痛，八热心痛，九来去心痛"。孙氏所治，虽未明确描述九种心痛的症状，但从名称上分析，有属心痛者，而大部分指胃痛。后世以此为准绳，常将之作为引证的内容。

孙思邈辨治脾胃病善从调治脾脏和胃腑的功能入手，总结出通胃腑，降胃气，从肺论治；养胃阴，清胃热，鲜品用汁；升脾阳，达气机，风药为将；温脾胃，散寒结，不离辛热等个人经验，并汲取唐代以前诊疗经验，为后世医家治疗相关疾病提供了相关思路。

《备急千金要方》中载有脾胃病方 300 余首，从养生食疗等多角度探讨了脾胃的护理。孙思邈认为"春夏取冷太过"，提出"温食"以顾护脾阳，指出"夫为医者，当须先洞晓病源，知其所犯，以食治之，食疗不愈，然后命药"。《备急千金要方》中的许多名方，如治疗"脾胃冷积不消"的温脾汤、治疗胃热的地黄煎等为后人所推崇。《备急千金要方》提出"五脏不足，求于胃"，认为调理脾胃是治疗五脏不足的根本，调治脾胃可使"气得上下，五脏安定，血脉和利，精神乃治"，后世张景岳的"调五脏即可以安脾胃"即是此观点的发挥。

3. 李东垣　《脾胃论》是李东垣创立脾胃学说的代表著作。李东垣提出"内伤脾胃，百病由生"理论，倡导升阳除湿、甘温除热、养阴泻火的治则，形成了较为系统的脾胃内伤病辨证论治体系。他认为胃为阳明燥土，主动而不息；胃为人之根本，滋养元气；胃为升清降浊之枢纽，尤主升清。李东垣治疗胃病有其独特用药特点，擅用升阳药以助中气，擅用风药以除湿，擅用甘温补益药以助胃气。

《兰室秘藏·胃痛》云："治脾胃虚弱，而心火乘之，不能滋荣上焦元气，遇冬肾与膀胱寒水旺时，子能令母实，以致肺金大肠相辅而来克心乘脾胃，此大复仇也。"认为内伤脾胃，生气不足，火与元气不两立是胃痛发病的基础。而"饮食不节，寒温不适"可致脾胃气衰，"喜怒忧恐，耗损元气"，能致心火独盛，故"火旺能实其木，木旺故来克土"。

李东垣将脾胃内伤的病因概括为饮食不节、劳逸所伤、情志过度、外邪侵袭等因素，强调元气与脾胃的生理病理联系，认为脾胃虚弱、元气不足、清阳下陷、阴火上乘是内伤病的主要病机。在选方用药中，东垣从脾胃内伤入手，立足于脾胃虚弱之证，以益气、升阳、泻火为法，三者相辅相成，其中益气升阳为主导，泻火属权宜，创制诸多方剂，如升阳益胃汤、清暑益气汤、半夏白术天麻汤等，以补、升、泻三法结合，旨在补脾胃之元气，补脾胃之阳虚。

李东垣在书中记载了许多历经临床检验疗效卓著、至今仍被广泛运用的方剂，在治疗脾胃病的理法方药上独成体系，为当代治疗脾胃疾病提供了良好的思路与具体治法，遣方用药三因制宜、灵活应用，但其详于治脾而略于治胃，为其不足。

4. 朱丹溪　朱丹溪倡导"阳常有余，阴常不足"，临证善用滋阴药，病机上多以相火立论，并详细阐述了相火的生理病理，创立了滋阴派，后世温病学派多受此影响。

朱丹溪在《脉因证治》中指出胃痛的病因多为劳役太过、饮食失节、中气不足，或寒邪乘虚而入，或久不散瘀而化热，或素有热，虚热相搏，结郁于胃脘而痛，或有食积痰饮，或气与食相郁于胃而痛；其脉象为趺阳脉滑而紧，滑者谷气强胃气实，紧为阴气盛，故而作痛，痛甚则脉必伏。并根据临床症状表现，可判断病位在脾与在胃之别，"胃病者，腹䐜胀，胃脘当心而痛，上支两胁，膈咽不通，食饮不下""脾病者，食则呕吐，腹胀喜噫，胃脘痛，心下急。"其在《丹溪心法》中提出"诸痛不可补气"，痛甚用附子之类，不可以用参、术；在治疗时，须分新病久病，若身受寒邪，或者食生冷寒凉之物，初得之时，当与温散或温利之药；若病久郁而化热，欲行温散者，多以山栀子为热药向导，使邪伏病退。

在胃痛的证治方面，分为六个证型：①寒邪犯胃证：方用草豆蔻丸、扶阳助胃汤。②阳热郁胃证，其脉象为数。③湿邪阻胃证：方用二陈汤加川芎、苍术，倍炒栀子；或小胃丹下之。④痰饮积胃证：其脉象紧实。⑤瘀血留胃证：其脉象涩，方用桃仁承气汤，以及玄胡、桂、滑石等药。⑥虫动扰胃证：症见面上白斑、唇红能食，治宜苦楝根、槟榔等。

5. 叶天士　《临证指南医案》为叶天士门人收集整理而成，该书体现了叶氏治病辨证细致、善抓主症、处方轻灵的特点。通过研究《临证指南医案》中治疗胃痛医案，发现叶天士治疗胃痛的三个辨治特色：重视肝和胃的关系；根据"久必入血"灵活用药；脾胃分治，通补阳明。

叶天士辨治胃痛时，非常重视肝与胃的关系，发病多以肝病及胃居多，治疗上多采用疏肝和胃、平肝降逆之法。根据胃痛病情的新久，首辨在气在血，对于久病入血的患者，治疗上采用活血化瘀药，病甚者可采用虫类药血肉有情之品以搜剔经络瘀血。叶天士创立的胃阴学说补充了李东垣脾胃论的不足，完善了脾胃学说。"通补阳明"的理论，须从气、血、阴、阳不同角度进行辨证用药。

叶氏提出络病的概念和"久病入络""久痛入络"的络病病机理论，使络病学说有了空前的发展，也为临床辨治一些内科疑难杂症提供了新的思路。上述理论同样适用于胃痛，尤其是胃痛久病重病的辨治，气、痰、瘀交阻，日久必形成瘀浊之毒，深入胃脘络脉，损伤血络，成为胃痛发生发展的重要病理因素。除实邪阻滞外，阳虚、血虚等所致络脉虚损病变亦可导致络脉气血运行失常而发为络病。

四、刘启泉教授经验

《医述·脾胃》云："脾胃有病，自宜治脾胃，然脾为土脏，灌溉四旁，是以五脏中皆有脾气，而脾胃中亦皆有五脏之气，此其互为相使，有可分而不可分者在焉，故善治脾胃者，能调五脏，即所以治脾胃也。"对于胃痛的治疗，其基本治则为理气和胃止痛，常用治法有疏肝理气、健脾和胃、清热化湿、活血化瘀、清胃泻热、散寒止痛、消食和胃、养阴和胃、温阳止痛等。

1. 论治特色

（1）顾护脾胃，通调气血：脾胃乃气血生化之源，胃经为多气多血之经。《素问·调经论》曰："五脏之道，皆出于经隧，以行血气。血气不和，百病乃变化而生。"《诸病源候论》曰："夫气血者，所以荣养其身也。"气血是构成人体和维持人体生命活动的基本物质，依赖于后天脾胃所化生的水谷精微来不断地充实。故脾胃和，气血生化有源，才能维持人体正常的生命活动。临床上应注重顾护脾胃，通调气血，机体才能正常运行；若脾胃失和，气血失调，甚而气血阻滞，则导致郁而发病。《临证指南医案》云："夫痛则不通，通字须究气血阴阳，便是看诊要旨意""初病在经，久痛入络，以经主气，络主血，则可知其治气治血之当然也。凡气既久阻，血亦应病，循行之脉络自痹，而辛香理气、辛柔和血之法实为对待必然之理。"叶氏揭示了胃痛治疗应气血同治，治气的同时亦应治血。气行则血畅，血畅则不瘀，达到通则不痛；气血调和，津液正常输布，胃腑得以濡养，从而达到荣则不痛。

外邪侵袭、饮食不节、七情内伤等可直接导致脾胃升降失常、纳运失调、燥湿不济，胃气失和，气机阻滞，不通则痛；素体脾胃虚弱，胃失濡养，不荣则痛，此为疾病发展前期；胃痛日久不愈，病及血分，血行不畅，内生瘀血，阻遏胃络。

疾病初起，病位表浅，多在气分而在经；病久位深，多伤及血分而在络。在气者又分气滞与气虚。气滞者多见胀痛、嗳气频作，每于情志不舒时加重，治宜疏肝理气；气虚者痛而喜按，兼有食少便溏或腹胀、面色少华，治宜补益中气。在血者多有血瘀，胃痛处固定，有如针刺，舌质紫暗或有瘀斑，治以辛通瘀滞。

刘启泉教授在治疗时常顺脾胃之性，调气血之源。脾升胃降，同处中焦，一纳一运，共同完成饮食物的消化吸收及其精微的输布。胃为六腑之一，胃主受纳腐熟水谷，其气以和降为顺，以通为用。胃痛主要是各种病因导致胃气不畅，其病不离气机。胃属阳土，为六腑之大源，以通降为主，不宜阻塞郁滞，故采用通降顺胃的治法，往往疗效确切。以木香和延胡索同用，气血同调，行滞止痛。木香走气，行气以止痛；延胡索走血，活血以止痛。两药合用，行气又活血，气行则血运，血活则气畅，通则不痛，故能增强止痛效果。临床也常用佛手、预知子理气之药配以丹参、赤芍活血之药，调和一身气血，气血调和，通则不痛。同时适当配合辛香理气之品往往能加强止痛功效，但服用此类药物应中病即止，不可太过，以免伤津耗气。

（2）疏肝理气，通降和胃：肝属木，主疏泄，调畅周身气机，性喜条达；脾主升清而胃主降浊，为人体气机升降的枢纽，脾胃属土，主受纳腐熟水谷，化生气血。在五脏中，肝与脾胃同属于中焦，位置密切。两者配合，同司脏腑气机升降。肝与脾胃表现在生理功能上相互为用，五行相生相克，肝木脾土，肝的病理变化可引起脾胃的病变，肝气太盛，肝气横逆犯胃及肝的疏泄功能失调均可出现胃痛。

《临证指南医案》也云："肝为起病之源，胃为传病之所""肝木肆横，胃土必伤。"盖肝属木，胃属土，生理上木乃土之植，土乃木之疏，土木互济，则肝疏有章，胃降有节。若肝失疏泄，气机郁滞，则必横犯胃土，而致肝胃不和之胃痛。张仲景亦有"见肝之病，知肝传脾，当先实脾"之论，指出肝与脾胃生理病理上密切相关，为胃痛从肝论治提供了理论依据。

肝疏泄功能正常，气顺则通，胃自安和，即所谓"治肝可以安胃"。脾随肝升，胃随胆降，肝主疏泄以促进脾气上归心肺、胃气下达于肠。肝为将军之官，怒则克土，木盛则土衰，脾胃健运失职，升降失常；肝郁则化火灼胃，火旺痰生，痰凝气阻。忧思恼怒，伤肝损脾，肝失疏泄，横逆犯胃，脾失健运，胃气阻滞，均致胃失和降，而发胃痛。胃痛的共同特征皆为胃气壅滞不通，故常用治法为通降和胃，而通法离不开条畅气机，因此疏通气机治疗胃痛尤为重要。《临证指南医案》曰："厥阴之气上干，阳明之气失降。"肝主疏泄，主一身之气，协调五脏气机之升降，故脾胃气机的通降必赖肝气的调达。肝以血为体，以气为用，若肝阴不足，肝失所养，变柔为刚，横逆而犯脾胃，而见诸症，滋养肝血，肝气才能复其条达，脾胃升降之机才能恢复。

刘启泉教授以疏肝理气、通降和胃为治疗大法，其中柴胡疏肝散是治疗肝郁气滞证的典型方剂，具有疏肝解郁、行气止痛之效。肝郁气滞，不能疏泄脾土，或肝气过盛，侮犯及胃，以致脾失健运，痰湿内生，郁而化热，痰火内结上逆，则见胃痛、呕吐、反酸等症状。治宜清肝泻热，疏肝和胃，临床常用柴胡疏肝散合平胃散，疏肝解郁，燥湿健脾，既可疏通胃肠之气滞，又能清泻内蕴之湿热。嗳气吞酸者可选用旋覆花、海螵蛸、煅赭石等制酸药物。

（3）从肺论治，共调气机：胃与肺在经络上相互关联，起源于《内经》，《灵枢·经脉》说："肺手太阴之脉，起于中焦，下络大肠，还循胃口，上膈，属肺。"《素问·平人气象论》说："胃之大络，名曰虚里，贯膈络肺。"表明胃与肺在经络上相互联系。胃与肺的生理位置决定二者在生理病理上相互影响。肺位于上焦，位于胸腔，左右各一。肺下过膈，心下左侧则为胃。二者构成相互络属的关系，是胃与肺在生理上和病理上相关性的结构依据。

《素问·五脏生成》曰："诸气者，皆属于肺。"胃主通降，肺主宣降，若肺失宣降，则胃失和降；肺热不清，则蕴而及胃；肺气瘀滞，胃络不通；肺阴不养，胃阴亦虚。肺主宣发肃降，胃主通降，共调气机。肺主一身之气，肺气宣降有常，则胃气得降，气机得以调和；若肺失宣降，则胃气不和，气逆而上，易生疾患，临床症见胃胀、嗳气、大便不通等症状。叶天士云："上焦不行，下脘不通，周身气机皆阻……肺主一身之气化也，气舒则开胃进食。"肺气调畅，上焦方能宣五谷味，下脘方能化谷之精。肺气不宣，胃气不降，则一身气机失于调畅；若长久气机不舒，郁滞于内而易化热；若气机不畅，气滞则致血瘀；瘀滞日久化热则易伤及阴液，而致阴虚。因此肺胃调和，气机乃畅。

刘启泉教授认为当治以宣肺降胃。邪气初犯肺胃，宜用药轻灵，常在理气和胃的基础上施以宣降肺气之法，共奏其效。临床常加用桑叶、紫苏叶轻开肺气。桑叶味甘苦性寒，入肺经，宣肺散风，以降胃气。紫苏叶味辛温，辛能散能行以祛风，肺气宣发而胃气得降，气降则症除。肺胃郁热较重者，临床常用连翘、栀子、黄芩等轻清之品，清肺热以消胃热，清热降胃而不伤胃。肺胃瘀阻者，临床常用桃仁、僵蚕、蝉蜕等药物。肺胃阴虚者，临床常用甘寒之药以滋阴，如百合、天冬、麦冬、沙参、石斛等滋润肺津的药物以养胃阴，使得肺津输布有源，胃阴得润，肺胃同养。

（4）从肾论治，滋肾养胃：《临证指南医案·脾胃门》言："所谓胃宜降则和者，非用辛开苦降，亦非苦寒下夺，以损胃气。不过甘平，或甘凉濡润，以养胃阴，则津液来复，使之通降而已矣。"肾藏精主水，受五脏精气的充养，可化生五脏之液。胃痛不仅与肝、脾密切相关，且久可迁延至肾。脾胃为后天之本，肾为先天之本，脾胃依赖肾的温煦与濡润；胃主腐熟水谷，非火不能蒸化。

"肾为胃之关"，体现在人体津液代谢的过程中。"胃之关"一方面体现了肾在水液代谢方面的作用，胃的主要功能是受纳和腐熟水谷；另一方面体现了肾在谷物代谢方面的作用，肾藏精，内寓元阴元阳，无论是胃的游溢精气、脾的布散精微，还是肺的通调水道，以及小肠的泌别清浊，皆需要肾的蒸腾气化作用完成。滋肾养胃来保持人体津液充足，肾阴为一身之阴，胃气和降赖肾阴上承滋润，肾阴促进脾胃化生津液。若肾阴亏耗，不能上济于胃，胃失润养，不荣则痛，故治宜滋肾养胃。

肾功能失常，脾胃升降失司，致使胃气上逆，故出现恶心、呕吐、酸腐、呃逆、嗳气、胃痛、腹胀等症状，临床常加用黄精、山茱萸等药物。对于肾阴胃阴亏虚者，常用生地黄、山茱萸、太子参、麦冬、五味子、龟甲、鳖甲、黄柏、知母等药补肾益胃、养阴清热。诸药合用，发挥滋肾养胃的功效。

（5）从心论治，母子相生：心主神明，其充在血脉，胃为水谷之海，胃之大络贯穿于心以助心血运行。心火与胃土母子相生，胃土得心火温煦以腐熟水谷，正如《素问·经脉别论》曰："食气入胃，浊气归心，淫精于脉。"《傅青主女科》言："胃土非心火不能生。"脾主升清，助心化赤为血。脾胃之气健旺，气血充足，则脉道充盛。若胃失受纳腐熟，脾虚运化无力，气血生化乏源，或思虑伤脾，暗耗阴血，血不荣心；脾胃运化失健，痰湿内阻，郁而化火，上扰心神，而见心烦心慌、失眠多梦等症，正如《四圣心源》所言："中气衰则升降窒……心火上炎而神病。"反之心之病变，母病及子，亦可影响脾胃，故胃痛可从心论治。

"心健脾胃乃荣"，脾胃与心在生理上相辅相成，病理上相互牵累。"胃不和则卧不安"，心体失养，心神不宁，则血脉不和，脾胃失养，除心悸、失眠外，也见胃脘作痛，故常加入宁心镇静之品，如龙骨、牡蛎、珍珠母、磁石等；心火旺者用黄连配黄芩、牡丹皮等；对于阴液亏虚、虚热内扰者，常用四君子汤合益胃汤加减，常酌加桑椹子、栀子以滋阴清热，加百合、五味子、沙参、麦冬、女贞子、墨旱莲等以养阴安神、平衡阴阳。

2. 经验处方

（1）自拟清热化湿止痛方

组成：石菖蒲20g，郁金12g，柴胡12g，黄芩6g，茵陈15g，白术12g，佩兰12g，砂仁12g，香橼15g，枳壳15g，蒲公英20g，茯苓15g，延胡索15g，白芍 20g，薏苡仁 20g。

功效：清热化湿，和胃止痛。

主治：胃痛湿热中阻证。

加减：恶心呕吐者，加竹茹、陈皮；纳呆食少者，加神曲、谷芽、麦芽；肢体困倦、舌苔白腻者，加苍术、藿香。

分析：方中石菖蒲、郁金、茵陈、佩兰、砂仁清热化湿；柴胡、黄芩、蒲公英清热解毒；茯苓、薏苡仁、白术健脾淡渗利湿；香橼、延胡索、枳壳理气宽中，调畅气机；白芍缓急止痛。

（2）自拟温胃散寒止痛方

组成：党参 30g，干姜 10g，炙甘草 10g，白术 15g，黄芪 25g，陈皮 10g，木香 10g，香附 15g，茯苓 15g，法半夏 12g，白芍 15g，砂仁 10g（后下）。

功效：温中健脾，和胃止痛。

主治：胃痛脾胃虚寒证。

加减：胃脘痛甚者，加延胡索、郁金；四肢不温、舌淡脉弱者，加黄芪、桂枝；反酸者，加吴茱萸、瓦楞子；大便溏者，加山药、石榴皮。

分析：方中干姜为君，大辛大热，温脾阳，祛寒邪，扶阳抑阴。党参为臣药，补气健脾。君臣相配，温中健脾。黄芪甘温益气，阳生阴长，诸虚不足之症自除；陈皮、法半夏、茯苓温胃化饮；白术健脾燥湿，香附、砂仁同用益气和胃；白芍缓急止痛；炙甘草调和药性。诸药合用，共奏温中健脾、和胃止痛之功。

（3）自拟益胃生津止痛方

组成：沙参 15g，麦冬 10g，天花粉 10g，石斛 10g，生地黄 10g，玄参 15g，赤芍 10g，玉竹 15g，木香 10g，砂仁 6g，山楂 10g，厚朴 10g，柴胡 6g，黄芩 6g。

功效：养阴生津，益胃止痛。

主治：胃痛胃阴亏虚证。

加减：嘈杂者，加黄连、吴茱萸；胃脘胀痛较剧者，加厚朴、玫瑰花；大便干燥难解者，加火麻仁、瓜蒌仁。

分析：方中沙参甘微苦寒，入肺、胃经，滋养胃阴、清热润燥；麦冬、生地黄、石斛、玄参味甘性寒，滋胃阴、清虚热；山药、天花粉养胃生津，兼能健脾，以强生地黄、麦冬益胃养阴之功；玉竹、赤芍濡养肺胃，调和诸药；加木香、砂仁顺气醒脾，以免滋腻。诸药配伍，共奏养阴益胃之功。此方补而不腻，行而不滞，润而不凉，通而不秘，为滋阴养胃的有效方剂。

3．用药经验

（1）对药：对药是两味药物的特殊配伍形式，或协同为用增强疗效，或消其副作用各取专长，或相互为用产生特殊效果。历代医家都很重视对药的应用，对药不是随意两味药的加减，而是有一定的组成规律。针对胃痛病因病机，以中药四气五味、升降沉浮、归经等药性理论为基础，或相制配对，或相助配对，或动静、寒温、气血、升降配对，颇具特色。

①佛手、香橼：佛手，味辛苦温，归肝、脾、肺、胃经，疏肝解郁，理气和中，如《本草便读》所说，"理气快膈，惟肝脾气滞者宜之"，尤善理肝胃气滞，且有燥湿化痰之功效，对于肝郁兼有脾虚湿盛者尤为适宜。香橼，味辛酸温，归肝、脾、肺、胃经，《本草从新》论其"平肝舒郁，理肺气"，《本草便读》说其"下气消痰，宽中快膈"，善于宽中理气，化痰和胃。二者相须为用，疏肝理气，宽中畅膈，对于肝气郁滞导致的胃脘胀满疼痛，呕逆嗳气，疗效显著。

②柴胡、枳壳：柴胡，味苦辛微寒，归肝、胆经，和解表里，疏肝，升阳。《神农本草经百种录》曰："柴胡，肠胃之药也。观经中所言治效，皆主肠胃，以其气味轻清，能于顽土中疏理滞气，故其功如此。天下惟木能疏土，前人皆指为少阳之药，是知其末而未知其本也。"说明柴胡善于疏肝理气，且主行胃肠气滞。枳壳，味苦辛微寒，归脾、胃、大肠经，能宽中行气，破气除痞而止痛。二者同用，疏肝行气、和胃止痛功效倍增。用治胃脘胀痛、嗳气、胀满、两胁疼痛等症。

③苍术、厚朴：苍术，味辛苦温，归脾、胃经，《本草纲目》论其"治湿痰留饮……及脾湿下流，浊沥带下，滑泻肠风"，为健脾燥湿要药，兼有祛风解表功效。厚朴，味苦辛温，归脾、胃、肺、大肠经，《名医别录》论其"消痰下气，疗霍乱及腹痛胀满"，具有燥湿行气、消积除满的功效。朱震亨道："厚朴气药也，温而能散，消胃中之实也。"二者伍用，见于平胃散，对于湿阻中焦、胃肠气滞的胃脘胀满疼痛、纳呆、舌体胖大有齿痕，疗效显著。

④木香、香附：木香辛行苦泄温通，芳香气烈，能通理三焦，尤善行脾胃之气滞，故为行气调中止痛佳品，又能健脾消食，故食积气滞尤宜。香附味辛能行，入脾经，有行气宽中之功，常用于脾胃气滞证，脘腹胀痛、胸膈噎塞、嗳气吞酸、纳呆等。两者均有理气止痛宽中之功，均用于治疗脾胃气滞、脘腹胀痛诸症。

⑤川楝子、延胡索：二药合用，名为金铃子散，源于金·李东垣的《活法机要》。川楝子性味苦寒，归肝、胃、小肠、膀胱经，能清肝火，理气止痛，性降属阴，善于下行。延胡索味辛温，归肝、脾、心经，功能行气活血，通络止痛，能

行血中之气，调气中之血。二药配伍，气血并用，寒温同施，用川楝子疏肝气，泄肝火，配伍延胡索行气活血，一泄气分之热，一行血分之滞，使肝郁解而热自清，气血行而疼痛止。用于肝郁气滞生热、气血凝滞所致的胃脘胀痛、刺痛。

（2）角药：角药起源于《内经》，《素问·至真要大论》云："君一臣二，奇之制也。"角药是以中医基础理论为指导，依据中药的四气五味、升降浮沉、归经等药性理论为基础，针对疾病特定的病因病机、临床症状等，将三味药物有机地组合在一起，而非简单的药物堆砌，发挥药物之间的相互制约、相互辅助的作用，在临床应用中可以起到减毒增效、协同增效作用的一种配伍方式。角药在方剂中起到主要作用或辅助作用，甚或可以独立成方，通过使用角药或以角药为核心药物进行药物加减，可以更加充分地发挥药物的性能和功效，在临床治疗中往往起到事半功倍的效果。

①半夏、黄连、枳实：半夏辛温，归脾、胃、肺经，具有燥湿化痰、降逆止呕、消痞散结的功效。《名医别录》云："消心腹胸膈痰热满结，咳嗽上气，心下急痛，坚痞，时气呕逆，消痈肿，堕胎。"黄连苦寒，善于清泄胃火，可用于治疗胃热呕吐吞酸、消渴、胃火牙痛。黄连、半夏是张仲景《伤寒杂病论》著名方剂半夏泻心汤的核心配伍组药，体现了寒热并用、辛开苦降、消痞散结的用药思想。枳实辛行苦降，入脾、胃经，具有破气消积、化痰散痞的作用。三者合用，有寒热平调、辛开苦降、开痞散结之用。用于治疗慢性胃炎寒热互结，脾胃气滞之痞满，症见胃脘疼痛、胀满、嗳气、食后不消等。

②麦冬、太子参、石斛：麦冬味甘柔润，性偏苦寒，入胃经，长于益胃生津清热，常用于胃阴虚有热之舌干口渴、胃脘疼痛、呕吐、大便干结等症。《名医别录》云："疗虚劳客热，口干燥渴。"太子参甘苦平，归肺、脾经，既能补脾气，又能养胃阴，可用于治疗脾气虚弱、胃阴不足的食少倦怠、口干舌燥。《本草再新》云："治气虚肺燥，补脾土，消水肿，化痰，止渴。"石斛甘而微寒，入胃经，长于滋养胃阴，生津止渴，兼能清胃热，可用于治疗胃热阴虚之胃脘隐痛或灼痛，食少干呕。《本草纲目拾遗》云："清胃，除虚热，生津，已劳损。以之代茶，开胃健脾。"三者甘凉润通，共奏清热滋阴养胃之效，俾"阳明阳土得阴自安"，对胃脘隐痛、灼热、口干、饥不欲食、舌红少津等胃热阴虚证效果较好。

③黄连、吴茱萸、白芍：黄连苦寒，归脾、胃经，善于清泄胃火，与吴茱萸同用，可治疗肝火犯胃，呕吐吞酸等症，即左金丸。吴茱萸辛散苦泄，性热祛寒，善于散寒止痛，还能疏肝解郁，降逆止呕，兼能制酸止痛。《本草便读》云："吴

茱萸，辛苦而温，芳香而燥，本为肝之主药，而兼入脾胃者，以脾喜香燥，胃喜降下也。其性下气最速，极能宣散郁结，故治肝气郁滞，寒浊下踞，以致腹痛疝瘕等疾，或病邪下行极而上，乃为呕吐吞酸胸满诸病，均可治之。"白芍酸敛肝阴，有养肝阴、调肝气、平肝阳、缓急止痛之效。《医学启源》云："安脾经，治腹痛，收胃气，止泻利，和血，固腠理，泻肝，补脾胃。"三者配伍为戊己丸方药组成，具有清泄肝胃郁热、和胃缓急止痛的功效。

④鬼箭羽、延胡索、赤芍：鬼箭羽味苦性寒，具有破血通经、解毒消肿、杀虫的功效，主治经闭、癥瘕、产后瘀滞腹痛、虫积腹痛等症。延胡索辛散温通，既能活血，又能行气，具有良好的止痛功效，李时珍谓其"能行血中气滞，气中血滞，故专治一身上下诸痛"，临床可广泛用于血瘀气滞所致的身体各部位的疼痛。赤芍苦寒，入肝经血分，有活血化瘀止痛之功，《滇南本草》论其"泻脾火，降气，行血，破瘀，散血块，止腹痛，退血热"。三药均能活血化瘀止痛，相辅相成又各有偏重。三药相伍，祛瘀止痛的同时又兼顾其他病机与兼证，凡属瘀血阻滞导致的胃脘疼痛兼肝火旺盛者皆可选用此组药物。

（3）特殊用药：升降脾胃，风药先行。风药是一类以升、散、透、窜、燥、动为特性的药物，具有升举、宣散、透达、走窜、燥湿、鼓动的功效。刘启泉教授遵古人之说，认为风药者有风之清扬开泄之性，善走不守，其性轻灵，具有多重效应，与补气健脾药、利水渗湿药、活血化瘀药、解表散寒药、清热泻火药等其他药物配伍使用，可以使风药发挥不同作用，治疗多种疾病。常用风药有柴胡、防风、升麻、葛根等。李东垣谓防风为"风药中之润剂"，"若补脾胃，非此引用不能行。"虽治胃病以通降为第一要义，药多以寒凉质润，而如此则悖脾之喜升喜燥之性，故于凉润通降之中佐以辛温之风药，以升发脾气。如在石膏、连翘、蒲公英等清热药中加入白芷、防风之类，使泻火而无寒凉遏邪之弊，散邪而无升焰助火之虞。又于香附、当归、延胡索、莪术等理气活血药中加荆芥、羌活等风药，使有形之血得无形之风气而畅达；每于石斛、沙参、麦冬、生地黄等养阴润燥药中伍以桑叶、威灵仙，使润而不滞，行而不燥；若泄泻者常于陈皮、茯苓、白术、薏苡仁等健脾化湿药中加防风、葛根之属，以风能胜湿故也。

4. 典型病案

病案一　栗某，女，47岁。2020年6月20日初诊。主诉：间断胃脘疼痛1年余。1年前因家中突发变故，导致情绪变化较大，出现胃痛、反酸、烧心，2020年6月12日就诊于某市中心医院，查电子胃镜示：慢性萎缩性胃炎。病理诊断示：

（胃角）慢性中度萎缩性胃炎，伴中度肠上皮化生；（胃窦）慢性轻度萎缩性胃炎，伴轻度肠上皮化生。现主症：胃痛，反酸烧心，心烦易怒，口苦咽干，嗳气，纳少寐差，舌暗红，苔黄腻，脉弦滑，大便每日1~2次，色深。综上辨证胃痛肝胃郁热证，治以疏肝和胃，清解郁热。处方：柴胡12g，白芍12g，栀子10g，苍术10g，厚朴10g，浙贝母10g，炒麦芽20g，陈皮10g，延胡索10g，黄连10g，枳壳10g，甘草10g。7剂，每日1剂，水煎取汁300mL，早、晚饭后2小时温服。

二诊：6月27日，患者自诉胃痛、反酸明显好转，体重增加，口干，纳食较前增加，寐安，大便每日1~2次，不成形，舌暗红，苔薄黄，脉弦。上方加白花蛇舌草15g，藤梨根15g，以增强清热解毒之力。7剂，煎服法同前。

三诊：7月3日，服药后患者胃痛明显减轻，偶有口干口苦，纳差，咽干咽堵，夜寐差，大便每日1次，成形，小便可，舌暗红，苔薄黄，脉弦。上方加合欢皮20g，北沙参20g。7剂，煎服法同前。

四诊：7月11日，患者胃痛基本消失，纳食增加，夜寐可，大便每日1次，质可，小便调，舌红苔薄黄，脉弦滑。治方同前。守方治疗3个月，嘱患者调情志，清淡饮食。3个月后做胃镜示：慢性浅表性胃炎。病理：黏膜慢性炎症。

按语：胃痛部位虽在胃，但与肝的关系至为密切。肝为刚脏，性喜条达，主疏泄，若忧思恼怒，则气郁伤肝，肝气横逆犯胃，致气机阻滞，而发胃脘痛。肝气郁结，日久化火犯胃，则胃脘灼痛，痛势急迫；肝胃郁热，逆而上冲，故反酸烧心，烦躁易怒；肝胆互为表里，肝热则胆火上乘，故口苦咽干。治疗以疏肝理气、健脾和胃、清解郁热为主。方中柴胡辛散苦泄，功善条达肝气而解郁；枳壳为理气要药，长于行气宽中除胀；白芍平抑肝阳，缓急止痛；黄连清热燥湿，泻火解毒，具有较强的清胃热作用；栀子苦寒，具有泻火除烦、清利湿热的作用，能通泄三焦之火，尤以心、肝、胃经为主，善治肝胃郁热，心胸烦闷之症；苍术、厚朴苦温辛香，既能芳化湿浊，苦燥脾湿，以除中焦秽浊之气，又能健运脾胃，促进运化，二者相须为用，既能增强化湿之效，又能行气消除胀满之证；浙贝母苦寒，善开郁结，止疼痛，消胀满，清肝火，治胃痛吐酸；陈皮作用温和，长于行脾胃之气，燥湿健脾；延胡索辛散温通，长于止痛；炒麦芽性偏温而气香，具有消食、疏肝、消胃宽膈、止吐酸吞酸之功；甘草具有缓急止痛、调和药性之功效。全方共奏疏肝理气、健脾和胃、清解郁热之功，使肝气舒、湿热化、脾健胃和，诸症皆除。二诊患者胃镜病理显示轻度肠化，故予白花蛇舌草、藤梨根，以增清热解毒之力。三诊患者阴虚明显，故予北沙参滋阴生津，合欢皮改善睡眠。

患者依从性较好，注意调节情绪，病情明显改善。患者胃痛常因情志不遂而起，平素烦躁易怒，嘱其保持情绪乐观，注意日常调摄，对其病情改善也大有裨益。

胃痛与肝、脾密切相关，情志不遂，肝气乘土，脾胃升降气机失常，胃失和降。因此，在治疗胃痛过程中要注意肝之疏泄，脾之运化。刘启泉教授主张抑木培土，肝脾同治。治疗胃痛，以疏肝健脾、和胃止痛为法。常用柴胡、郁金、佛手、预知子等理气解郁，气行则血行；当归、延胡索、白芍养血活血、柔肝止痛，其中延胡索与白芍的配伍应用是治疗胃痛的主要对药。在辨证施治、对症下药的同时，顾护脾胃，还要注意患者心理的调摄及日常调护，以提高疗效。

病案二 王某，男，26岁。2020年8月24日初诊。主诉：反复胃脘疼痛1年余。查电子胃镜示：慢性萎缩性胃炎。因症状反复，遂就诊于我院门诊，现主症：胃脘灼热疼痛，痛势急迫，烦躁易怒，口干口苦，渴而不欲饮，身重肢倦，纳呆恶心，寐可，小便色黄，大便不畅，质黏，每日一行，舌红苔黄腻，脉滑数。辨证为胃痛湿热中阻证，治以清热化湿，理气和胃。处方：黄连6g，蒲公英20g，厚朴10g，半夏6g，藿香10g，茯苓15g，薏苡仁30g，炒麦芽20g，香附10g，枳壳10g，佛手10g，陈皮6g，竹茹10g，豆蔻6g，连翘15g，栀子10g。10剂，每日1剂，水煎取汁300mL，分早、晚两次温服。

二诊：服药10天后，患者胃脘痛缓解，心烦稍减，口干口苦减轻，纳略增，大便略稀，每日一行，舌红，苔厚腻，脉弦滑。据证调整处方，加延胡索15g，白芍20g。10剂，煎服法同前。

三诊：继服10天后，上述症状改观明显，胃痛次数明显减少，口干口苦基本消失，自觉身重肢倦感减轻，纳可，大便质可，每日一行，舌红，苔薄腻，脉弦细。去竹茹，加苍术15g清化湿热。后患者以上方巩固治疗2周，未见明显不适。

按语： 本案患者胃痛由于脾胃运化失常，湿热内生，蕴结于胃，气机阻滞所致。饮食不节，湿热蕴结中焦；食积湿困，久而化热，湿热中阻，引起食糜在胃内久留、胃张力增加或幽门通过障碍，进而导致胃脘胀闷灼痛、吞酸嘈杂、食欲降低等症状。气机郁滞导致烦躁易怒。体内湿热渐生，身重肢倦，大便黏腻。治宜清热化湿，理气和胃。方中黄连、蒲公英清热燥湿；厚朴、半夏辛温与苦温并投，开泄气机，燥湿化浊；豆蔻、茯苓、薏苡仁淡渗利湿健脾；香附、陈皮、枳壳、佛手理气和胃；连翘、栀子清心除烦；竹茹和胃降逆；麦芽开胃消食化积。二诊时加白芍、延胡索行气止痛。全方相辅相成，切中病机，起到清热化湿、理气和胃、缓急止痛等作用。

第四章　痞　满

痞满，又称胃痞，是指以自觉心下痞塞、胸膈满闷，视之外无胀急之形，触之内无有形之物，按之柔软，压之无痛为主要症状的病症。《血证论》中提到"痞满者，胸膈间病"。其临床主要表现为患者自觉胃脘部痞塞不通、胸膈满闷不舒。痞满的发生多数由胃肠本身的病变引起，部分可由其他系统的病变引起，临床常见引起痞满的疾病有功能性消化不良、慢性胃炎、胃下垂、慢性胆囊炎等。

一、病因病机

《寿世保元》云："……位心下之中，腹满痞塞，皆土邪之所为耳。"叶天士言："脾为阴土，胃为阳土。"故痞满之为病，首责脾胃。《万病回春》指出："夫痞满者，非痞块之痞也，乃胸腹饱闷而不舒畅也，有气虚中满，有血虚中满，有食积中满，有脾泄中满，有痰膈中满，皆是七情内伤，六淫外侵，或醉饱饥饿失节，房劳过度，则脾土虚而受伤，转输之官失职，胃虽受谷，不能运化，故阳自升而阴自降而成天地不交之痞不通泰也。"其发病机理主要为脾胃功能失调，纳运失职，升降失司，致使胃气壅塞，邪气困阻，清阳不升，浊阴不降，中焦气机壅滞，发为痞满。脾胃本虚，邪气乘虚而入，壅塞其间可发而为痞；饮食不节，痰积内生，不得施行运化可发而为痞；湿热太甚，上泛心下可发而为痞；七情所伤，肝气郁结，气机不得疏泄可发而为痞。概而言之，痞满的病因主要有感受外邪、内伤饮食、情志失调、体虚久病等。

二、辨证施治

1. 肝胃不和证

症状：胸脘痞满，胁腹作胀，郁郁寡欢或心烦易怒，时作太息，嗳气，纳差，舌质淡红，舌苔薄白，脉弦或弦数。

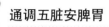
病机：肝气郁结，横逆犯胃，中焦气机失畅。

治法：疏肝解郁，和胃降逆。

方药：①柴胡疏肝散（《证治准绳》）加减，本方由柴胡、川芎、陈皮、香附、枳壳、芍药、甘草等组成。②四逆散（《伤寒论》）加减，本方由枳实、柴胡、白芍、甘草等组成。③小柴胡汤（《伤寒论》）加减，本方由柴胡、黄芩、人参、甘草、半夏、生姜、大枣等组成。

2. 脾胃湿热证

症状：胃脘痞满，口干不欲饮，口苦，食少纳呆，恶心欲呕，身重困倦，大便黏滞不爽，小便短黄，舌质红，舌苔黄腻，脉滑数。

病机：湿热蕴胃，气机不利。

治法：清热化湿，理气和中。

方药：①连朴饮（《霍乱论》）加减，本方由制厚朴、川黄连、石菖蒲、制半夏、香豆豉、焦栀子、芦根等组成。②三仁汤（《温病条辨》）加减，本方由杏仁、半夏、飞滑石、生薏苡仁、白通草、白豆蔻、竹叶、厚朴等组成。

3. 痰湿内阻证

症状：胸脘痞塞，满闷不舒，恶心欲吐，痰多或咯出不爽，口淡不渴，或泛吐清涎，头重如裹，四肢倦怠，舌质淡红，苔浊厚腻，脉滑或弦滑。

病机：脾运失常，痰湿内生，壅塞中焦。

治法：化痰祛湿，理气和胃。

方药：①二陈汤（《太平惠民和剂局方》）加减，本方由半夏、橘红、茯苓、炙甘草、生姜、乌梅等组成。②平胃散（《简要济众方》）加减，本方由苍术、厚朴、陈皮、炙甘草、生姜、大枣等组成。

4. 饮食积滞证

症状：进食后胸脘满闷，痞塞不舒，嗳腐吞酸，不思饮食，或恶心呕吐，呕吐物为胃中宿食积滞，舌质淡红，舌苔厚腻，脉滑。

病机：食积伤中，胃失和降。

治法：消食导滞，和胃降逆。

方药：①保和丸（《丹溪心法》）加减，本方由神曲、山楂、茯苓、半夏、陈皮、连翘、莱菔子等组成。②枳术丸（《脾胃论》）加减，本方由白术、枳实等组成。

5. 脾胃虚弱证

症状：胸脘痞满不舒，病情时重时轻，饥不欲食，喜热喜按，倦怠懒言，气短乏力，便溏，舌质淡，舌体胖大或兼齿痕，苔薄白，脉沉细或虚大无力。

病机：脾胃虚弱，中焦失运。

治法：健脾益气，温中和胃。

方药：①六君子汤（《太平惠民和剂局方》）加减，本方由陈皮、半夏、茯苓、甘草、人参、白术、大枣、生姜等组成。②补中益气汤（《内外伤辨惑论》）加减，本方由黄芪、炙甘草、人参、升麻、柴胡、橘皮、当归、白术等组成。

6. 胃阴不足证

症状：胃脘痞满、灼热，嘈杂干呕，似饥不欲食，口燥咽干，手足心热，大便干结，舌质红，苔少或光红无苔少津，脉细数。

病机：胃阴亏虚，气机不利。

治法：养阴益胃，疏利气机。

方药：益胃汤（《温病条辨》）加减，本方由沙参、麦冬、冰糖、细生地、玉竹等组成。

7. 寒热错杂证

症状：心下痞满，按之柔软不痛，呕恶欲吐，口渴心烦，脘腹不适，肠鸣下利，舌质淡红，舌苔白或黄腻，脉沉弦。

病机：寒热互结，气机壅滞。

治法：辛开苦降，和中消痞。

方药：半夏泻心汤（《伤寒论》）加减，本方由半夏、黄芩、黄连、干姜、党参、炙甘草、大枣等组成。

三、历代医家经验

1. 张仲景　张仲景在《内经》论述痞满由于"寒""湿""土运不及"而成的基础上加以发挥，认为痞满的成因有外感与内伤之分，外感之痞每因误治传变、本虚标实所致，内伤之痞多因脾胃虚或痰食水饮而形成。归纳《伤寒论》中所论病因有三：一则外邪误下致痞，如第131条"病发于阴，而反下之，因作痞也"。二则发汗后致痞，如第157条"伤寒汗出解之后，胃中不和，心下痞硬，干噫食臭"、第161条"伤寒发汗，若吐若下，解后心下痞硬，噫气不除者"等所述。三则水饮致痞，如饮停胸胁之十枣汤证，即第152条中"心下痞硬满，引胁下痛"。又《金匮要略》有"膈间支饮，其人喘满，心下痞坚"及"卒呕吐，心下痞，膈间有水"等论述。

仲景治疗痞满组方精妙，且善于通过煎服法调整药性而达到最佳疗效。《伤寒论》154 条："心下痞，按之濡，其脉关上浮者，大黄黄连泻心汤主之。"其方后有注云："上二味，以麻沸汤二升渍之，须臾绞去滓，分温再服。"本方并非使用普通的煎煮法，而是以麻沸汤渍大黄、黄连，仅取其无形之气，轻可去实，此法既可用其轻薄之气泄虚热而消痞，又可避免大黄苦寒损伤脾土之弊，可谓妙哉。如有热痞兼表阳虚者，可用附子泻心汤扶阳固表，方中大黄、黄连、黄芩三味亦用麻沸汤渍之，取其无形之气泄热。附子则另煮取汁，取其辛热厚味以扶阳。正如尤在泾在《伤寒贯珠集》中所言："方以麻沸汤渍寒药，别煮附子取汁，合和与服，则寒热异其气，生熟异其性，药虽同行而功则各奏，乃先圣之妙用也。"

2. 李东垣　李东垣在《东垣试效方·心下痞门》中明确指出："至于酒积杂病，下之太过，亦作痞满。盖下多则亡阴，亡阴者谓脾胃水谷之阴亡也。故胸中之气，因虚而下陷于心之分野，故致心下痞。"治疗酒积杂病时，若下之太过，一方面损伤胃阴，阴伤则内生燥热，胃喜润恶燥，伤则失于通降，致使浊气困阻中焦；另一方面损伤脾气，脾伤则清阳难升，脾胃所化生的水谷精微难以转运，即"脾胃水谷之阴亡也"。如此，脾不升清，胃不降浊，中焦痞满自生。

基于上述病因病机，李氏在治疗痞满时主张辛开苦降，气血同调。例如枳实消痞丸，出自《兰室秘藏》，原书载其用于治疗"心下虚痞"，方用苦寒之黄连清热燥湿以泻痞，辛温之半夏和胃散结而除痞，佐以干姜温中祛寒，三药相合，辛开苦降，调其寒热，助枳实、厚朴行气消痞。此外，他在《东垣试效方》中还论曰："宜升胃气，以血药治之。若全用气药导之，则其痞益甚。"即在治疗痞满的用药上，不能一味使用气药，适当加入血药能起到事半功倍的效果。如大消痞丸和黄连消痞丸中均用到姜黄，取其辛温之药性，破血行气。再如《内外伤辨惑论》中主治"因忧气，食湿面，结于中脘，腹皮底微痛，心下痞满，不思饮食，食之不散"的木香化滞汤，其中当归尾偏于活血破血，红花辛散温通，活血通经止痛。正如滑寿在《难经本义》中所说："气中有血，血中有气，气与血不可须臾相离，乃阴阳互根，自然之理也。"盖用血药之妙在于充分审视病机，胸中了然，痞满初病在气，久病伤血，考虑到气血之间的关系，故加少量血药，活血之余更有助于行气消痞，由此可见气血同治不可忽视。

3. 张景岳　明代医家张景岳首次将痞满分为虚痞、实痞论治，其代表作《景岳全书》以"痞满"之名设立专篇，提出了"痞者，痞塞不开之谓；满者，胀满不行之谓，盖满则近胀，而痞则不必胀也。所以痞满一证，大有疑辨，则在虚实二字。凡有邪有滞而痞者，实痞也；无物无滞而痞者，虚痞也。有胀有痛而满者，实满也；无胀无痛而满者，虚满也。实痞实满者，可散可消；虚痞虚满者，非大加温补不可，此而错用，多致误人"的论证。后世医家多私淑张氏，使"痞满论治首分虚实"的辨证思路沿用至今。他指出实痞多为外邪、食积、情志、痰湿等原因致病，使中焦气机不利，脾胃升降失职，是以邪实为主要矛盾。其中痰湿内阻、湿滞脾胃者多见，治疗以化湿药为主，多用厚朴、砂仁、白豆蔻之类健脾化湿、和胃除痞。处方多用平胃散、厚朴汤、五苓散。虚痞多为素体虚弱，胃气受损，脾虚失运，脾虚不运而痞塞不开，是以正虚为主要矛盾。虚痞者病程缠绵，易反复发作，张氏在《杂证谟》中提出"治宜温补，但使脾肾气强，则痞满开而饮食自进，元气自复矣"。具体方用四君子汤、异功散、归脾汤、治中汤等。

张氏治疗痞满注重充分发挥药物本身性味归经的优势，善用辛味、甘味、苦味药。辛，能行、能散，适用于《景岳全书·痞满》所载"怒气暴伤，肝气未平而痞"的痞满或因脾失健运，胃失和降，气机壅塞不通所致的痞满。甘，能补、能和、能缓，擅长通过调和中焦脾胃，补益不足治疗虚痞，使脾气升清，胃气降浊，元气自复。苦，能泄、能燥、能坚，具有涌泄、燥湿、坚厚肠胃之功。湿盛之痞宜燥，秘结致痞宜泄，故苦味药在实滞之痞中尤能发挥作用。

4. 叶天士　叶天士认为痞满的发生主要与伤寒误下伤中、暑热湿等六淫外侵入里、强饮强食等饮食失节、体虚劳倦、暴怒受惊等情志失调有关。脾胃居于中央，胃主纳食，脾主运化。肝为风木之脏，最易侵犯土位。《临证指南医案》治痞宋案中提到"前议辛润下气以治肺痹，谓上焦不行则下脘不通，古称痞闷，都属气分之郁也"，说明痞满病机以脾胃气机阻滞为本，其中气郁是病机关键，肝之疏泄功能失职、肺之宣降功能失调均会影响脾胃气机升降而致痞满。

叶氏强调脾胃之病，制木必先安土，虚实寒热，以升降为要，脾宜升则健，胃宜降则和，当先用降胃之法，佐以泻肝之法。叶氏认为治疗当"即遵古贤治痞之以苦为泄、辛甘为散二法……总在临症视其阴阳虚实，灵机应变耳"(《临证指南医案》)。其在临证组方用药中遵循张仲景辛开苦降之法，配合李东垣甘温补益之法培土制木，再根据虚实、寒热、感邪之不同而治。苦与辛合，能通能降；辛与甘合，能补能缓；辛与温合，能升能散。临证多用枳实、桔梗、杏仁、瓜蒌皮、半夏、陈皮等开降；栀子、香豆豉除热化腐；人参、茯苓健脾养胃；生姜、干姜、吴茱萸暖中。常用黄连与枳实、杏仁与栀子相配。黄连与枳实，黄连苦寒，主清热燥湿，善清中焦之热；枳实苦辛酸温，集行气、降逆、消积、化痰于一体，两药相合，可除胃中之湿热、食积，寒而不凝，温而不燥。杏仁与栀子，杏仁苦温，味苦能降；栀子苦寒清降，善清心经之火，实则泻其子，实乃泻肝经之火，二者相合，降肝清肝泻肝。此外，对于温邪所致的痞满，他根据温病理论体系辨证施治，提出"脾主营，胃主卫"，强调脾胃与营卫之间的密切联系，通过祛除温邪、调和营卫来消除痞满，颇具特色。

四、刘启泉教授经验

1. **论治特色**　五脏是一个紧密相关、内在相通的整体。生理状态下，人体处于阴平阳秘的调和状态，五脏之间通过相互资生、相互制约来体现脏器的相通相移。病理状态下，一旦某个脏腑感受邪气或阴阳失调形成疾病，则该脏腑疾病的发生发展及传变都与其他脏腑有一定的联系。胃失和降，五脏失调是痞满的重要病因病机，五脏之间互融互通，互制互生，精微相济，气机相通，脾胃安则五脏和，五脏和则脾胃安。依据五脏相通的理论，创造性地提出了"通调五脏安脾胃"的治疗大法。此法不仅仅着眼于解决局部胃脘的不适，更是从治病必求于本的角度出发，通调五脏元真之气，顾护一身正气，使人体达到"阴平阳秘，精神乃治"的状态。

（1）从脾论治，健脾益胃：脾与胃同居于中焦，以膜相连，一脏一腑，相为表里，胃受纳腐熟水谷，脾为胃行其津液，两者纳运相得，共为气血生化之源；土居中州，脾为己土，太阴而主升；胃为戊土，阳明而主降，二者升降相因，为维持五脏气机升降有序和阴阳平衡之基础。叶天士亦指出："太阴湿土，得阳始运，阳明阳土，得阴自安，以脾喜刚燥，胃喜柔润也。"脾胃之间燥湿相济，共同维持正常的生理活动。故痞满虽病在胃，治脾为先，乃为正治。

临床中治疗脾胃病要顺应脾胃的生理特性。痞满为病，责之气机升降失调，壅滞于胃，在治疗上尤其要注意顺应脾胃的升降特性，既要和降胃气，又要升发脾阳，健运脾气。首先是升脾，脾升则清阳得升，胃气得降，纳化正常。临床中，脾阳不升所致痞满常用山药、葛根等升脾助阳，且刘启泉教授善用风药，常在其中少少佐之。风药味多辛，气味轻薄，恐升散发越太过，有悖"胃以降为和"之理，故遣方用药之时一方面要注意剂量，少少与之；另一方面要遵循《温病条辨》"治中焦如衡，非平不安"之理，多与苦降之枳实、枳壳、川厚朴等药相配使用，升中有降，降中有升，如此更顺脾升胃降之性，使中焦枢纽恢复生机，胃气壅塞得解，痞满自消。其次为运脾，脾贵在运而不在补，脾气得运则精微可得布散，不致壅滞成痞满。脾不健运所致的痞满常兼见纳呆等症，当少用纯补脾的药物，以防脾虚不受补，多选用茯苓、党参、白术、薏苡仁、莲子等健脾益气之品。最后强调健脾，脾健则气机畅达，运化功能正常则痞满得去，常用健脾化湿之品，如佩兰、藿香、罗勒、砂仁、白豆蔻等。

（2）从肝论治，疏土泄胃：肝为风木，胃为阳土，肝邪最易犯胃。《血证论》有言："木之性主于疏泄，食气入胃，全赖肝木之气以疏泄之，而水谷乃化。设肝之清阳不升，则不能疏泄水谷，渗泻中满之症，在所不免。"肝喜条达而主疏泄，胃喜濡润而主受纳，胃的和降功能有赖肝之疏泄。若肝失疏泄，脾胃升降不利，则土壅木郁，水反为湿，谷反为滞，而生痞满。《素问·宝命全形论》也有言："土得木而达。"故在治疗时应肝胃同治，如叶天士所言："凡醒胃必先制肝。"

善治胃者，不治胃而治肝。痞满为病当从肝而论，治肝之法在于疏肝、柔肝、敛肝。调肝首先疏肝，疏泄功能正常则肝气调畅，痞满病患者常见的胃脘胀满、口干口苦、两侧胁肋部胀满疼痛等多由于肝气失调、疏泄失常造成。临床可选用郁金、香橼、佛手、香附、九里香等疏肝理气之药，而疏肝之品多属辛温，调肝时要注意升降润燥，佐以少量清热之品，如蒲公英、薄荷等，苦寒降胃而不伤胃，又可反佐理气药温燥之性。其次为柔肝，肝体阴而用阳，性刚而喜柔，痞满病患者兼见胃脘及胁肋部疼痛者，临床常配伍白芍、乌梅、白梅花等，甘味药与酸味药并用，以达到酸甘化阴的目的。敛肝之法适用于痞满病证见肝胃阴虚的患者，尤其是痞满病后期虚实交杂，既有土壅木郁，又见胃阴不足之象的患者，临床多见脘腹痞闷、嘈杂、饥不欲食、口燥咽干、大便秘结等表现，药物多选用白残花、木瓜、预知子等，以不辛燥伤胃、不破气、不滋腻为原则。疏肝理气为从肝论治痞满病的重要治疗方法，但如何把握疏肝药的用药分寸，才是提高疗效的关键。刘启泉教授提倡"轻可去实""忌刚用柔"，强调疏肝药物不宜过于刚燥。因肝为刚脏，内寄相火，体阴而用阳，若以辛燥理气，诸如吴茱萸、丁香、木香等药，肝木愈横，胃土更受克伐。特别对于久病、年老、体弱患者，正如《临证指南医案》所说，"厥阴顺乘阳明，胃土久伤，肝木愈横"，久用有耗散中气、化燥伤阴之弊，应中病即止。故临床疏肝当用枳壳、陈皮、香附、川楝子、佛手、麦芽等久用而不耗气伤阴之品。

（3）从肺论治，调气降胃：肺与胃位置相近，经络相通，气血相关，喜恶相投，纳布相因，此二者关系密切。叶天士云："天气下降则清明，地气上升则晦塞。上焦不行，下脘不通，周身气机皆阻。"王孟英亦提出："邪在肺经，清肃之令不行，津液凝滞，结成涎沫，盘踞胸中，升降之机亦窒。"脾胃的正常生理功能必赖肺气之宣肃畅达，若肺失宣肃之职，必见脾与胃气机升降乖违，枢机失和，以致清阳不升，浊阴不降，水湿郁滞，健运传化失宜而生胃病。脾胃所化生的水谷之气与肺吸入的自然界之清气相合为宗气，若肺失宣肃，所纳不足，水谷之气多于所能结合的清气，所节余的谷气则郁遏中焦，发为痞满。

黄元御在《素灵微蕴》中说："胃降则肺气亦降，故辛金不逆。"从气机升降的角度讲，"肺胃一家，一降俱降"，胃腑通降促进肺气肃降正常，以致肺不上逆；反之，肺调理全身气机，肺气得降亦促进胃腑降浊，以保中焦气机通畅，痞满不生。从五行的角度讲，痞满病因于胃气壅塞，土壅为实，实则泻其子，理应在治疗时加入适量清肺宣肃之品，诸如杏仁、黄芩、桔梗、半夏、枇杷叶、百合、紫苏子、浙贝母等。痞满的治疗须注意从肺治胃、肺胃同调，而调肺之法在于宣肺、润肺。若患者胃脘痞闷不舒兼见常自汗出、易于外感、怕风畏寒，治当宣肺健脾和胃，临证时多选用清宣肺气之风药，如炒杏仁、荆芥、桑叶、紫苏叶，使肺气宣发而胃气和降；若肺气日久失宣、郁而化热者可选用冬凌草、半枝莲等清热解毒。润肺之法多用于肺胃阴伤而出现胃脘痞闷兼见嘈杂、饥而不欲食、口燥咽干等症者，尤其伴有肺卫气虚而出现后背沉重的患者，多用芦根、白茅根、沙参、天冬、麦冬等，益肺补中，养胃生津。

（4）从心论治，清火养胃：心居膈上，为君主之官，胃居膈下，为水谷之海。二者仅一膜之隔，密切相关，心病可及胃，表现在胃的症状，治疗宜从心论治。何梦瑶在《医碥》中提到："脾之所以能运化饮食者，气也，气寒则凝滞而不行，得心火以温之，乃健运而不息，是为心火生脾土。"《傅青主女科》提出："胃土非心火不能生。"火生土，阳明之土必得心火的温煦才能生化不息，心阳不振，可影响脾气运化。从气机升降来讲，心胃同主降，心气降则胃气通，胃气阻则心气逆，另外，胃的活动亦受心神的制约与调控。如《灵枢·邪客》云："心者，五脏六腑之大主也，精神之所舍也。"情志内伤，可以导致心神失调，气血不和，母病及子，脾胃运化失常。

《诸病源候论》指出："血气壅塞不通而成痞也。"心是血液运行的动力，脉为血液循行的隧道，营血行于脉道之中，全赖心气、心阳的推动，供之周流全身，濡养机体。《血证论》痞满篇中有云："心下为阳明之部分，乃心火宣布其化之地。……盖此地为阳明中土，乃水火血气，上下往来之都会也。火降血下，气升水布，则此地廓然。设若火不降，则血不下，而滞于此矣。设若气不布，则水不散，而结于此矣。"心病则血脉运行失畅，胃为多气多血之脏，必受其影响。心火不降，心气不布，则气血壅滞心下胃脘，发为痞满。临床常见胃脘痞闷伴有胃部灼热、心慌气短、烦躁汗出、心神不定、夜寐不安等症状，均与心胃不调有关。

刘启泉教授认为调心之法有四：一则清心火，二则安心神，三则温心阳，四则养心阴。而治疗痞满的关键在于清心火、温心阳、安心神。心火亢盛则君主不明，心郁土滞，临床常见胃脘部满闷兼见口苦、舌尖疼、失眠多梦等症。治疗常用清心降逆之品，如石菖蒲、栀子、连翘、淡竹叶等。心阳不温，心气难于布散，火不生土，运化失常而生的痞满，常伴有心悸、失眠、头晕、健忘等心脾两虚的表现，多用温阳活血化瘀之品，如姜黄、丹参、郁金、甘松等。七情太过，损伤心神，脾胃不安所致的痞满，常合用合欢皮、首乌藤、炒酸枣仁等调心安神之品。

（5）从肾论治，培本安胃：《叶选医衡》有言："夫脾具土德，脾安则土为金母，金实水深，且土不凌水，水安其位，故脾安则肾愈安也。肾兼水火，肾安则火不夹肝上泛而凌土湿，火能益土，营运而化精微，故肾安则脾愈安也。"肾为先天之本，脾胃为后天之本，肾与脾胃生理相关、病理相及、经脉相联，两者相互资助，相互促进，相互济之，关系甚为密切。胃为太仓，水谷之海，主受纳腐熟水谷，且需火的温煦方可发挥腐熟作用，而此火除胃阳、心火、少阳相火之外，还需肾中命火。肾居下焦，内藏命门之火，火旺方能生土，阳明燥土之气才能充盛，腐熟功能方可健全。《辨证录》言："盖脾胃之土，必得命门之火以相生，而后土中有温热之气，始能发生，以消化饮食。"脾胃的运化有赖肾阳的温煦蒸化始能健运。若肾阳虚衰，失其温煦蒸腾功能，不能升发脾阳，则直接影响脾胃运化功能。肾藏精，主水，受五脏精气的充养，可化生五脏之液。肾阴为一身阴气之源，五脏六腑之阴气非此不能滋，肾与五脏之阴相互滋养，同样胃之阴液也是由肾之阴精化生而成，"肾旺则胃阴充足，胃阴充足则思食。"（《医述》）若肾阴亏损，阴液不得上承滋养胃阴、濡润胃腑，则胃腑燥结，胃失和降。痞满以胃失和降为主要病机，在疾病的中后期巧妙辅以从肾论治，对延缓患者病情发展，改善预后具有良好的治疗效果。

调肾之法在于通阳、滋阴。痞满病日久不愈或病情反复的患者，多因肾虚失养，不能温煦脾土，以致运化失常、胃气壅滞而胃脘满闷，应治以通阳之法。肾阳不通，阳气亏虚，还可兼见腰膝酸软、困乏无力、头晕目眩、大便溏泻等症状，均为疾病日久损伤肾阳所致，治当温肾健脾。选用鹿衔草、山茱萸、肉桂、肉豆蔻、高良姜、补骨脂等益火培土之品。患者症见胃脘痞满、嘈杂兼骨蒸潮热、五心烦热、盗汗、大便干结难下等症，此为胃阴亏耗日久损伤肾阴，肾中有火，应治以滋阴之法，用药常甘寒之中加入咸寒之品，以入肾滋阴液，常选用墨旱莲、山茱萸、女贞子等，肾阴充足则全身津液充足，通过填补肾阴以达到滋补胃阴的效果。

2. 经验处方

（1）自拟疏肝消痞方

组成：柴胡 12g，黄芩 6g，预知子 15g，清半夏 12g，佛手 15g，枳实 15g，荔枝核 20g，白梅花 10g，砂仁 10g，白豆蔻 10g，香附 20g，白芍 20g，莪术 6g。

功效：理气疏肝，化湿和胃。

主治：痞满肝胃不和、痰湿中阻证。

加减：伴见烧心者，加生牡蛎、煅瓦楞制酸；症见胀满明显者，加川厚朴、大腹皮、焦槟榔片行气消胀；食积较重者，加鸡内金、炒谷芽、炒麦芽消食化积；湿邪较重者，加藿香、佩兰、生薏苡仁化湿和胃。

分析：本方从肝入手，肝脾同调。其中预知子功善疏肝理气，荔枝核行气散结，二药与佛手、枳实、白梅花、莪术、香附同起疏肝解郁、行气消痞的作用。同时配合砂仁、白豆蔻、清半夏化脾湿。柴胡、黄芩相伍，共奏疏泄肝胃郁热之功。全方配伍严谨，共同理气疏肝、化湿和胃，使脾胃气机升降适宜，中满得运。

（2）自拟健运消痞方

组成：柴胡 12g，黄芩 6g，香附 20g，佛手 10g，青皮 15g，枳实 15g，炒白术 15g，太子参 12g，百合 20g，乌药 12g，沙参 15g，麦冬 20g，女贞子 20g，墨旱莲 20g，山茱萸 9g，首乌藤 15g。

功效：疏肝健脾，益气养阴。

主治：痞满肝郁脾虚、气阴两伤证。

加减：伴心烦难以入寐者，加合欢花、郁金、酸枣仁解郁安神；伴见大便溏泄者，加葛根、仙鹤草、豨莶草补脾气；嗳气频作者，加半夏、旋覆花和胃降逆。

分析：本方切中木郁土虚、气郁化火、火邪伤阴耗气的病机，从肝、心、脾、肾四脏同调治疗痞满。方中以柴胡、黄芩、香附、佛手、青皮、枳实、乌药疏肝理气，调畅气机；炒白术、太子参健脾益气；女贞子、墨旱莲、山茱萸补益肝肾之阴；首乌藤补养阴血，"安养心神调治脾胃"；百合、沙参、麦冬滋养胃阴。全方肝、心、脾、肾兼顾，调养胃腑，使胃和痞消。刘启泉教授治胃不独治一腑，四诊合参，五脏并调，辨证施治，对症参变，故每获良效。

（3）自拟宣肺消痞方

组成：柴胡 6g，桑叶 15g，紫苏叶 12g，防风 6g，蒲公英 15g，木香 6g，石菖蒲 20g，郁金 12g，麸炒枳实 15g，香橼 15g，百合 20g，乌药 6g，豆蔻 10g，砂仁 10g。

功效：宣肺降气，调和胃腑。

主治：痞满肺失宣降、胃腑中满证。

加减：伴见咽干者，加栀子、连翘以清肺热；口干、口苦严重者，加沙参、石斛清热生津；脘腹胀甚者，加枳实、厚朴、大腹皮行气消滞。

分析：本方抓住若肺气失宣，胃气失降，患者则见胃胀满闷的病机，把握"胃宜降则和""肺胃同降"的生理特性，从肺论治痞满。方中柴胡疏风解表，理气和胃；桑叶、紫苏叶、防风疏风散寒，宣肺以助胃和降；蒲公英、木香相配伍，木香制约蒲公英之寒，蒲公英约束木香之燥，共助肺胃和降；石菖蒲、郁金开郁，升清阳，降浊气；香橼理气，枳实降逆；百合、乌药，一气一阴，一柔一刚，润而不滞；豆蔻、砂仁芳香化湿。全方从肺论治，动中有静，静中有动，动静结合，使肺胃气机得复，痞满自消。

3. 用药经验

（1）对药

①柴胡、黄芩：取自《伤寒论》之小柴胡汤，其中柴胡味辛能散，苦能降，功在疏达木郁之气以解土壅之害。黄芩味苦寒，《名医别录》载其"疗痰热胃中热"，功在清热燥湿，泻火解毒。黄芩入肺与大肠，可清其郁热，以助胃腑通降。二者相合，既能疏调胃肠道积滞，又可清泄内蕴之湿热。

②青皮、香附：香附，味辛苦，性微寒，散中有降，芳香性辛能散郁降逆，为疏肝理气之要药。李东垣云："治一切气，并霍乱吐泻腹痛，肾气，膀胱冷，消食下气。"《本草纲目》谓其"利三焦，解六郁，消饮食积聚，痰饮痞满"。青皮，其性沉降，入肝胆气分，主以疏肝破气、消积化滞。《本草图经》载其"主气滞，下食，破积结及膈气"。二者相须为用，可去肝胃气滞，除脘腹胀满。常用此对药治疗肝气郁滞、木不疏土所致的痞满，以解胃气不降、浊气壅滞之象。

③首乌藤、合欢皮：痞满病可见寐差、多梦等症，乃"胃不和则卧不安"之

义。首乌藤味甘微苦，性平，入心、肝二经，善于补养心血，养心安神。《饮片新参》载其"养肝肾，止虚汗，安神催眠"。《本草再新》谓其有"行经络，通血脉"之功。合欢皮，味甘平，归心、肝经，善于疏肝解郁，悦心安神。《神农本草经》载："主安五脏，和心志，令人欢乐无忧。"古人有"合欢蠲忿"之说。二药相合，能令心气缓，五脏安和，神气自畅，寐自安。此亦东垣老人"安养心神调治脾胃"之应用。从心论治脾胃病时，多二者合用，既可走肝经以解郁，又可入心经而养心安神，以促胃之和降。

（2）角药

①青皮、陈皮、白梅花：《本草纲目》云青橘皮"其色青气烈，味苦而辛，治之以醋，所谓肝欲散，急食辛以散之，以酸泄之，以苦降之也。陈皮浮而升，入脾肺气分，青皮沉而降，入肝胆气分，一体二用，物理自然也"。陈皮治上，青皮治下；陈皮理肺脾之气，青皮利肝胆之气。白梅花即绿萼梅，味苦微甘而性平，《百草镜》载："开胃散郁。煮粥食，助清阳之气上升。"功能疏肝解郁，调理脾胃。三药合用，从肺、脾、肝三脏角度调理气机，可去肝胃气滞，使脾胃气机升降得宜，尤其适用于胃脘痞闷胀满之症。

②半夏、黄连、瓜蒌：三者合用即《伤寒论》小陷胸汤，原方用治"小结胸病，正在心下，按之则痛，脉浮滑者"。其中黄连苦寒泄热除痞，半夏辛温化痰散结，两者合用，一苦一辛，体现辛开苦降之法；瓜蒌甘寒，质润而滑，以清润为功。《临证指南医案·脾胃门》言："所谓胃宜降则和者，非用辛开苦降，亦非苦寒下夺，以损胃气。不过甘平，或甘凉濡润，以养胃阴，则津液来复，使之通降而已矣。"故瓜蒌用于此，制约半夏、黄连辛苦之弊，有甘凉濡润以护胃气之义。三者相伍，润燥相得，是为清热化痰、散结开痞的常用组合，对于气滞热结而致的胸脘痞闷，疗效甚佳。

③桔梗、枳壳、杏仁：桔梗，性味苦辛平，功主宣肺，系开提肺气之要药。枳壳，性味苦辛酸，微寒。归脾、胃经，长于理气宽中，行滞消胀。《本草纲目》载："朱肱《活人书》治胸中痞满不痛，用桔梗、枳壳，取其通肺利膈下气也。"杏仁，辛散苦降，长于宣通肺气，润燥下气，滑肠通便；桔梗与杏仁合用，一宣一降，调和气机。三药合用，则积滞除而痞满消。

（3）谨守药性，把握用量：风药具有风之清扬开泄、辛散之性，善走不守，其性轻灵，正所谓"木郁达之""结者散之"，风药发散通达，可助脾阳升、肝气疏。故在治疗痞满之时，适当佐以风药，可条达疏木以解土之壅塞。刘启泉教授临床常告诫学生：风药随剂量的不同，作用亦有差别。如薄荷小用其量 6～9g，则其功善疏肝解郁；若加大用量至 15～20g 时，则功在芳香化浊和中，而失其风药之性。由此一味，即可窥见刘启泉教授临床用药严谨，谨守药性，随证调量，以期精准用药，最大程度地发挥药效。

4. 典型病案

病案一 王某，男，68 岁。2018 年 3 月 12 日初诊。主诉：胃脘部胀满伴嗳气 1 年。患者近 20 天自觉反复发作胃胀，遇凉后胀感明显，时而伴有轻微胃痛，嗳气恶心，烧心反酸，口干口苦，纳呆，大便干稀不调，每日 1 次，舌暗红，苔黄厚腻，脉弦滑。胃镜检查示：慢性萎缩性胃炎。病理示：轻度肠上皮化生。既往嗜酒无度，嗜食辛辣油腻等食物。辨证为痞满湿热内蕴证。治宜清热化湿，理气和胃。处方：石菖蒲 20g，郁金 12g，柴胡 10g，黄芩 6g，预知子 15g，清半夏 10g，紫苏梗 15g，白芍 20g，延胡索 20g，地榆 20g，砂仁 6g，枳实 15g，仙鹤草 30g，荔枝核 30g，茵陈 15g，佛手 15g，大腹皮 10g，墨旱莲 30g，女贞子 30g。14 剂，水煎服，每日 1 剂，分 2 次服用。

二诊：胃胀、胃痛减轻，嗳气恶心减轻，仍觉口干口苦，原方基础上加百合 10g，沙参 10g，继服 14 剂。

三诊：胃胀较以前大减，纳食较以前增加，嘱其上方继服 2 个月，后随诊半年未见复发。

按语：患者平素嗜食辛辣油腻食物，再加上饮酒过度，损伤脾胃，运化失司，食滞内停，痰湿内生，蕴久化热，湿热内生，气机受阻，出现胃脘胀满，湿热中阻，脾胃升降失职则嗳气，津液不能上承于舌，出现口干口苦，不欲进食。肝胆湿热过重，肝失疏泄，肝气犯胃，见烧心反酸，舌暗红，苔黄厚腻。本方从肝脾论治，其中石菖蒲味辛苦性温，芳香走窜，善于芳化湿浊之邪，与砂仁、半夏、茵陈同用，恢复脾胃运化之机，加强化湿之效。郁金味辛，能散能行，行气解郁，性寒清热，入血分以凉血，为血中之气药，与柴胡、黄芩、白芍、紫苏梗、佛手、枳实、延胡索、地榆、仙鹤草、荔枝核、大腹皮共同发挥疏肝降胃、开郁消痞的作用。脾胃为后天之本，肾为先天之本，脾胃与肾密切相关，且"土克水"，为"先安未受邪之地"，加用墨旱莲、女贞子，即二至丸，固肾为先，防病传变。

病案二 齐某，女，78 岁。2018 年 12 月 4 日初诊。主诉：胃脘痞闷不适 10 余年，加重 1 年。近 1 年来自觉胃脘胀满不适，反复发作，纳差，时有恶心，口干，烧心，周身乏力，消瘦，大便干，2～3 天 1 次，舌质暗淡，苔薄黄少津，脉弦细少力。既往有冠心病史。年初在当地医院查电子胃镜示：贲门炎，慢性糜烂性胃炎。病理示：胃窦大弯中度肠上皮化生伴腺体中度不典型增生。辨证为痞满脾胃虚弱证。治以补气健脾。处方：太子参 20g，伏苓 20g，红景天 20g，鸡内金 20g，当归 12g，炒莱菔子 15g，陈皮 12g，合欢皮 10g，延胡索 12g，预知子 15g，莪术 5g，地榆 20g，冬凌草 10g，香橼 10g，佛手 12g，合欢花 10g。14 剂，水煎服，每日 1 剂，分 2 次服用。

二诊：服药后胃脘部痞闷不适较以前减轻，纳食稍增加，恶心减轻，大便较以前好转，但仍觉乏力明显，身体沉重，消瘦。故在原方的基础上，改太子参为 30g，加藤梨根 10g。14 剂，煎服法同上。

三诊：诸症基本消失，体重有所增加，气色明显好转。患者要求尽量停药，考虑到患者久病，脾胃虚弱，恐有复发，不宜断然停药。遂嘱其上方继服 7 剂后再停药，若有不适随时来诊。

按语：患者病史长达 10 年，久治不愈，损耗正气，脾胃气虚，无力运化，食滞内停，可出现不思饮食，纳差，消瘦。痰湿中阻，脾胃升降失职，可出现脘腹满闷或恶心。水湿运化失职，津液不能上承于舌，出现口干。脾胃虚弱，还可见全身无力，脉细无力。方中太子参甘微苦平，归脾、肺两经，能补气生津。配合红景天、伏苓增强其健脾补气的作用。香橼、佛手、预知子、陈皮疏肝理气消痞。当归养血和营以助脾运，同鸡内金、炒莱菔子同用，以加强助脾运的作用。清半夏燥湿和胃消痞。该患者病程日久，水谷痰湿郁滞，日久化湿生热蕴毒，阻滞经络气血，则乏力明显，身体沉重。故方中藤梨根与冬凌草同用，还有解毒抗癌的作用。此外，考虑到患者久病，情志不舒，加用合欢皮、合欢花以调心安神解郁。全方以调肝理脾为主，兼以调情志，和心志，且心为五脏六腑之大主，调心亦是安五脏，故收效显著。

病案三 林某，女，76 岁。2019 年 4 月 3 日初诊。主诉：胃脘痞闷伴有口干 4 个月。患者 4 个月前缘于饮食不节，出现纳呆，厌食油腻，大便 2 天 1 次，质干，舌红苔少，脉细无力。既往胃体中-低分化腺癌，部分为黏液腺癌，胃大部切除术后 6 年。电子胃镜示：残胃炎，吻合口炎。辨证为痞满胃阴不足证。治以养阴益胃，调中消痞。处方：冬凌草 15g，石斛 20g，藤梨根 15g，当归 10g，石见穿 15g，佛手 15g，鸡内金 15g，茵陈 15g，生地黄 20g，香附 15g，女贞子 30g，沙参 20g，炒谷芽 30g，炒麦芽 30g，佩兰 15g，清半夏 10g，瓜蒌 30g，麦冬 20g，百合 20g。14 剂，水煎服，每日 1 剂，分 2 次服用。

二诊：纳食较以前增加，脘腹痞闷减轻，大便较以前好转，但仍觉口干，神疲乏力，原方基础上加西洋参 6g。

患者按上方抓药，继续服用半年后，电话来诉诸症较前明显好转。

按语：患者行胃大部切除术后，势必影响胃主受纳、腐熟水谷的功能，脾胃相为表里，脾主运化的功能易受到影响，脾胃升降失职致痞。胃大部切除术后胃津大减，胃阴津不足，此时宜用甘凉濡润之品，滋养脾胃之阴，但不可过于滋腻，以防碍胃。如叶天士认为胃属阳土，胃喜柔润，阳明燥土，得阴则自安。方中用了大量滋养胃阴之品如百合、石斛、沙参、麦冬滋养阴津而不腻，同时加入了一些消食化滞之品，如鸡内金、炒谷芽、炒麦芽。用冬凌草、藤梨根清热解毒。此外还加上疏肝理气、和胃化湿之品，如佛手、香附、茵陈、佩兰之品，调节中焦气机，使脾胃升降相宜，则痞满自消。此方从脾胃、肝入手，调节气机，融汇滋阴、疏肝、解毒、化浊、消积为一体，消补兼施，共奏其功。

第五章 呕 吐

呕吐是指各种原因影响胃主受纳、腐熟的环节，导致胃失和降、气逆于上，迫使胃或部分小肠中的内容物经食管逆流而上通过口腔排出的一种病症。《症因脉治·呕吐论》中言："呕以声响名，吐以吐物言，有声无物曰呕，有物无声曰吐，有声有物曰呕吐，皆阳明胃家所主。"呕吐可作为伴随症状出现于多种疾病之中，如西医学的急性胃炎、急性胰腺炎、急性胆囊炎、胃黏膜脱垂症、幽门痉挛、幽门梗阻、肠梗阻、贲门痉挛、十二指肠壅积症、尿毒症、颅脑疾病等。

一、病因病机

呕吐一症，病位在胃，胃者水谷之海，主受纳和腐熟，胃以降为顺，若胃失和降，胃中所纳之物逆而上行，故可见呕吐。本病的发生常与外邪犯胃、饮食不节、情志失调和脾胃虚弱有关。风、寒、暑、湿、秽浊等外感之邪侵犯胃腑，可致胃失和降，水谷随胃气上逆而出；饮食失节，偏嗜生冷油腻，可致食滞不化，胃满而上逆；食饮不洁，误食毒物，胃中清浊不分，上逆而呕；或气郁化火，气机上逆，均可导致呕吐。脏腑气机失调是呕吐的重要病机。恼怒伤肝，木盛乘土；寒气袭肺，升降不利，气动于胃；心肾阳衰，不能助脾腐熟；亦或脾胃虚弱，纳运失司，难承水谷，如此种种，可见呕吐。呕吐一症有虚实之分，又可相互转化与兼夹，如初病暴病多实，病久津气耗伤，损伤脾胃，可由实转虚；亦有脾胃素虚，复因饮食、情志所伤，而急性发作，呈现出虚实夹杂之证。

二、辨证施治

1. 实证

（1）外邪犯胃证

症状：突发呕吐，脘腹满闷。如感受风寒，可兼有发热恶寒，头痛，周身酸

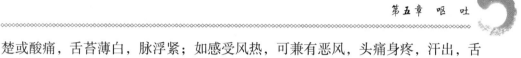

楚或酸痛，舌苔薄白，脉浮紧；如感受风热，可兼有恶风，头痛身疼，汗出，舌尖红，苔薄白或薄黄，脉浮数；如感受暑湿，可兼有胸脘痞闷，身热心烦，口渴，舌质红，苔黄腻，脉濡数。

病机：外邪犯胃，胃失和降。

治法：解表疏邪，和胃降逆。

方药：①外感风寒，藿香正气散（《太平惠民和剂局方》）加减，本方由广藿香、紫苏、白芷、姜半夏、陈皮、生姜、厚朴、白术、茯苓等组成。②外感风热，银翘散（《温病条辨》）加减，本方由金银花、连翘、竹叶、薄荷、荆芥、芦根、姜竹茹、陈皮、清半夏等组成。③外感暑湿，黄连香薷饮（《类证活人书》）加减，本方由香薷、厚朴、白扁豆花、荷叶、黄连、陈皮、清半夏等组成。若兼食滞，脘闷腹胀、嗳腐吞酸者，加神曲、鸡内金、莱菔子以消食化滞。

（2）食滞内停证

症状：呕吐酸腐，脘腹满闷，吐后得舒，嗳气厌食，大便臭秽，或溏薄或秘结，舌苔垢腻，脉滑实。

病机：饮食不节，胃气壅滞。

治法：消食导滞，和胃降逆。

方药：保和丸（《丹溪心法》）加减，本方由山楂、神曲、莱菔子、陈皮、姜半夏、茯苓、连翘、生姜等组成。腹满便秘，加枳实、大黄以导滞通腑；胃寒，去连翘，加干姜、桂枝以温胃散寒；胃热，加知母、蒲公英以清泻胃热。

（3）痰饮内阻证

症状：呕吐清水痰涎，脘闷不食，头眩心悸，舌苔白腻，脉滑。

病机：痰饮内阻，胃气上逆。

治法：温化痰饮，和胃降逆。

方药：①小半夏汤合苓桂术甘汤（《金匮要略》）加减，小半夏汤由半夏、生姜组成，苓桂术甘汤由茯苓、白术、甘草、桂枝组成。②二陈汤（《太平惠民和剂局方》）加减，本方由姜半夏、陈皮、茯苓、炙甘草等组成。③平胃散（《简要济众方》）加减，本方由苍术、厚朴、陈皮、炙甘草、生姜、大枣等组成。

（4）肝气犯胃证

症状：呕吐吞酸，嗳气频频，胃脘不适，胸胁胀痛，每遇情志刺激而病情加剧，苔薄白，脉弦。

病机：肝气郁结，横逆犯胃。

治法：疏肝理气，和胃降逆。

方药：①四七汤（《三因极一病证方论》）加减，本方由紫苏叶、厚朴、半夏、生姜、茯苓、大枣等组成。②四逆散合半夏厚朴汤（《伤寒杂病论》）加减，四逆散由柴胡、枳壳、白芍、甘草组成，半夏厚朴汤由姜半夏、厚朴、紫苏、茯苓、生姜组成。气郁化火，心烦，口苦，咽干，合左金丸以辛开苦降；兼腑气不通，大便秘结者，加大黄、枳实等以清热通腑；气滞血瘀，胁肋刺痛，可加三七粉、赤芍等以活血化瘀。

2. 虚证

（1）脾胃气虚证

症状：食欲不振，食入难化，饮食稍多即易呕吐，时作时止，脘部痞闷，面色少华，倦怠乏力，排便无力，舌质淡，苔薄白，脉细弱。

病机：脾虚不运，胃气上逆。

治法：健脾益气，和胃降逆。

方药：香砂六君子汤（《古今名医方论》）加减，本方由党参、茯苓、白术、甘草、半夏、陈皮、藿香、砂仁等组成。

（2）脾胃阳虚证

症状：饮食稍凉或遇寒即吐，时作时止，脘腹胀痛，得温痛减，面白，喜暖恶寒，四肢不温，口干而不欲饮，大便溏薄，舌质淡，脉濡弱。

治法：温中健脾，和胃降逆。

方药：理中汤（《伤寒论》）加减，本方由人参、白术、干姜、甘草等组成。若呕吐清水痰涎，加桂枝、吴茱萸以振奋脾阳；若脘冷肢凉，加附子、肉桂以温补脾肾。

（3）胃阴不足证

症状：呕吐反复发作，或时作干呕，似饥而不欲食，口燥咽干，舌红少津，脉象细数。

病机：胃阴不足，不得润降。

治法：滋养胃阴，降逆止呕。

方药：麦门冬汤（《金匮要略》）加减，本方由人参、麦冬、粳米、甘草、半夏、大枣等组成。若大便干结，加火麻仁、白蜜、瓜蒌仁以润肠通便；若呕吐较甚，可加枇杷叶、旋覆花以和胃降逆。

三、历代医家经验

1. **张仲景** 张仲景首提干呕、反胃之名，对呕吐的辨证论治及治疗禁忌有较为系统的整理。所著《伤寒论》中六经皆有呕吐病症，《金匮要略》中更有《呕吐哕下利病脉证并治》专篇论述，根据不同病因、症状而立法遣方，至今仍被临床广泛应用。就脏腑辨证而言，张仲景提出呕吐与心、脾有关，如《伤寒论》太阴病提纲证"太阴之为病，腹满而吐"，《金匮要略》中"心中风者，翕翕发热，不能起，心中饥，食即呕吐"。在病因上，仲景认为，有因热而致呕者，"伤寒，胸中有热，胃中有邪气，腹中痛，欲呕吐者，黄连汤主之""伤寒发热，汗出不解，心中痞硬，呕吐而下利者，大柴胡汤主之"；有因寒而致呕者，"腹中寒气，雷鸣切痛，胸胁逆满，呕吐，附子粳米汤主之"；有水饮而致呕者，"先渴后呕，为水停心下，此属饮家""卒呕吐，心下痞，膈间有水，眩悸者，小半夏加茯苓汤主之。"兼夹证不同，所用方剂亦有不同，"呕而胸满者，吴茱萸汤主之""呕而肠鸣，心下痞者，半夏泻心汤主之""诸呕吐，谷不得下者，小半夏汤主之""呕而发热者，小柴胡汤主之""干呕，吐逆，吐涎沫，半夏干姜散主之。"

张仲景还认识到呕吐是人体排出胃中有害物质的一种保护性反应，"夫呕家有痈脓，不可治呕，脓尽自愈"（《金匮要略》），从而提出了某些情况不能止呕的治疗禁忌。同时还将吐作为一种治法运用于临床，如"酒疸，心中热，欲吐者，吐之愈"（《金匮要略》）。仲景明确说明了对呕吐预后的判断，如"先呕却渴者，此为欲解""呕吐而病在膈上，后思水者，解，急与之"（《金匮要略》），因为呕吐伤津，吐后觉渴为水饮已去，"思水者"为胃气恢复。遣方用药上仲景秉持"因势利导，驱邪外出"的基本原则，如《金匮要略》所说："哕而腹满，视其前后，知何部不利，利之即愈。"在用药方面，张仲景在《金匮要略》中提出"呕家不可用建中汤，以甜故也"，是因为甘味甜腻阻气碍胃。

2. **孙思邈** 孙思邈提出"漏气"（食先吐而后下）、"走哺"（大小便不通利，气逆不续，呕吐不禁）、"风毒"（其热闷瘈疭、惊悸心烦、呕吐气上，皆其候也）等病名，呕吐作为某一疾病的主要症状而出现。孙思邈注重从脉象上区分呕吐的各种证型，在《备急千金要方》中将呕吐的脉象做了详细描述，"阳紧阴数"呈上涌之象，为呕吐正形。病因病机不同，脉形亦随之变化，"寸口脉紧而芤"为寒虚相搏；"趺阳脉浮"是胃气虚的表现；"阳浮而数"，食入即吐，为食积呕吐的表现。并论述从症状、脉象判断预后，如"脾病……饮食吐逆……其脉当浮大而缓，今反弦急，其色当黄而反青者。此是木之克土，为大逆，十死不治。在治疗方面，孙思邈提出生姜为止呕圣药，"凡呕者，多食生姜，此是呕家圣药"；创治呕药方，《备急千金要方·呕吐哕逆》中载方 24 首，绝大多数为呕吐而设，如小麦汤（小麦、人参、厚朴、茯苓、甘草、青竹茹、姜汁）、猪苓散（猪苓、茯苓、白术）、犀角人参饮子（犀角、人参、薤白、粟米）等；列治呕穴位，汤灸并用，如"吐逆呕不得食，灸心俞百壮""吐逆饮食却出，灸脾募百壮""干呕不止，粥食汤药皆吐，灸手间使三十壮。"

3. **刘完素**　金代刘完素认为呕吐大多属实证，病因不外乎气、积、寒三种，主张从三焦论治，在其著作《素问病机气宜保命集·吐论》中解释了三焦的划分及呕吐的病机和临床表现，"上焦在胃口，上通于天气，主纳而不出；中焦在中脘，上通天气，下通地气，主腐熟水谷；下焦在脐下，下通地气，主出而不纳。是故上焦吐者，皆从于气，气者天之阳也，其脉浮而洪，其证食已暴吐，渴欲饮水，大便燥结，气上冲而胸发痛，其治当降气和中。中焦吐者，皆从于积，有阴有阳，食与气相假为积而痛，其脉浮而弱，其证或先痛而后吐，或先吐而后痛，治法当以毒药去其积，槟榔、木香行其气。下焦吐者，皆从于寒，地道也，其脉沉而迟，其证朝食暮吐，暮食朝吐，小便清利，大便秘而不通，治法当以毒药，通其闭塞，温其寒气，大便渐通，复以中焦药和之，不令大便秘结，而自愈也。"就三焦之呕吐病因病机及临床表现的不同，刘完素提出上、中、下三焦呕吐当分别使用桔梗汤、白术汤、附子丸等分区论治。在三焦辨证的基础上，刘完素还注重辨别脏腑强弱，肝盛脾虚导致的呕吐用治风安脾之药治疗，如金花丸（半夏、槟榔、雄黄、生姜）；脾强而吐食用木香白术散（木香、白术、半夏曲、槟榔、茯苓、甘草、芍药、生姜）治疗。

4. **张景岳**　张景岳以虚实为大纲辨证呕吐，列有实呕证治、虚呕证治篇章，细致分析各型呕吐的证治，言尽其详地讲明呕吐的病因病机，《景岳全书·呕吐》曰："实者有邪，去其邪则愈。虚者无邪，则全由胃气之虚也。所谓邪者，或暴伤寒凉，或暴伤饮食，或因胃火上冲，或因肝气内逆，或以痰饮水气聚于胸中，或以表邪传里，聚于少阳、阳明之间，皆有呕证，此皆呕之实邪也。所谓虚者，或其本无内伤，又无外感，而常为呕吐者，此既无邪，必胃虚也。"又曰："呕家虽有火证，详列后条，然凡病呕吐者，多以寒气犯胃，故胃寒者十居八九，内热者十止一二，而外感之呕则尤多寒邪，不宜妄用寒凉等药。"

在治疗用药方面，张景岳注重保护胃气，谨遵《内经》"能毒者以厚药，不胜毒者以薄药"的宗旨，治胃虚呕吐，详审气味轻重，用药无过。《景岳全书·治呕气味论》说："盖邪实胃强者，能胜毒药，故无论气味优劣，皆可容受；惟胃虚气弱者，则有宜否之辨，而胃虚之甚者，则于气味之间，关系尤重。盖气虚者，最畏不堪之气，此不但腥臊耗散之气不能受，即微香微郁，并饮食之气亦不能受，而其他可知矣。胃弱者，最畏不堪之味，此非惟至苦极劣之味不能受，即微咸微苦并五谷正味亦不能受，而其他可知矣。此胃虚之呕，所以最重气味，使或略有不投，则入口便吐，终无益也。故凡治阳虚呕吐等证，则一切香散、咸酸、辛味不堪等物，悉当以己意相测，测有不妥，切不可用，但补其阳，阳回则呕必自止，此最确之法，不可忽也。"

5. 叶天士　叶天士治呕从肝立论，《临证指南医案》曰："呕吐症……胃司纳食，主乎通降，其所以不降而上逆呕吐者，皆由于肝气冲逆，阻胃之降而然也。"认为五行生克之理，木动必犯胃土。纵观《临证指南医案·呕吐》所载医案及其下方药，治法多着眼于厥阴肝脏与阳明胃腑，以泄肝安胃为纲领，如治呕吐处以吴茱萸、川楝子疏肝理气，配伍半夏、厚朴、川黄连、杏仁和胃降逆。叶氏治呕，用药以苦辛为主，以酸佐之，如肝犯胃而胃阳不衰有火者，泄肝用黄芩、黄连、川楝子等苦寒药物；若胃阳衰弱，则稍减苦寒，用苦辛酸热之品。针对肝胃不和的病机，若胃虚而肝木不亢者则专理胃阳，药物以甘淡苦温通补胃腑，于正气充盛的基础上药用辛温以通胃阳，或用辛热药增强通胃阳之力兼化阴浊；若肝犯胃者则厥阴、阳明同治，辛苦酸甘并投，寒热并用，调达肝胃气机，加减变化总不离仲景乌梅丸法。叶氏呕吐篇医案中还有许多配伍是遵从仲景"泻心"之意，辛开苦降，寒热平调，有辛甘淡苦之味组合，如姜汁、半夏、茯苓、陈皮同用；有辛温苦寒之味组合，如黄连、姜汁、半夏、黄芩同用。

四、刘启泉教授经验

1. 论治特色　《景岳全书》说："善治脾者，能调五脏，即所以治脾胃也。"历代医家虽有从心、肾、肺、肝、脾论治呕吐的先例，但均未成体系。呕吐一证具有直观性，既可作为疾病出现，又可作为某一疾病的伴随症状出现，其病因病机复杂，牵涉多个脏腑器官，当从五脏而论，临床应仔细辨别，以免误治。呕吐的重要病机是脏腑不调，胃失和降，五脏之间互制互生，经脉相连，精微相济，气血相关，脾胃安则五脏和，五脏和则脾胃安。"通调五脏安脾胃"的治疗大法在呕吐病的治疗中有重要意义。因此，在呕吐病治疗过程中除病位所在外，还应当兼顾其他相关脏腑，正如《血证论》所云："有一脏为病而兼别脏之病者，兼治别脏而愈。"

（1）呕生中焦，从脾论治：呕生胃中，脾与胃互为表里，同为中焦，故治呕首先从脾胃论。《诸病源候论》谓："呕吐者，皆由脾胃虚弱，受于风邪所为也。"《扁鹊心书》云："凡饮食失节，冷物伤脾，胃虽纳受，而脾不能运，故作吐。"《医方考》云："胃强则善谷，胃弱则闻谷而呕。"《景岳全书》载："所谓虚者，或其本无内伤，又无外感，而常为呕吐者，此既无邪，必胃虚也。或遇微寒，或遇微劳，或遇饮食少有不调，或肝气微逆即为呕吐者，总胃虚也。"此皆脾胃虚弱而致呕吐，又有饮食失节，温凉不调，贪食生冷、肥腻，致脾失健运，胃气不磨，清浊不分，遂成呕吐之患。又或者忧思伤脾，中焦痰饮留滞，瘀血内停，亦能令人呕吐。

从脾胃论治呕吐时，提倡以脾虚为主，标本虚实有缓急之分，脾胃虚为主要矛盾者，所急在虚，宜先顾正气，而兼以祛邪；邪气实为主要矛盾者，虚中有实，可先祛邪，然后培补。临床以补脾、健脾、运脾为大法治疗脾虚呕吐。脾胃虚弱之呕吐可见呕吐清水，胃脘隐痛，或脘腹痞闷，纳谷不振，神疲乏力，大便稀溏。此时宜用补脾之法，刘启泉教授提倡用甘淡药物缓缓补脾，忌大补特补，以防用力过猛，反增添脾胃负担，加重病情。补脾有补脾气、补脾阳之分，干姜、豆蔻、砂仁、草果善温脾阳，茯苓、党参、山药善补脾气。治疗虚实表现不明显，有形实邪不甚，因于脾虚导致的呕吐，当用健脾之法，选白术、苍术、焦神曲等药物健脾和胃，降逆止呕。治疗食积、痰饮停滞，脾胃运化失司所致的呕吐，宜选用运脾之法，用厚朴、枳实、鸡内金等药物理气运脾，除邪和胃。若实邪壅滞于胃，则须辨证除滞，如饮食伤胃者症见呕吐酸腐，胃脘疼痛，恶心厌食，嗳气，大便不爽，选用保和丸、枳实导滞丸等加减治疗。湿浊中阻者症见恶心呕吐，脘痞不食，头身困重，胸膈满闷，身热不扬，大便黏腻不爽，选用芦根、白茅根、薏苡仁等利水渗湿之品，佐以藿香、豆蔻等醒脾开胃，脾胃气机得畅，水湿则运。浊毒犯胃者症见呕吐频繁，心烦不寐，口干口苦，大便秘结，小便短赤。宜选用蒲公英、冬凌草、半枝莲等清热解毒，化浊和胃。

（2）木旺伐土，从肝论治：《景岳全书》说："气逆作呕者，多因郁怒，致动肝气，胃受肝邪，所以作呕。"《伤寒指掌》论曰："呕吐出于胃，而致病之由在肝""夫呕吐之因不一……虽有多因，总因肝火上升，乘虚犯胃。"肝为乙木，胃属戊土，肝主疏泄，胃主受纳，土沃有赖于木之疏泄正常，叶天士在《临证指南医案》中明确指出呕吐病位在胃腑，是肝气横逆、木动犯土所致，如"不思胃司纳食，主乎通降，其所以不降而上逆呕吐者，皆由于肝气冲逆，阻胃之降而然也"。故临证治疗中常常肝胃同治。

肝为五脏之贼、百病之长，肝体阴而用阳，主藏血，脾胃为后天之本，气血生化之源，故脾胃之土是肝木的根基，二者在病理上常相互影响。土气赖木气以升，木气赖土气以达，在治疗呕吐病时不可囿于胃腑，当审查病因病机，"胃病治肝，肝胃同调"，治肝之法在于缓肝、泄肝、疏肝。缓肝之法用于肝风乘戾，气逆作乱，胃虚不纳，上逆作呕，此时应当滋阳明，泄厥阴，培土宁风，如党参、甘草、麦冬、白芍、大枣、陈皮、浮小麦、玉竹、菊花等药物宁肝息风兼培补胃中之虚。泄肝之法用于肝气乘戾、火旺乘胃之呕吐，症见脘痛呕吐、反酸、嗳气、口苦、两胁胀痛等。此时应该用泄肝和胃的方法，运用川楝子、延胡索、预知子、川黄连等药物，以辛散之、酸泄之、苦折之，是遵《内经》之理，为泄肝之主法。《西溪书屋夜话录》中有肝寒呕吐，"如肝有寒，呕酸上气"；有肝气呕吐，"肝气乘胃，脘痛呕酸"，此时宜用疏肝之法。黄元御在《四圣心源》中说："水土温和，则肝木发荣，木静而风恬；水寒土湿，不能生长木气，则木郁而风生。"故疏肝之法有理气疏肝，如柴胡、生麦芽、佛手、陈皮等药物；有温中疏肝，如吴茱萸、白芍、木香、豆蔻、砂仁等药物。

（3）调气降逆，从肺论治：脾胃五行属土，土生金，故胃与肺为相生关系。肺与胃位置相近，经络相通，气血相关，喜恶相投，纳布相因，二者生理上相互关联，发病上常相兼为之，故临床上有"肺胃一家，一降俱降"的说法。《诸病源候论》将因肺病而致呕吐者，又分瘅疟和上气动于胃论述，如"夫瘅疟者，肺素有热……则少气烦惋，手足热而呕也""五脏皆禀气于肺……寒搏于气，气聚还肺，而邪有动息，邪动则气奔逆上，气上则五脏伤动。动于胃气者，则胃气逆而呕吐也。此是肺咳连滞，气动于胃而呕吐也。"又言："肺主于气，肺为邪所乘则上气，此为膈内有热，胃间有寒，寒从胃上乘于肺，与膈内热相搏，故乍寒乍热而上气，上气动于胃，胃气逆，故令呕吐也。"《圣济总录》云："上气呕吐者，气上而不下，肺胃虚也。肺脉起于中焦，还循胃口。寒气乘于肺，则上气喘满，升降不利。痰饮停积中焦，气动于胃，胃气逆则呕吐。"《诸病源候论》云："呕吐者，皆由脾胃虚弱，受于风邪所为也。"慢性萎缩性胃炎病程较长的患者，常有因季节、天气因素复发者，皆因其体质较弱，常因感受外邪而致肺气郁闭失宣，致使胃气上逆，使胀满、嗳气、疼痛加重，甚则出现呕吐。

肺与脾胃的关系重点体现在气机升降和水液代谢两方面，故治疗脾胃相关性呕吐时当从化湿、调气两方面着手。肺胃气闭、水湿不化之呕吐者临床可见呕吐清水痰涎、皮肤微肿、恶风汗出、小便不利等症。《临证指南医案》云："热聚胃口犯肺，气逆吐食，上中湿热，主以淡渗，佐以苦温。"故可选用杏仁、滑石、芦根、白茅根等药物利水去湿止呕。调气重在调肺，调肺之法在于宣肺、降肺、润肺。宣肺之法适用于慢性萎缩性胃炎患者突然呕吐，胃脘剧痛，吐出物清稀而无酸腐，头身疼痛，恶寒发热，口淡不渴，大便不调，或伴有肠鸣泄泻者。治宜宣肺散寒，健脾和胃，临证多选用宣肺解表、和胃降逆之药，如炒杏仁、荆芥、桑叶、紫苏叶，使肺气宣发而胃气和降。若肺气日久失宣，郁而化热者可选用冬凌草、半枝莲等清热解毒。降肺法用于气郁日久化热，症见呕吐臭秽、胸胁胀满、口干欲饮或有身热者，宜选用黄芩、栀子等清泻肺热，麦冬、知母等清热生津，清半夏、浙贝母等和胃降逆。润肺法多用于呕吐而兼肺胃阴伤者，症见呕吐、饥不欲食、干咳无痰、口干咽干等症，尤其伴有肺卫气虚而见背部发沉的患者，多用芦根、白茅根、沙参、天冬、麦冬等益肺补中、养胃生津。

（4）培补先天，从肾论治：肾与脾胃是先后天相互滋养的关系，呕吐属虚者在培补脾胃的同时也要注重滋补先天肾气。从肾论治呕吐，各代医家已有论述，《景岳全书》中虚呕证治部分载："食入下焦而不化者，土母无阳，命门虚也。"程钟龄在《医学心悟》中提出命门火衰致呕的观点，用温补肾阳法治疗呕吐，使用八味丸。李用粹亦提出呕吐有从肾论治者，应细辨肾阴与肾阳，如《证治汇补》"阴虚成呕，不独胃家为病……地黄汤加石斛、沉香治之"，是肾阴虚致呕；"若房劳过度，下焦阳虚，不能上蒸脾土，熟腐五谷，致饮食少进，胸膈痞塞，或不食而胀，或食而呕吐"，是肾阳虚致呕。清·顾靖远《顾松园医镜》认可肾阴虚致呕的观点，言"诸阳气浮无所根据，从而呕者，此肾阴虚而孤阳上浮之所致"。清代名医傅山认为呕吐之症经久不愈是肾虚的缘故，"故治吐不效，未见病之根也"，其《大小诸证方论》中对肾寒呕吐做了记载，"肾寒吐泻由心寒胃弱，呕吐不已，食久而出是也"，并解释道："此症人以为脾胃之寒，服脾胃药而不效者，何也？盖胃为肾之关，脾为肾之海。"傅山论治呕吐以从肾、心论治为主，如《傅青主女科》"人皆曰胃气之寒也，谁知是肾气之寒乎。夫胃为肾之关，胃之气寒，则胃气不能行于肾之中；肾之气寒，则肾气亦不能行于胃之内"，是论述了肾火难温胃阳而致呕；《傅青主男科》"大吐之症，舌有芒刺，双目红肿，人以为热也，谁知是肾水之亏乎！盖脾胃必借肾水而滋润，肾水一亏，则脾胃之火沸腾而上，以致目红肿而舌芒刺也……盖肾水不足，则大肠必干而细，饮食入胃，难于下行，故反而上吐矣"，是论述肾阴不足而致肠燥，进而导致胃失和降出现呕吐。可见从肾论治呕吐多属于虚证，治疗此种呕吐注重通过培脾土、养胃气、摄肾气来降逆止呕。

肾脏之阴阳为一身阴阳之根本，胃脘之阳根于肾之元阳，肾虽居下焦，内藏命门之火，火旺则能生土，胃之阳气方可充盛，腐熟功能方可健全；肾阴为阴之本，肾之真水亦可滋胃阴，阳明胃土喜润恶燥，然土必承水之柔润，才能化育万物；先天之肾充盛，可济后天脾胃，脾胃正气强，则胃恢复有望。故扶助肾阴、肾阳对于难治性呕吐具有重要的意义。肿瘤放化疗术后患者、部分高龄呕吐患者，病情缠绵，反复难愈，无论是久病及肾，还是肾虚引发本病，皆是临床治疗一大难点。例如胃癌患者在经过多个疗程的治疗后，常出现较为棘手的症状，部分会出现呕吐、纳呆、胃凉、四肢发凉、大便溏薄等脾肾阳虚的症状，治疗中常以顾护肾阳之气作为重点。湿热、血瘀等邪气郁滞日久可耗伤阴液，可致胃肾阴亏，若患者年老，肾精不足，则阴亏更甚，临床可见胃脘病隐痛、饥饿时加重、嘈杂、腰膝酸软、乏力等症状，此时常将肾虚作为治疗关键，以温补肾阳、滋肾养阴为治疗大法。

从肾论治呕吐，即补肾虚以培补正气，将补肾药分为四层，第一层为辛热燥烈的温阳助阳之品，如附子、干姜、肉桂等；第二层为甘温咸温的温补肾阳之品，如淫羊藿、鹿茸、鹿衔草、杜仲、肉苁蓉、沙苑子等；第三层为酸涩微温的平补肾之精气的药物，如山茱萸、炒山药、黄精、枸杞子、熟地黄等；第四层为甘寒的滋补肾阴之品，如墨旱莲、女贞子、石斛、天冬、桑椹、阿胶等。

考虑到阳明胃病易燥化、热化，故在温补肾阳时常慎用附子、干姜等大温大热之品，多用鹿衔草、杜仲、沙苑子、肉苁蓉等不甚燥烈的药物。滋养肾阴时，刘启泉教授常借鉴叶天士"甘平或甘凉濡润以养胃阴"的治胃大法，慎用或不用龟甲、鳖甲等滋腻碍胃的药物。年老体虚，肾精肾气亏虚，无明显阴阳偏向者，常用平补肾之精气的药物，或者用滋肾阴兼温肾阳的对药。若虚火明显者，加知母泄肾中相火。

（5）胆邪犯胃，从胆论治：《医参》云："气以胆壮，邪不可干。"临证认为胆胃生理上相互滋生，病理上互相影响，胆邪犯胃、胃病及胆皆为胆胃不和的表现。若胆失疏泄，气机不畅，则气血运行乖乱，进而导致呕吐的发生。正如《灵枢·四时气》曰："善呕，呕有苦，长太息，心中憺憺，恐人将捕之，邪在胆，逆在胃，胆液泄则口苦，胃气逆则呕苦，故曰呕胆。"又如清·怀远《古今医彻》云："每见惊伤胆者，其病善呕。"

胆胃相邻，皆属六腑，共主消化。胆具有消化功能，助中焦腐熟之功，化生气血。李东垣云："甲胆风也，温也，主生化周身之血气。"脾胃化生气血受胆气的调控和资助，胆为少阳，内寄少火，少火生气，助胃腐熟，胆汁输于小肠，有助于饮食物在肠的进一步消化吸收，胃肠之气顺降有序。胆与肝相表里，同主疏泄，从五行属性来说，肝胆属木，中焦属土，木能疏土，唐容川在《血证论》中云："胆中相火如不亢烈，则为清阳之木气，上升于胃，胃土得其疏达，故水谷化。"土需要木气疏泄方无壅滞之害，胆气疏泄有助于胃的受纳。从气机升降来说，少阳转枢之气是中焦气机升降的基础，少阳运则中轴转，气机不畅则中轴不灵。胆有助脾胃运化的作用，胆气下降有助于胃之和降。若胆失和降，疏泄异常，少阳之邪遏迫阳明，当降不降，故上逆而呕。《血证论》曰："胆火太亢，则口苦呕逆……以表里言，则少阳之气内行三焦，外行腠理，为荣卫之枢机，逆其枢机，则呕吐胸满……且胆中相火如不亢烈，则为清阳之木气上升于胃，胃土得其疏达，故水谷化，亢烈则清阳遏郁，脾胃不和。"

胃属阳明，胆属少阳，仲景以大柴胡汤治疗少阳阳明合病。刘教授遵仲景之意，常用大柴胡汤加减以调和胆胃，指出"非胃气之下降，胆火不降"，胃为六腑之主，以降为和，降胃则六腑皆降。临证常予通降胆胃之法，以达调和胆胃之目的，喜用旋覆花、代赭石、紫苏子、枳实、厚朴、陈皮、槟榔等药。胆亦主升发，东垣言其主"少阳春生之气"，故择用轻灵之风药疏达胆中之少阳，常用少量柴胡、葛根、升麻等风药遂其升发之性，以消其过降无升之弊，一升一降，壅滞方通，呕吐乃止。胆随胃降，胆性主升，升降协调有序，藏泄得当，则病去矣。若兼胃脘疼痛者，加延胡索、九香虫、乌药；兼脘腹胀满者，加木香、荔枝核、莱菔子；若舌苔厚腻者，加藿香、苍术；若兼上腹部烧灼感、吐酸者，加浙贝母、瓦楞子、海螵蛸；若饮食积滞者，加鸡内金、炒神曲。

胆囊似腑类脏，即虚又实，虚实更替，其病多虚中夹实，或寒热并见，且病程漫长，易反复发作。正如《中藏经》云："胆者……虚则伤寒……实则伤热……其根在于胆。"治疗久病之人时，当用药平和或寒热共投，慎用苦寒或辛热之品，正如吴又可所说："量人之虚实，度邪之轻重，察病之缓急，揣邪气离膜原之多寡，然后药不空投，投药无太过不及之弊。"胆之呕吐多以疏肝理气、清热燥湿以治之，久病之人易过服辛燥、苦寒之药，或伤津耗血，或损伤阳气，且肝为刚脏，体阴而用阳，故常用预知子、厚朴花、娑罗子、白梅花等理气不伤阴之品疏肝。若肝阴已伤，则加生地黄、枸杞子、麦冬、当归、白芍等滋阴养血柔肝的药物。常于苦寒之品中加少量干姜、丁香以佐之，寒热共投，清热燥湿而不伤中焦阳气。若患者体虚乏力，常加山药、红景天清补脾胃，而慎用温燥之参、茸，恐助其热。

2. 经验处方

（1）自拟调肺安胃止呕方

组成：蜜枇杷叶 10g，炒杏仁 6g，桑白皮 15g，桔梗 6g，石菖蒲 12g，郁金 9g，清半夏 6g，浙贝母 15g，白术 6g，茯苓 15g，陈皮 15g，豆蔻 10g（后下）。

功效：调肺降气，和胃止呕。

加减：若胃脘剧痛者，加白芍、醋延胡索缓急止痛；若突然呕吐、吐出物清稀而无酸腐、头身疼痛、恶寒发热者，加荆芥、紫苏叶、生姜等解表散寒；若兼见大便不调或伴有肠鸣泄泻者，加芦根、白茅根、薏苡仁等利水渗湿；若兼见后背发沉者，加沙参、天冬、麦冬等益肺生津。

分析：方中枇杷叶入肺经，李中梓谓其能"除呕和胃"；杏仁降肺胃气，消心下急，又可润肠通便；桑白皮补虚益气，清内热而退火邪，《雷公炮制药性解》言其"辛则走西方而泻肺金，甘则归中央而利脾土"；桔梗为肺家引经药，通调上下，利五脏肠胃。四药相伍，以降为主，降中有升。豆蔻辛温而不燥，《开宝本草》谓其"止吐逆，反胃，消谷下气"，《珍珠囊补遗药性赋》谓其"破肺中滞气"，《本草经疏》谓其"气味辛温而芬芳，香气入脾，辛能润肾，故为开脾胃之要药，和中气之正品"。配伍陈皮，畅气机，化痰湿，理脾胃，止哕逆；菖蒲、郁金化痰清热；贝母、半夏降逆止呕；白术、茯苓和胃健脾。诸药配伍，气调则呕止。

（2）自拟疏肝调胃止呕方

组成：柴胡 6g，黄芩 6g，百合 15g，乌药 12g，醋延胡索 10g，白芍 20g，当归 15g，佛手 15g，炒麦芽 15g，白术 15g，茯苓 20g，砂仁 10g。

功效：疏肝理气，和胃止呕。

加减：若头痛目胀，胁肋胀痛，加菊花、天麻等药物平抑肝阳；若脘痛呕吐，反酸口苦，加金铃子、荔枝核、预知子、吴茱萸、川黄连等药物泄肝和胃。

分析：方中以柴胡、黄芩取小柴胡汤之意，柴胡升散，黄芩降邪，二者配伍入肝胆经透解邪热，疏达经气。乌药擅于理气，入血分，《本草经解》言其"辛温走泄，所以主妇人血气凝滞""辛温助肝，所以消食""辛温条达，可消湿热抑塞之气。"乌药与百合相伍，一凉一温，柔中有刚。延胡索可升可降，为血中气药，辛温畅肝；白芍入肝而清风，走胆而泻热；当归补五脏，入肝、心，黄元御赞其"养血滋肝，清风润木……奔豚须用，吐蚵宜加"。三药相伍，缓肝急而平元害。又以疏肝醒脾之佛手伍疏肝消食之麦芽、行气消食之砂仁，治疗肝胃气滞之食少呕吐。以白术、茯苓健脾开胃，顾护胃气。诸药配伍，和解少阳，兼补胃气，邪气得解，胃气调和，呕吐自止。

（3）自拟健脾和胃止呕方

组成：茯苓 20g，党参 12g，广藿香 10g，麸炒白术 15g，陈皮 10g，连翘 6g，清半夏 10g，麸炒山药 10g，焦山楂 12g，生姜 6g，炙甘草 5g，麸炒苍术 15g。

功效：健脾运脾，和胃止呕。

加减：若兼见呕吐酸腐，恶心厌食，脘腹胀满，加炒莱菔子、焦神曲、焦麦芽等消食和胃；若兼见呕吐频繁，胃脘灼热疼痛或痞闷，心烦不寐，口干口苦，大便秘结，加黄连、蒲公英、冬凌草、半枝莲等清热解毒，泄热通腑；若兼见头身困重，身热不扬，大便黏腻不爽，加芦根、白茅根、薏苡仁、白扁豆等利水渗湿；若兼见呕吐清水，纳谷不振，神疲乏力，大便稀溏，加豆蔻、草果、砂仁、木香等温中降逆。

分析：方中以茯苓、白术、山药、党参运脾健脾。藿香芳香理脾，有降逆止呕、开胃下食之功；豆蔻理气健脾，消谷下气；焦山楂消食和胃。三药相伍，化胃中食积，消有形之邪。连翘轻清平苦；陈皮疏肝健脾，化痰消食，《本草经集解》称其"主脾不能消谷，气冲胸中吐逆"。两药理气，共散郁滞日久化热。苍术宽中健脾，走而不守。《玉楸药解》称"苍术偏入己土，则消谷之力旺，己土健则清升而浊降"。方中脾胃同治，则苍术、白术同用。清半夏降逆止呕，佐止呕圣药之生姜以治标。炙甘草调和诸药。诸药配伍，标本兼治。

（4）自拟温肾止呕汤

组成：益智仁 12g，沙苑子 15g，酒黄精 12g，山茱萸 12g，鹿衔草 15g，仙鹤草 20g，炒山药 15g。

功效：补肾健脾，和胃止呕。

加减：相火亢盛者，加牡丹皮、龙胆草；阴虚较盛者，加女贞子、墨旱莲、枸杞子、桑椹等滋养肾阴；冲气上逆，喘促者，加五味子、胡桃肉纳气归肾。

分析：方中沙苑子、益智仁等性甘温，但皆具涩性，故温补肾阳而不燥，共奏补肾健脾之效。仙鹤草又名"脱力草"，为虚劳要药，可平补阴阳。山茱萸，性酸涩微温，既能益精，又可助阳，温而不燥，补而不峻，既能益精，又可助阳，为平补阴阳之要药。鹿衔草，性甘苦温，味苦能燥，味甘能补，既能祛风湿，又能入肝肾而强筋骨，温补而不伤阴津，《安徽志》言其"性益阳，强筋健骨，补腰肾，生津液"，方中鹿衔草以取阴阳同调之意。山药与黄精性味甘平，主归肝、脾、肾三脏，均为气阴双补之品，黄精滋肾之力强于山药，而山药长于健脾，两者合用可用于肾精气不足、脾气阴两伤之虚呕者。此方补肾之药多于治胃之品，然而治肾仍是治胃。肾气升腾，而胃寒自解，故不必用大热之剂，温胃而祛寒也。

3. 擅长用药

①清半夏、广藿香、白残花：清半夏能下气止呕吐，除湿化痰涎，叶天士谓其"秉天秋燥之金气""得地西方酷烈之金味"，并入手太阴肺经、足阳明胃经，金性收敛肃降，故能下逆气，善调反胃，妙安呕逆。广藿香芳香而味甘，能助脾醒胃，辛温下气，可止呕降逆。现代药理学研究，广藿香具有抑菌、钙拮抗作用，可调节胃肠功能。广藿香及其挥发油能解除胃肠痉挛，并有镇痛效果。白残花能清暑热、化湿浊、顺气和胃，主治暑热胸闷、口渴、呕吐、不思饮食等。花类药芳香甘甜，质轻，具有升浮的特性。三药相伍，清半夏降浊，白残花升清，广藿香和中。临证中将清半夏、广藿香、白残花作为一组角药，用于治疗湿浊中阻、胃失和降及暑月外感风寒、内伤生冷所致呕吐。

②竹茹、陈皮、芦根：竹茹气寒可以去温火，味甘可以缓火炎，性降可以平逆气，《雷公炮制药性解》言其"主胃热呕呃"，以其药性平和，又常用于治疗妊娠恶阻。陈皮降浊阴而止呕哕，行滞气而泻郁满。叶天士认为"陈皮辛能散，苦能泄，可以破瘕清热也，苦辛降气，又主逆气"。芦根甘寒，入肺、胃二经，清降肺胃，和胃生津，除呕下食，清热除烦，治噎哕懊恢之证。三药合用，竹茹清热，陈皮理气，芦根生津，用于治疗胃虚有热、气逆于上之呕吐。

③生姜、砂仁、神曲：生姜降逆止呕，泻满开郁，入肺胃而祛浊，走肝脾而行滞，荡胸中之瘀满，排胃中之壅遏。《雷公炮制药性解》言其"主通神明，去秽恶，散风寒，止呕吐，除泄泻，散郁结，畅脾胃，疗痰嗽，制半夏，和百药"，有呕家圣药之赞誉。砂仁和中调气，降胃阴而下食，达脾阳而化谷，调胃中之酸腐，理上逆之秽浊，行气温中，冲和调达，不伤正气。现代药理研究亦表明，砂仁能调整胃肠运动，兼能止痛、抗溃疡。神曲味甘性温，为脾胃所喜，能化谷消食，健脾暖胃，《长沙药解》谓其"化谷消痰，泻满除癥"。三药相佐，生姜止呕暖胃，砂仁温中开胃，神曲消食和胃，用于治疗脾胃虚寒、饮食不化所致之呕吐。

④旋覆花、枇杷叶、代赭石：旋覆花气味降多于升，能涤瘀浊而下气逆，《本经逢原》曰："旋覆花升而能降，肺与大肠药也。其功在于开结下气，行水消痰，治惊悸，祛痞坚，除寒热，散风湿，开胃气，止呕逆，除噫气。"枇杷叶味苦性平，入肺、胃经，能清胃热、降胃逆，可用于胃热呕吐、呃逆等症，能清凉泻肺，化痰止咳，属治标之品。代赭石味苦性寒，功擅平肝潜阳，降逆止血。黄元御认为其入足阳明胃经，故能降戊土而止哕噫，用其治疗噫气呕逆，噎膈反胃。现代药理研究表明，代赭石煎剂有促消化、升白细胞作用。三药并用，降肺胃，镇肝逆，下气消痰，用于治疗痰浊中阻之呕吐。

4. 经典医案

病案一 王某，男，64 岁。2019 年 10 月 30 日初诊。主诉：以间断恶心、呕吐 5 年余，加重 1 个月。患者 5 年前缘于大量饮酒出现恶心呕吐，自行口服奥美拉唑治疗，症状时轻时重，患者未予重视。2016 年于家庭聚会时饮酒后症状反复，服用奥美拉唑，症状改善不明显，遂就诊于某大学附属医院，行电子胃镜示：慢性非萎缩性胃炎伴糜烂，病理：（胃窦及胃角）黏膜组织慢性炎症伴肠上皮化生及腺体轻度不典型增生（2016-05-25）。予奥美拉唑、铝碳酸镁咀嚼片、多潘立酮、胃复春等口服，呕吐、反酸减轻，但仍觉恶心、胃胀、食欲欠佳。1 年后复查胃镜示：慢性非萎缩性胃炎伴糜烂。病理示：（胃窦、胃角）黏膜组织慢性炎症，部分腺上皮肠化伴增生及腺体轻度不典型增生（2017-05-06，河北工程大学附属医院）。患者欲中医治疗，就诊于某市中医院口服中药，病情平稳，服药 1 年后复查胃镜示：慢性萎缩性胃炎伴糜烂。病理示：（胃窦近胃角）黏膜组织慢性炎症（2018-05-10，河北工程大学附属医院）。患者自觉症状消失，无明显不适，认为体健如初，遂不听家人劝阻，自行停药，更进烟酒。2019 年秋因节气交替诱发不适，患者呕吐、恶心、胃胀、口苦，复行胃镜检查示：胃角-胃窦黏膜病变。病理示：（胃角、胃窦小弯侧近胃角、胃窦后壁、胃窦大弯侧）黏膜组织慢性炎症伴肠上皮化生（2019-09-06，河北工程大学附属医院）。患者经朋友介绍，就诊于我院，根据患者描述及本人意愿，先行 C14 呼气试验检查，结果为：Hp（＋），DPM=2638（2019-09-16，河北省中医院）。予雷贝拉唑钠肠溶片、奥硝唑分散片、阿莫西林克拉维酸钾、胶体果胶铋胶囊四联疗法杀菌治疗。疗程结束后复查 C14 呼气试验：Hp（－），DPM=15（2019-10-30，河北省中医院）。现主症：恶心呕吐，吐出物为食物，胃胀，嗳气，反酸烧心，性急易怒，大便每日 2～3 次，纳寐可。舌暗红，苔黄腻，脉弦滑。中医诊断：呕吐。辨证：肝胃不和，湿热阻滞。治法：疏肝和胃，清热祛湿。处方：石菖蒲 12g，郁金 9g，川芎 6g，醋莪术 6g，麸炒枳实 15g，预知子 15g，醋延胡索 15g，木香 6g，赤芍 15g，白芍 20g，仙鹤草 30g，地榆 20g，茯苓 20g，白术 6g，豆蔻 10g（后下），蒲公英 15g，石见穿 15g，冬凌草 15g，藤梨根 20g，炒僵蚕 12g。28 剂，每日 1 剂，水煎取汁 300mL，早、晚饭后 2 小时分服。

二诊：患者呕吐次数减少，胃胀减轻，时有反酸烧心，仍有恶心、嗳气，大便每日 2～3 次，质尚可，纳可，寐安。舌暗红，苔黄腻，脉弦滑。上方加佛手 15g，芦根 12g。28 剂，煎服法同前。

三诊：患者已无呕吐，胃胀，口干，喉咙部自觉有水，反酸，纳可，寐一般，大便每日 3 次，不成形。舌红，苔薄黄腻，脉弦滑。患者诉转氨酶偏高，调整处方为：醋香附 20g，醋莪术 6g，佛手 20g，陈皮 20g，麸炒枳实 15g，预知子 15g，川芎 6g，木香 6g，赤芍 15g，白芍 20g，鹿衔草 15g，地榆 20g，茯苓 20g，麸炒山药 15g，砂仁 15g（后下），炮姜 9g，蒲公英 15g，冬凌草 15g，藤梨根 20g，鸡骨草 15g，诃子 15g，葛根 30g。28 剂，每日 1 剂，水煎取汁 300mL，早、晚饭后 2 小时分服。

2019 年底，因疫情原因，患者选择网上就诊的方式继续坚持服药。因患者病情稳定，遂在原方基础上稍作加减，守方治疗。

四诊：患者服药满 1 疗程，复查电子胃镜示：胃角-胃窦黏膜病变，病理：（胃角、窦）黏膜组织慢性炎症伴部分腺上皮轻度增生；肠镜：内痔（2020-04-01，河北工程大学附属医院）。现症：无恶心呕吐，饮食不当时偶见胃胀，偶有嗳气，反酸烧心，纳寐可，大便不成形，每日 3～4 次，舌红，苔白腻，脉滑。处方：诃子 20g，仙鹤草 30g，砂仁 12g（后下），冬瓜皮 20g，炙甘草 12g，佛手 20g，炮姜 12g，地骨皮 30g，醋莪术 9g，鹿衔草 20g，醋香附 20g，葛根 30g，麸炒山药 30g，鸡骨草 10g，垂盆草 10g，茯苓 30g，麸炒白术 15g，陈皮 20g，白芍 30g，豨莶草 15g。28 剂，每日 1 剂，水煎取汁 300mL，早、晚饭后 2 小时分服。

按语：患者平素嗜酒，有多年饮酒史，酒性湿热，青年时期未觉有何不妥，待年老后脾胃功能衰退，运化不及，痰饮湿热黏滞留恋于中焦，木来乘土，食饮不化，清浊不分，气逆而上，而见呕吐。此时患者以邪实为主，治疗重在疏肝和胃，清热化湿。故选用枳实、预知子、延胡索、木香等疏肝理气；以赤芍、白芍活血柔肝；蒲公英、石见穿、冬凌草、藤梨根等清热解毒。现代药理学研究表明，这些药物都具有防癌抗癌的作用。治疗后期，部分邪实已去，本虚的矛盾渐渐浮现出来，患者大便次数多，利湿热而久调无效，考虑患者年老久病，脾肾阳虚，以仙鹤草、鹿衔草温补肾阳，以白术、砂仁、豆蔻香燥暖脾。患者肝功能异常，以鸡骨草、垂盆草保肝护肝。方中标本兼治，以涩肠止泻之诃子、升阳健脾之葛根、解毒凉血之地榆共调便溏，以炮姜止呕温胃。患者本虚标实，先治其标，后治其本。本案中呕吐涉及多个脏腑，关乎脾虚、肝郁、肾虚，从五脏论治呕吐，祛邪补虚，正气复，呕吐止。

病案二 何某，女，55 岁。2019 年 7 月 26 日初诊。主诉：间断呕吐 4 个月，加重 10 天。患者 4 个月前因腹痛，恶心呕吐，呕吐物为胃内容物，就诊于某省中医院，查上腹部 CT：考虑急性胰腺炎；胆囊炎；胆结石。急诊血常规：白细胞计数 6.91×10^9/L，中性粒细胞百分比 76.0%；急诊电解质：钾 3.48mmol/L；肝功能：丙氨酸氨基转移酶 534.30 U/L，天门冬氨酸氨基转移酶 414.64 U/L，总胆红素 31.80μmol/L，直接胆红素 19.19μmol/L；血淀粉酶：血淀粉酶 2344.70 U/L。西医予以生命体征监测、生长抑素抑酸，抑制胰酶分泌，还原性谷胱甘肽保肝，左氧氟沙星注射液、头孢他啶抗感染，补液，维持水电解质平衡，艾普拉唑保护胃黏膜预防消化道出血等治疗，中医予以清肝泻火，佐以活血通络，予以血必净化瘀解毒，同时给予中药汤剂口服，经过综合治疗患者症状好转后出院。出院后，患者无明显诱因病情反复，情况较前严重，先后在某医科大学第二医院消化科、外科住院治疗 2 个月。(2019–07–06)某医科大学第二医院诊断证明示：重症急性胰腺炎，胰腺假性囊肿伴感染，肺部感染，陈旧性肺结核？肝囊肿，肾囊肿。现主症：留置胃管，呕吐频频，呕吐物为胃内容物，午后低热（37.4℃），腹胀，大便不规律，排便不畅。舌红，苔黄腻，脉弦滑。中医诊断：呕吐。辨证：湿浊阻滞，肝郁犯胃。治法：理气化浊，疏肝和胃。处方：竹茹 15g，芦根 20g，丹参 15g，赤芍 15g，黄芪 10g，紫苏叶 15g，炒麦芽 15g，炒莱菔子 15g，醋莪术 6g，厚朴 12g，麸炒枳实 15g，地榆 20g，败酱草 15g，鬼箭羽 15g，大黄 5g，地骨皮 12g。7 剂，水煎温服，多次、适量服用。

二诊：患者仍留置胃管，下至十二指肠以下部位，现可进食稀粥，患者无疼痛，手足无灼热感，午后偶有呕吐，频率减少，大便偶可成形。舌红，苔薄黄，脉弦滑。上方改鬼箭羽 20g，炒麦芽 20g。7 剂，水煎服。

三诊：服药后自觉胃中上涌次数明显减少，进食明显改善，诉腹胀较前减轻。现咽干，嗳气，气短，纳可，寐欠安，大便每日 1～2 次。现患者可进食南瓜等食物，仅经空肠管打药。舌红，苔薄，脉弦滑。二诊方加石斛 20g，北沙参 20g，麦冬 30g。7 剂，水煎，早、晚饭后 2 小时服用。

四诊：患者复查上腹部 CT，考虑胰腺炎假囊肿形成，对比 2019-04-03 CT 周围渗出明显吸收，胰腺体尾部体积明显变小；胆囊炎，胆结石（2019-09-22，河北省中医院）。现仍从鼻饲管进药，经治疗，现患者可口服少量小米粥，大便每日 1～2 次，质稀，寐差易醒。舌红，苔薄，脉弦滑。调整处方如下：竹茹 15g，芦根 20g，丹参 15g，赤芍 15g，黄芪 10g，紫苏叶 15g，炒麦芽 20g，炒莱菔子 15g，醋莪术 6g，厚朴 12g，麸炒枳实 15g，地榆 20g，鬼箭羽 20g，地骨皮 12g，石斛 20g，北沙参 20g，麦冬 30g，泽泻 6g，冬瓜皮 15g，酸枣仁 15g。7 剂，水煎，早、晚饭后 2 小时服用。后无不适，患者于 2 日后拔除胃管，予茵连和胃颗粒、三仙消食颗粒口服。

按语：急性胰腺炎起病急、病情重、并发症多，其中重症急性胰腺炎患者胰腺出血坏死，常继发感染、腹膜炎和全身炎症反应综合征、器官功能衰竭等多种并发症，病死率高达 30%～40%。中医学对胰腺炎发病和治疗具有独到的见解，在西医常规治疗的基础上联合应用中医药治疗胰腺炎，通过整体调理、辨证论治，可明显提高疗效，改善临床症状，减少并发症和防止复发，提高生活质量，并能有效地改善预后。腑气不通是急性胰腺炎的基本病机，通里攻下应贯穿本病治疗的始终，需以通为治疗大法，根据情况选用理气、化湿、清热、解毒、通腑、活血等治疗法则。故本案中选用厚朴、枳实以理气，用炒麦芽、炒莱菔子消食和胃兼以疏肝解郁，用大黄、败酱草以通腑泻浊，用丹参、赤芍、莪术以活血，用地榆、鬼箭羽以凉血清肝，用地骨皮凉血清肺，用泽泻、冬瓜皮以利水化湿。本案患者属急性后期，虚实夹杂，治当祛除余邪，兼扶正气，故用黄芪入肺、胃以补气益精，用石斛、沙参、麦冬以滋胃养肺。患者以呕吐为主诉就诊，刘启泉教授结合患者病情，在疏肝和胃的基础上，以紫苏叶开宣肺气，兼以化浊和胃止呕，以竹茹、芦根为药对，竹茹清热降逆，芦根生津止呕，用于治疗胃虚有热，气逆于上之呕吐。诸药合用，重在通调肺、肝、脾、胃，脏腑调，脾胃安，而呕吐止。急性胰腺炎的发病与膳食结构改变有关，嘱患者日后饮食宜清淡而富于营养，忌食辛辣油腻之品，避免暴饮暴食。

第六章　噎膈

　　噎膈是指吞咽食物哽噎不顺，饮食难下，或纳而复出的疾患。"噎"是指噎塞，指食物下咽时噎塞不顺；"膈"是指格拒，指食物不能下咽到胃，食入即吐。张石顽在《千金方衍义》中指出："噎之与膈，本同一气，膈证之始，靡不由噎而成。"噎为膈之始，膈为噎之渐，膈证有噎证这一阶段，但并非所有噎证都发展为膈证，噎可以单独出现，又可作为膈的前驱症状，故往往以噎膈并称。噎膈在古代被称为"隔"，取此字义是因为此病饮食难下的症状犹如将饮食物隔绝在外，难入胃肠。宋代严用和在《济生方》中首次将"噎膈"作为病名，后世医家沿用至今。西医学中临床表现有吞咽不顺、饮食难下或食入即吐症状的胃食管反流病、食管炎、消化性溃疡、贲门迟缓症、食管癌等，可归属为中医学噎膈病范畴。

一、病因病机

　　噎膈病，为胃气所主，其病位在胃，基本病机为食管狭窄，津液干涸。虽以食管狭窄为本，但其形成却与痰、气、火、瘀等因素甚为密切。《医学正传·噎膈》"三阳结，谓之膈。……三阳者，大、小肠、膀胱也；结，谓热结也。……三阳既结则前后闭塞，下既不通必反而上行，所以噎食不下"，表明噎膈的形成因热邪而起，与多脏腑相关。《灵枢·四时气》言噎膈"饮食不下，膈塞不通，邪在胃脘"，描述了该病以饮食难下、阻塞不通为主症，又指出噎膈症发，责在中脘。《素问·通评虚实论》"隔塞闭绝，上下不通，则暴忧之病也"，《诸病源候论》"忧恚则气结，气结则不宣流，使噎。噎者，噎塞不通也"，都指出情志不遂与噎膈的发生发展关系密切。《太平圣惠方》"寒温失宜，食饮乖度，或恚怒气逆，思虑伤心，致使阴阳不和，胸膈痞塞，故名膈气也"，则认为噎膈的形成不仅与情志失调有关，还与饮食寒温不适相干。情志不遂，肝气失于疏泄，伤及脾胃，脾胃伤则水湿不运，易生痰浊，痰气胶结阻于食管，可见吞咽哽噎不顺；饮酒无度，过食肥甘辛腻，使胃肠积热生痰，痰热内结，胃脘津液耗损，日久入络伤血，可致痰瘀内阻，发为噎膈。本病初期以标实为主；病久因气郁化火或痰瘀生热，致火热伤津，津液亏耗；复因饮食难进，气血生化乏源，阴血耗竭，而致阴津枯槁；或因房劳过度，纵欲太甚，或年老精衰，精血渐枯，真阴亏损，致阴亏液涸，食管失养，渐致枯槁，病性由实转虚，以本虚为主，病情由轻转重。

二、辨证施治

1. 痰气互结证

症状：吞咽时自觉食管梗塞不舒，胸膈痞满，甚则疼痛，常及两胁，情志舒畅可减轻，精神抑郁则加重，多兼嗳气呃逆，呕吐痰涎，口干咽燥，大便艰涩，多见舌红苔薄腻或黄，脉弦细、滑。

病机：气郁痰阻，郁热伤津。

治法：开郁化痰，润燥降气。

方药：启膈散（《医学心悟》）合旋覆代赭汤（《伤寒论》）加减，启膈散由沙参、茯苓、川贝母、郁金、砂仁组成，旋覆代赭汤由旋覆花、人参、生姜、代赭石组成。

2. 津亏热结证

症状：吞咽梗涩而痛，水饮可下，食物难进，食后则吐，多兼胸背灼痛，形体消瘦，肌肤枯燥，五心烦热，口燥咽干，渴欲冷饮，大便干结，舌质多红而干，或有裂纹，脉多细数。

病机：胃肠津亏热竭，肝肾精血交亏。

治法：滋养津液，泻热散结。

方药：①沙参麦冬汤（《温病条辨》）加减，本方由沙参、麦冬、玉竹、天花粉、生扁豆、冬桑叶、生甘草等组成。②五汁安中饮（《新增汤头歌诀》）加减，本方由芦根、石斛、麦冬、沙参、乌梅、山豆根、陈皮、砂仁、白芍、牡丹皮等组成。

3. 瘀血内结证

症状：吞咽梗阻，胸膈疼痛，食不得下，甚则滴水难进，食入即吐，多兼面色暗黑，肌肤枯燥，形体消瘦，大便坚如羊屎，舌质多紫暗或舌质红少津，脉多细涩。

病机：瘀血内结，阴血亏伤。

治法：破结行瘀，滋阴养血。

方药：通幽汤（《脾胃论》）加减，本方由红花、生地黄、熟地黄、当归、炙甘草、升麻等组成。

4. 气虚阳微证

症状：长期吞咽受阻，饮食不下，面色虚白，精神疲惫，形寒气短，多兼面浮足肿，泛吐清涎，腹胀便溏，舌质多胖，苔薄白，脉细弱或沉细。

病机：脾胃阳气衰微，津液输布无权；脾胃俱败，阳气无以化津。

治法：温补脾肾，益气温阳。

方药：补气运脾汤（《证治准绳》）加减，本方由黄芪、人参、白术、茯苓、甘草、陈皮、砂仁、生姜、半夏曲、大枣等组成。

三、历代医家经验

1. 巢元方　巢元方在其著作《诸病源候论》中首次提出了"噎"之病名，并继承葛洪《肘后备急方》忧膈、恚膈、气膈、寒膈、热膈五膈学说，对"膈"和"噎"进行了区分和比较，各分为气、忧、食、劳、思五噎和忧、恚、气、寒、热五膈。其著作《诸病源候论》"夫阴阳不和则三焦隔绝，三焦隔绝则津液不利，故令气塞不调理也，是以成噎"，认为噎是因阴阳失和不交、三焦津液不利，皆致气机壅滞不调，忧思郁怒是导致气机失常的重要因素，而噎病之因可归为气机不利，书中"忧恚则气结，气结则不宣流，使噎"，此句是对《内经》之义的延伸，指出精神因素对本病的影响甚大。巢元方指出噎膈的发生发展与阴阳失调密切相关，正如《诸病源候论》所言："此由阴阳不和，脏气不理，寒气填于胸膈，故气噎塞不通，而谓之气噎。"巢元方还阐述了寒温失宜、阴阳失调与噎膈的关系。《肘后备急方》提出"寒膈""热膈"，认为外感寒邪，久之伤脏，脏气寒冷，不能传化饮食，而致饮食格拒不入，逐渐形成此症。

2. 孙思邈　孙思邈承《诸病源候论》五膈之意，并做了补充，他在《备急千金药方》中道：《古今录验》云：五噎者，气噎、忧噎、劳噎、食噎、思噎。气噎者，心悸，上下不通，噫哕不彻，胸胁苦痛。忧噎者，天阴苦厥逆，心下悸动，手足逆冷。劳噎者，苦气膈，胁下支满，胸中填塞，令手足逆冷，不能自温。食噎者，食无多少，惟胸中苦塞，常痛，不得喘息。思噎者，心悸动，喜忘，目视䀮䀮。此皆忧恚嗔怒，寒气入胸胁所致也。"较为详细地描述了五噎的临床症见。因气而噎者，易心中悸动；因情志致噎者，易犯心肝；因劳倦致噎者，易气郁于胸胁；

因食饮致噎者，易扰情志，且易感寒。为后世对噎膈的辨证分型奠定了基础。

3. 朱丹溪　朱丹溪认为噎膈、膈噎、翻胃、反胃是同义的，《丹溪心法》中提及"翻胃即膈噎也，膈噎乃翻胃之渐""大约有四：有血虚，有气虚，有热，有痰，又有兼病者。"翻胃与噎膈名虽不同但病出一体，并提出噎膈与膈噎这两个名词是通用的。《脉因证治》论噎膈脉为"涩小，血不足；大而弱，气不足"，论述病因为"血虚，脏腑之火起；气虚，脏腑之火炽。而或因金水二气不养，或阴血不生，肠胃津涸，传化失宜；或因痰膈妨碍升降，气不交通，皆食入复出，谓之膈噎"，概括噎膈病机为气血亏虚致阴虚火旺，痰阻升降致气不交通。此病发生发展与气、火、痰、血密切相关。朱氏认为噎膈发病可分三个阶段：①《局方发挥》曰："夫气之初病也，其端甚微。或因些少饮食不谨，或外冒风雨，或内感七情，或食味过厚，偏助阳气，积成膈热。或资禀充实，表密无汗。或性急易怒，肝火炎上以致津液不行，清浊相干。"噎膈病发病之初始于外感邪气、七情内伤、饮食不节（洁）。②医者失治误治致疾病发展。朱翁认为医者在治疗时不详审证，滥用辛香燥烈之性，致"良工未遇，谬药又行，痰夹瘀血，遂成窠囊"。"今反得香热之偏，助气血沸腾。其始也，胃液凝聚，无所容受；其久也，脾气耗散，传化渐迟。"③"夫噎病，生于血干""积而久也，血液俱耗，胃脘干槁。其槁在上，近咽之下，水饮可行，食物难入，间或可入，食亦不多，名之曰噎。其槁在下，与胃为近，食虽可下，难尽入胃，良久复出，名之曰膈。"体内精血津液亏耗以致疾病形成。

知其成因，可辨其型，丹溪将噎膈分为血虚、气虚、有热、有痰，并提出相应治法，《丹溪手镜》认为治宜润血降火散结，但仍嘱世人"气虚，入四君子汤，右手脉无力；血虚，入四物汤加童便，左手脉无力。……有痰，二陈汤为主，寸关脉沉或伏而大；有气结，宜开滞导气之药，寸关脉沉而涩；有内虚阴火上炎而反胃者，作阴火治之。年少者，四物汤清胃脘，血燥不润便故涩。……年老虽不治，亦用参、术，关防气虚胃虚。"

4. 张景岳　张景岳关于噎膈的病名认识与朱氏有所不同，并区分了噎膈与反胃。《景岳全书》载："盖反胃者，食犹能入，入而反出，故曰反胃；噎膈者，隔塞不通，食不能下，故曰噎膈……且凡病反胃者多能食，病噎膈者不能食，故噎膈之病，病于胸臆上焦，而反胃之病，则病于中下二焦。"二者症状表现、病位等多有不同，病名也不能混为一谈。他认为：①噎膈的发生发展与情志因素密切相关，他在《景岳全书》中提及："盖忧思过度则气结，气结则施化不行，酒色过度则伤阴，阴伤则精血枯涸，气不行则噎膈病于上，精血枯涸则燥结病于下。"②他还认为，噎膈的发病根本在于脾肾亏虚，噎膈病多寒证、虚证，与脾肾功能失调有很大的关系。"且凡人之脏气，胃司受纳，脾主运化，而肾为水火之宅，化生之本。今既食饮停膈不行，或大便燥结不通，岂非运化失职，血脉不通之为病乎？而营运血脉之权，其在上者，非脾而何？其在下者，非肾而何？"所以在治疗上常常先辨证后再选方用药，但总的治疗原则不离补脾滋肾，正如《景岳全书》描述："治噎膈之法，凡气血俱虚者，宜五福饮及十全大补汤。脾虚于上者，宜四君子汤。脾虚兼寒者，宜五君子煎。脾肺营虚血燥者，宜生姜汁煎。阴虚于下者，宜左归饮、大营煎。阴中之阳虚者，宜右归饮加当归，或右归丸、八味地黄丸之类，皆治本之法也。"故在治疗中"大法当以脾肾为主"，温脾滋肾，以温补为治疗大法，切不可滥用寒凉攻伐之药。

5. 李中梓　李中梓《医宗必读》曰："大抵气血亏损，复因悲思忧恚，则脾胃受伤，血液渐耗，郁气生痰，痰则塞而不通，气则上而不下，妨碍道路，饮食难进，噎塞所由成也。"认识到噎膈发病有虚、痰、气、热等多个因素共同作用，并阐明噎塞与反胃在病机上的重要区别，认为噎膈是因气血亏损进而脾胃虚弱，耗伤血液；情绪失调，气郁不行津化生痰结，壅滞道路，不能上下，乃成噎塞。而反胃成因相较简单，是因脾胃虚伤，不能腐熟精微，食饮入则反出，此为反胃，但二者皆在膈间受病，遂皆名为"膈"，治疗时不可拘泥于"脉大有力，当作热治；脉小无力，当作寒医……以脉和证，以色合脉，庶乎无误"，亦不可"或泥于《金匮》《局方》，偏主辛温，或泥于《玉机》《心法》，偏主清润。凡若是者，皆赖病合法耳，岂云法治病乎"。中梓灵活的辨证思想，值得后人学习。

6. 叶天士　叶天士认为噎膈病极难调治，"是病谅非医药能愈"，可谓是顽症、绝症。概括其病机为"阳结阴枯"，在《临证指南医案》中亦指出："夫噎膈一症，多因喜怒悲忧恐五志过极，或纵情嗜欲，或恣意酒食，以致阳气内结，阴血内枯而成。"究其病因，可归纳为五志过极，情志致病；年老积劳；酒食所伤，饮食致病。据其所开方药，以方推证，叶氏将噎膈之病分为五类：阳结阴亏证、阴亏燥结证、阳虚血瘀证、胃虚痰阻证、肝郁气结证。他还强调在治疗时应以"审证求因"为基本准则，分证治之，阳结阴亏者，以消痞结、补胃腑为法；阴津枯槁以致阳亢者，药宜酸味以生津润燥；阴亏极竭，阳亏血瘀者，以滋阴理气通瘀为法；情志所伤，因郁致痰者，用药以辛热开浊，佐以利痰；饮食所伤，因酒热郁伤肺胃者，用药宜轻灵，辛开苦降泄热化瘀。叶氏在用药方面，频次最多之药为半夏、生姜、茯苓、人参、黄连，据用药频次及配对可知其治疗噎膈的基本法则：以生姜辛热之性、黄连苦寒之性、半夏辛苦之质为配伍法则的辛开苦降法，用附子、干姜、人参类性温大热之药的辛温通阳法，用以鲜药取汁以缓图之的生津润燥法，取乌梅、白芍类酸性与麦冬、生地黄之甘味相用的酸甘济阴法，辛热之姜汁配伍甘滑之竹沥的辛滑通利法，以人参益气、桃仁通络的益气通络法。

叶氏在治疗之外，还指出应配合身心调养，"噎塞之象，当怡情善调""老年难以恢复，自能潜心安养，望其悠久而已"；论治之时应注重阳气，善用姜类；关注通腑，"所幸二便仍通，浊尚下泄，犹可望安""必使腑通浊泄，仅可延年"，而叶氏选通腑之药多枳实、桃仁、杏仁等润下之品，而非峻下类大黄，因润下可护胃气而不伤正；善用鲜品，慎用香燥、甘草。在《临证指南医案》中指出：噎膈"难任燥药通关"，"莫以豆蔻、沉香劫津可也。"

四、刘启泉教授经验

1. **论治特色** 刘启泉教授认为噎膈的发生发展与五脏关系密切。气机阻滞、胃失和降是主要病机及重要环节，而与气相关者，肝、肺、脾、胃；气机郁滞可滞生痰浊，痰浊滞于食管是噎膈加重的因素，痰浊与津液输布异常关系密切，津液输布有关者，肝、肺、肾、脾、胃；痰浊、气滞皆可妨碍血液运行，凝结为瘀，血瘀既为病理产物，又是致病因素，是噎膈发展甚至是恶变的关键病理环节，与血行相关者，心、肝、脾。因此，认为临证治疗时应有整体观念，通调五脏，治病求本。"若五脏元真通畅，人即安和"，在调和气机的基础上运用通调五脏的方法，使五脏调和，症状可明显缓解。

（1）调心畅肝，散结行气：心与肝，二者经络相连，经气相通。心火为肝木之子，互联互涉；心肝相互滋生，共主血脉，肝秉春木生发之性，可生心，以生血气；肝木疏泄之性，亦可调心血，如陈士铎言："肝旺则心亦旺""肝气通则心气和"；二者情志互通，《类经》曰："情志之伤，虽五脏各有所属，然求其所由，则无不从心而发。……可见心为五脏六腑之大主，而总统魂魄，兼赅意志。……此所以五志惟心所使也。"

人的思维意识及精神活动在心的指导下才能协调完成，七情首伤及心，后伤及肝等五脏。"肝者将军之官，谋虑出焉。"肝脏辅佐心主调畅情志，故《医碥》云："郁而不舒则皆肝木之病矣。"心有不平，气郁于心，郁之日久，气结伤肝，肝伤则气血郁，常郁易碍胃，阻于食管，久郁致病。临床常见平素情绪不佳，胸中憋闷，易生恐惧，面色不华，少寐多梦。临证治疗以疏肝气、和心气之法治疗噎膈病，选药可以刺蒺藜、川芎、柴胡、枳壳、郁金、香附疏肝调畅郁结。刺蒺藜入肝、心经，善行善破，为温苦辛散之品，宣滞散瘀，以祛逐为用，无补药之功；川芎，归肝、胆经，可活心血，血畅则气达；柴胡与枳壳相须为用，柴胡味苦性平，入肝、胆、三焦经，为疏肝诸药之向导，枳壳性温味苦，归脾、胃经，可治气滞，食饮痰火停结；香附性平味苦，微甘，归肝、三焦经，素为血中之气药，气中之血药；郁金性寒味辛苦，归心、肝经，可行气解郁，治失心癫狂。连翘、栀子、丹参、炙甘草、远志、菖蒲清心颐养心气，连翘、栀子、丹参三药性偏凉，可清心火；远志、菖蒲可安神益智，豁痰。气机调畅，散结行气，食管得以通行。

（2）健脾消痰，辅以降气：痰为噎膈的重要病理因素之一，七情、饮食、外伤等多种因素相互作用导致脾失健运，聚生痰湿。《医宗必读》云："脾土虚弱，清者难升，浊者难降，留中滞膈，凝聚为痰。"脾虚不能升清化生精微，不能上疏精微以养肺，水谷不能从化而成痰；脾可助肾制水，肾阴反盛伤及脾阳而生痰。《丹溪心法》曰："善治痰者，不治痰而治气。气顺，则一身之津液亦随气而顺矣。"气病可生痰疾，痰病亦阻气机。脏腑功能失调，气机紊乱，水津不布，停蓄生痰。气机升降无序，应降者反升，痰性易动，随气升降，遍布全身，气机郁结，痰与之胶着，结于脏器、通道形成痞块，若痰随气而升，日久凝结于食管，遂成噎膈。

脾主运化，喜燥而恶湿，脾为生痰之源，脾复健运之常，痰自化矣。"脾胃受伤，血液渐耗，郁气而生痰，痰则塞而不通，气则上而不下，妨碍道路，饮食难进，噎塞所由成也。"临床常见胸闷呕恶，恶心欲吐，咳嗽痰多。临证治疗以健脾气、化痰结之法治疗噎膈，临床选药可与半夏、麦冬、陈皮、茯苓、苍术健脾助运，燥湿化痰。半夏、麦冬，半夏性温配麦冬可减其温燥之性，而存用降逆之征，可行津液，活动脾气，亦可助麦冬滋阴生津而不致滋腻。陈皮、苍术，陈皮苦性温，功能燥湿化痰、理气止嗽，"同降药则降"；苍术芳香性温，"暖胃消谷嗜食"，可使脾阳健运，湿去痰消。苍术亦可与茯苓为对，升清降浊，使中运有权，气血生化之源旺，五脏六腑皆受气。

（3）清降肺胃，顺气行津：气机不利是噎膈发病的重要病机，气机致病与肺、胃相关，肺、胃二气同降，生理相互协调，病理相涉相及。肺主一身气机，主司一身之气的生成运行，肺功能异常，升降相逆则病发。《理虚元鉴》云："肺气一伤，百病蜂起。"忧思伤悲关乎于肺，过度则气结。《三因极一病证方论》言："忧伤肺，其气聚。"肺气失常与痰浊相关，痰因气滞而生，津随气行，肺气有异，失于敷布，气不流津，津停为湿浊，久成痰湿，痰阻气机。饮食不适，寒温清浊不宜，中焦贮有形食积浊痰，邪热蕴蒸，乘机入胃，胃热移肺，肺不受邪，扰乱气机。胃气和降失常，有脾胃中气亏虚的原因，黄元御于《四圣心源》中言脾胃在协调气机中的重要性，"总缘中气不治，所以升降反作，出纳无灵也。"还有情志不遂之因，脾胃同属中焦，情志伤及脾，迁延于胃。《三因极一病证方论》云："思伤脾者，气留不行，积聚在中脘。"气结津液不得输布，遂聚而为痰，痰阻塞不通，气逆上而不下，通路被阻，食饮难下，渐而"因噎废食"，饮食日渐亏少，气血生化无源，脏腑不得精气所养，其功渐亏，又使气机失常。两种病机互为因果。临证以清降肺胃气机为基本原则，使气机调顺，气顺津行痰化，选陈皮、杏仁、生姜、半夏以宣降肺气，清化痰浊；常用栀子、芍药、生地黄、升麻以清胃火，佐神曲、鸡内金化痰食；予茯苓、白扁豆、党参、白术调中以养中气，或加以淡豆豉、柴胡以清轻之药去滞顾中；以白梅花、合欢花、郁金类调情志。

（4）疏肝活血，兼以补脾：瘀同样为噎膈发病、发展的病理因素之一。瘀血形成后，停留于食管，结聚于局部而形成肿块，导致吞咽困难。与瘀相关者，肝、脾。肝脾共主气机，调血统血。《素问·调经论》云："血气不和，百病乃变化而生。"气郁日久必伤及血行，气滞则血停而成瘀，血瘀又致气停，二者互因互果，而气滞主要责于肝失疏泄，情志不畅，肝失疏泄，升降失序，全身气机失于调畅，肝气郁结于体内，久则气滞，气滞则血瘀，瘀血停滞于食管，久之出现进食困难、哽噎不顺等症状。反之，患者出现噎膈不顺等症时，易出现焦虑、恐惧等情绪，又可加重病情。因气血郁结于食管，进食不香，脾胃不得食养，久则受损。《脾胃论》曰："百病皆由脾胃衰而生也。"脾失运化，气血生化不足，气虚推动无力而成瘀，刘启泉教授临证时强调脾胃功能失常亦是血瘀形成的重要原因。

临床见因瘀而噎膈的患者，刘启泉教授言"明白气血"是"治病之要诀"，强调治疗瘀血应当辨明一身之气的虚荣。瘀证属实者，从肝论治，正如《血证论》所说："调血者，当求之于肝也。"又言："木气冲和调达，不致遏郁，则血脉通畅。"肝气畅达，血瘀自消，予柴胡、枳实、枳壳、香附、木香、佛手等疏肝行气解郁之品；气郁易化火，伤血中津液，血亦成瘀，予栀子、龙胆草、牡丹皮、大青叶等清肝解毒之品，达清火消瘀之效。《血证论》载："不补血而去瘀，瘀又安能尽去哉……补泻兼行，瘀既去而正不伤。"刘启泉教授深谙扶正以助祛邪、邪祛不可伤正之理，遂常佐以养肝之品，如当归、熟地黄、白芍柔肝养血。疏肝、清肝、养肝之药共用，共奏祛瘀之效。瘀证属虚者，常从脾胃入手。元气虚损可究为脾胃虚弱之故，所以常以补益脾胃、益气活血为基本治法，认为脾旺则可益气祛瘀，常用黄芪、党参、白术、红景天等补中益气之品，且刘启泉教授常强调气血并调，不可偏废，遂常辅以桃仁、红花、当归、丹参等活血化瘀之药。补益之品益虚损，化瘀之品消瘀结。

（5）温补脾肾，佐以滋阴：噎膈初起邪实不及伤正，久则损及阳气，不善摄养，真阳衰损，坎火不温，不能上蒸脾土，阳气失布，中州不运，上犯至咽，以致饮食不进，或又食入即吐，虚者愈虚，而成噎膈重症。然古云"补脾不如补肾"，又谓"补肾不如补脾"，遂二者同补，肾气和壮，丹田火经上温中脾，脾土温和，中焦自治，遂膈开能食，食入能消。临床常见吞咽受阻，饮食不下，面色虚白，精神疲惫，腹胀便溏，舌质胖，苔薄白，脉弱。临证以补肾火、温脾土为法，选药常予乌药、肉豆蔻、肉苁蓉、炮姜、山茱萸温肾暖脾。乌药性温味辛，归脾、肾二经，功能顺气开郁、散寒止痛；肉豆蔻味辛气香，功能调气消胀；肉苁蓉味甘性温，但详此药，觉有甘能除热补中，酸能入肝，咸能滋肾之力，《本草求真》云肉苁蓉"诸书既言峻补精血，又言力能兴阳助火，是明因其气温，力专滋阴……故凡癥瘕积块，得此而坚即消。"炮姜、山茱萸皆可温肾。噎膈之证，治脾不应，而后治肾，从温肾入手，可有"膈开能食"之效。

刘启泉教授常于补阳中加以滋阴之品，如墨旱莲、女贞子、山茱萸、熟地黄、枸杞子，有阳得阴助而生化无穷之意，墨旱莲、女贞子是取二至丸滋养肝肾之意；山茱萸、熟地黄是取六味地黄丸滋养肾阴之效。刘启泉教授加滋阴之品，常选甘寒柔润之品为主，慎用滋腻碍胃之物，但养阴之品性多滋腻，用之日久会有碍胃之嫌，所以常加以青皮、陈皮、荔枝核、白梅花、香附等行气活血，并予炒麦芽、炒神曲等消食和胃。

2. 经验处方

（1）自拟消痰理气方

组成：丹参20g，郁金12g，北沙参15g，浙贝母20g，茯苓30g，半夏12g，厚朴12g，麦冬20g，旋覆花15g，枳壳20g，香橼20g，太子参12g。

功效：理气消痰，润燥开郁。

主治：噎膈痰气郁结证。

加减：嗳气明显者酌加旋覆花、代赭石，以增强降逆和胃之力；泛吐痰涎甚多者，半夏增量或加陈皮，以加强化痰之功；大便不通，加生大黄、莱菔子，便通即止，防止伤阴；心烦口干，气郁化火，加山豆根、栀子、金果榄，以增清热解毒之功。

分析：气郁痰结而成噎膈病者，多为轻症。肝脾气结，津液输布有异，轻者濡养功减而成干涩之象，重者凝聚为痰，有碍吞咽。方中枳壳、香橼、旋覆花理气降气以开郁结；半夏、厚朴、茯苓、浙贝母健脾消痰，减轻咽部异物感；太子参、麦冬、北沙参以养气阴；加丹参、郁金以调情志。

（2）自拟生津泄热方

组成：北沙参 20g，生地黄 20g，熟地黄 20g，厚朴 20g，芦根 20g，白茅根 20g，栀子 15g，柴胡 6g，黄芩 6g，蒲公英 15g，冬凌草 20g，石斛 15g，青皮 12g，预知子 20g。

功效：生津泄热，滋阴散结。

主治：噎膈津亏热结证。

加减：胃火偏盛者，加山栀子、黄连清胃中之火；肠腑失调，大便干结，坚如羊屎者，宜加火麻仁、全瓜蒌润肠通便；烦渴咽燥，噎食不下，或食入即吐，吐物酸热者，改用竹叶石膏汤加大黄泻热存阴。

分析：进食辛燥，胃肠积热久则热结津亏，至上不能濡润食管，至下肠津亏竭。方中芦根、白茅根、栀子、黄芩、蒲公英、冬凌草、预知子以清积火利湿热；石斛、北沙参、生地黄、熟地黄以养阴津；青皮、厚朴、柴胡以开因积热津亏而成的郁气。

（3）自拟活血散结方

组成：醋延胡索 15g，赤芍 12g，当归 15g，醋香附 20g，青皮 15g，莪术 6g，桃仁 15g，牡丹皮 15g，佛手 15g，川芎 20g，醋三棱 15g，五灵脂 5g，柴胡 6g，红花 10g。

功效：活血祛瘀，散结消癥。

主治：噎膈瘀血内结证。

加减：瘀阻明显者，增量三棱、莪术或急性子煎服，增强其破结消癥之功；呕吐较甚，痰涎较多者，加海蛤粉、法半夏、瓜蒌等化痰止呕；呕吐物如赤豆汁者，另服云南白药化瘀止血；如服药即吐，难于下咽，可含化玉枢丹以开膈降逆，随后再服汤药。

分析：病久者病及血分，前期气机不利，津液亏少，使血瘀更甚，方中赤芍、红花、醋三棱、莪术、桃仁、牡丹皮、当归、五灵脂破结行瘀；醋香附、青皮、醋延胡索、川芎、佛手、柴胡增行气之力以利行血。刘启泉教授又言，此时噎膈处于病邪甚而正不虚，故处方攻邪之力偏胜，但临证之时要察清虚实偏重，酌情应用。

（4）自拟益气温阳方

组成：黄芪 12g，党参 20g，肉桂 15g，山药 20g，熟地黄 12g，厚朴 20g，白术 15g，高良姜 15g，炙甘草 15g，乌药 6g，荔枝核 20g，酒茱萸 15g，枳壳 20g，佛手 12g，预知子 15g，青皮 20g。

功效：温补脾肾，益气温阳。

主治：噎膈气虚阳微证。

加减：胃虚气逆，呕吐不止者，可加旋覆花、代赭石和胃降逆；阳伤及阴，口干咽燥，形体消瘦，大便干燥者，可加石斛、麦冬、沙参滋养津液；泛吐白沫，加吴茱萸、丁香、白豆蔻温胃降逆；阳虚明显者，加附子、肉桂、鹿角胶、苁蓉温补肾阳。

分析：此时病情严重，正气大虚，脾胃虚弱，阳气不足，又随病症加重，饮食不佳，后天生化无源，不得充养；甚者阴阳互损，所以有时可见以阳虚征象为主，又见阴虚诸症。方中肉桂、高良姜、乌药、黄芪、党参、山药、白术补阳养气；熟地黄、山茱萸辅以滋阴；因为噎膈吞咽不顺之症贯穿始终，以厚朴、枳壳、佛手、预知子、青皮理气以利吞咽。

3. 用药经验

（1）对药

①苦杏仁、紫菀：苦杏仁，苦，微温，有小毒，归肺、大肠经，《滇南本草》云其"止咳嗽，消痰润肺，润肠胃，消面粉积，下气"，《主治秘诀》谓其"润肺气，消食，升滞气"。研究表明，苦杏仁苷可以通过下调细胞周期相关因子达到抗癌作用。紫菀，苦辛甘，微温，归肺经。《药性论》云："补虚下气，治胸胁逆气，劳气虚热。"药理研究显示，紫菀及多种成分均有祛痰及镇咳作用。甘润不燥、温而不热之紫菀，质润多脂性之苦杏仁，二药配伍，肃降壅塞之气，化滋腻之痰。

②旋覆花、海浮石：旋覆花，性微温，味苦辛咸，治咳嗽气逆，风痰呕逆，治唾如胶漆稠黏、咽喉不利及痰饮留闭者。《本草衍义》载旋覆花"行痰水，去头目风"。《注解伤寒论》曰："硬则气坚，咸味可以软之，旋覆之咸以软痞硬。"研究表明，旋覆花中的总酚及总黄酮含量较高，有体外抗氧化作用。旋覆花属植物

在抗肿瘤方面有显著的生物活性。海浮石，味咸性平，归肺经，功可清肺火，化老痰，软坚散结，治痰结成硬块。朱震亨言此药"清金降火，消积块，化老痰"。《本草便读》曰："海浮石，体质轻浮，化痰火瘿瘤。"二药相合，一化一宣，祛痰止咳，治痰热咳嗽，痰吐不易，致胸闷不适、气机不畅等症。

③竹茹、人参：竹茹性味甘微寒，入肺、胃经，功能清热化痰，和胃止呕。用于胃热呕吐等症。《本草汇言》云："竹茹，清热化痰，下气止呃之药也。……此药甘寒而降，善除阳明一切火热、痰气为疾。"《药品化义》云："竹茹主治胃热噎膈，胃虚干呕，热呃咳逆，痰热恶心。"药理研究表明，人参中所含三萜皂苷及多糖类生物活性成分有抗肿瘤及免疫调节的作用。二药配伍，人参补气健脾，竹茹清热化痰止呕，二者配伍皆具反佐之意。

④黄连、陈皮：陈皮味苦性辛温，善入脾、肺经，理气醒脾，调畅气机，燥湿化痰止呕。《日华子本草》云："消痰止嗽，破癥瘕痃癖。"药理研究显示，陈皮中的多甲基黄酮、川陈皮素等可通过调节细胞因子水平直接抑制肿瘤生长。黄连味苦性寒，可升可降，无毒，最泻火，亦能入肝，若入心，尤专经也，清解气郁、食郁所化之热，清热燥湿，尤其清化中焦痰热，并俱反佐之意。现代研究表明，黄连中所含小檗碱通过阻滞细胞周期、抑制相关蛋白酶活性而有抗癌作用。二药配伍，陈皮燥湿化痰、降逆止呕，黄连清热降逆止呕。二药配伍，不同方中体现不同配伍目的，如在《明医指掌》七圣汤中，该方主治噎膈和反胃、呕吐，总的配伍结构是补气燥湿化痰药配伍清热药。此二药配伍可治噎膈和诸气食积。

⑤枇杷叶、丁香：枇杷叶味苦微寒，归肺、胃经，功能清肺止咳，降逆止呕。枇杷叶与温热药配伍，是因其清胃热，止呕逆之功。《本草纲目》云："和胃降气，清热解暑毒。"丁香味辛性温，归脾、胃、肾经，功能温中降逆，温肾助阳。《本草经疏》云："辛温暖脾胃而行滞气，则霍乱止而壅胀消矣。"二药合用，如《医方类聚》丁香散，主治妇人上膈受风寒，气不顺，致塞噎不住者。二药配伍，枇杷叶和丁香均有降逆止呕的功能，可以相互增效，枇杷叶的寒凉为反佐而设。

（2）角药

①厚朴、黄芩、连翘：化湿药芳香化湿，醒悦脾胃，从而解除湿困脾胃的症状。脾胃喜燥而恶湿，喜暖悦芳香，易为湿邪所困而功能失常。厚朴味苦，性温燥，味辛善散，能燥除脾家之湿毒，行散胸腹一切阴凝滞气，无论有形无形，凡属胀闷之症皆可用之，为燥湿行气、除满消胀之良药，能宣化湿毒，醒悦脾胃，使脾运复健。黄芩、连翘性寒，《名医别录》言黄芩"疗痰热，胃中热"，《本草新

编》言连翘"泻心中客热，脾胃湿热殊效"。连翘为升科要药，亦药中之甘草，为木犀科植物，其清热解毒、消肿散结功效主要体现在抗炎、抗内毒素、抗肿瘤等方面，药理研究示连翘根醇提取物可促进免疫细胞增殖生长来间接发挥抗肿瘤作用。清毒必用芩、连，二药与温性厚朴伍用，寒热并用，各行其道，反佐相制。

②枳实、白术、柴胡：此三味药是从张完素枳术汤化裁而来。枳实，性微寒，味苦辛酸，归脾、胃经，此药破气之功较盛，更有化痰散结之妙。枳实理气行气作用较强，若要加强行气滞、除胀满之效，可与木香、陈皮相须。白术，性温味甘苦，归脾、胃经，补气作用较弱，但苦温燥湿，有甘温补脾之功。《名医别录》云其"消痰水，逐皮间风水结肿……暖胃消谷嗜食"。药理研究显示，白术所含挥发油有健脾胃、壮身体和提高抗病能力的作用。柴胡素为疏肝理气之佳品，与枳实同用，郁滞之气畅通且行之有道。脾胃为升降气机之枢纽，故以白术建中脾气机，使枢纽之功得效。三者合用，攻散补兼得。

③山豆根、杏仁、桔梗：山豆根，味甘寒，无毒，《本草正义》述其"盖苦寒泄降，其味甚厚，故能解毒而疗疮疡之肿痛"。现代药理研究表明，山豆根总生物碱有一定抗肿瘤活性，可以通过某条通路调节肿瘤坏死因子、细胞分化、细胞凋亡等机制起到抑癌作用。杏仁，味苦，辛微甘，《滇南本草》云："止咳嗽，消痰润肺，润肠胃，消面粉积，下气，治疳虫。"国内普遍认为苦杏仁苷是治疗癌症的辅助药物。桔梗，性平味苦辛，用之有揭盖提壶之用。三药配伍，有轻可去实之效。轻，指轻宣理气之品；实，指邪实气实之证，以轻灵之品去实邪。

④藤梨根、野葡萄藤、党参：藤梨根为猕猴桃科植物软枣猕猴桃的根。噎膈重症多因痰浊积聚而发，"脾之湿热，胃之壮火，交煽而互蒸，结为浊痰，溢入上窍，久久不散，透开肺膜，结为窠囊"（《寓意草》），而藤梨根恰有利泄浊、解毒之效。《陕西中草药》云："清热解毒，活血消肿，抗癌。治疮疖，瘰疬。"可谓解毒而不伤正之佳品。此药治疗消化道癌症有广泛的文献支撑和可靠的临床基础。近年文献报道亦表明藤梨根可利湿消肿，清热解毒，健胃，抗癌，临床多用于治疗各种消化道肿瘤。浙江省肿瘤医院曾统计藤梨根连续数年位居抗癌处方用药前10位。有学者认为藤梨根对癌症有较好的疗效，除因其有清热解毒功效外，其利湿消肿功效的作用很大。野葡萄藤为葡萄科植物毛葡萄的全株及叶，《广西植物名录》云："叶：清热利湿，消肿解毒。治痢疾，疮疡肿毒。"噎膈多为食管癌，癌症是因正气虚弱，湿聚成浊，热郁成毒，结聚不散而成癥积，遂配以党参。党参，性平味甘，归脾、肺经，健脾益肺，养血生津。药理研究显示，党参可增强机体

应激能力，为调节免疫功能药，发现党参多糖和新疆党参多糖对正常脾淋巴细胞的增殖有积极促进作用。三药合用，可有攻毒散结、扶正祛邪之功。

⑤石见穿、鬼箭羽、隔山消：石见穿苦辛性平，能降能行，既清热解毒，又活血行瘀，其性平而无苦寒败胃之忧，且有抗肿瘤之功。《苏州本产药材》："治噎膈，痰饮气喘。"药理研究显示，石见穿中所含齐墩果酸和熊果酸均有抗癌细胞增殖和侵袭的作用，还发现此药可增加肿瘤细胞对化疗药物的敏感性。肿瘤的形成与血瘀的形成有很大关系。石见穿以健脾调营为主，兼理气活血祛瘀。鬼箭羽属卫矛科植物，味苦性寒，归肝经，《本草述钩元》谓其"大抵其功精专于血分"，功能破血通经，解毒消肿，专散恶血。药理研究显示，卫矛属植物有天然杀虫活性及较强的抗肿瘤活性。隔山消为萝藦科植物隔山消的块根，功能养阴补虚，健脾消。现代研究也证实隔山消具有促进胃肠运动、增强免疫功能、清除氧自由基、抑制肿瘤等作用。三药合用，可有消痰浊之强功，解瘀浊之劲力，可用于噎膈实证，加强攻邪之效。

⑥巴戟天、肉苁蓉、沙苑子：巴戟天属草科藤植物，味辛甘，性微温，为四大南药之一，可补肾阳，"为补肾之要剂"，强筋骨，祛风湿，有提高免疫功能、降低血压和类皮质激素的作用，有"南国人参"之称。《本草正义》说巴戟天"味辛气温，专入肾家，为鼓舞阳气之用。温养元阳，则邪气自除。"肉苁蓉性温，味甘咸，归肾及大肠经。《本草经疏》云肉苁蓉"滋肾补精血之要药，气本微温……甘能除热补中，酸能入肝，咸能滋肾。肾肝为阴，阴气滋长，则五脏之劳热自退，阴茎中寒热痛自愈"。沙苑子性味甘温，入肝、肾经。《本草汇言》云："沙苑蒺藜，补肾涩精之药也。……乃和平柔润之剂也。"三药合用，可用于阳虚阴亏之时，刚柔并济，阴阳并补。

4. 典型病案

病案一 李某，男，67岁。1年前自觉咽部不适，进食有哽噎感并进行性加重。在某医科大学第二医院行胃镜及病理检查示：食管上段鳞状上皮细胞癌。并行手术及放疗进行治疗。现症见：吞咽不利，如有物阻，纳差，形体消瘦，神疲乏力，舌质红，苔黄腻，脉弦细。证属脾胃虚弱，阴亏热结。治宜健脾和胃，滋补肾阴。处方：山药10g，茯苓20g，青皮20g，枳壳20g，佛手12g，预知子15g，北沙参20g，生地黄20g，熟地黄20g，冬凌草20g，牡丹皮6g，浙贝母10g。14剂，水煎服，每日1剂，分2次服用。患者服药后又自行续服半月后复诊。

二诊：口干咽燥消失，仍吞咽不利，食欲好转，仍觉腰膝酸软，手足心热，舌质红，苔腻，脉细。原方基础加山茱萸 10g，茯苓 10g，泽泻 10g，砂仁 10g，每日 1 剂，水煎分服。服药 3 月余后再诊。

三诊：诸症减轻，原方去熟地黄，嘱患者服 1 个月后可减量为 2 日 1 剂。随诊：患者未再出现吞咽不适等症。

按语：食管癌患者手术、放疗后正气亏虚、脾胃受损，且存在阴亏热结之证。治疗应滋肾阴以补亏，健脾胃以扶正。山药、茯苓健中脾，养胃气。山药可益气阴，补脾肾，不寒不燥，可充五脏，为治虚要药，补虚之上品；补而不滞，养而不腻，既能补气，又能养阴，补脾气而养胃阴，为平补脾胃之佳品。《神农本草经》云茯苓性温味淡，可渗湿缓脾，调脏腑，益气力，保神守中，久服安魂养神，不饥延年，为益寿延年之品。青皮、枳壳、佛手、预知子破气消积。青皮消滞之功可治久积之病；枳壳长于破气，可治郁结之疾；佛手味辛性温，平肝舒郁，理肺气，善宽中畅膈；预知子味苦性寒，走气分，善理气止痛，还无苦寒败胃之忧。生地黄、熟地黄、牡丹皮滋肾阴，清虚热。生、熟地黄同用益精以生血，补肾以养虚。冬凌草、浙贝母清热解毒散结。冬凌草味微苦性微寒，浙贝母味苦性寒，具清热解毒之功，其性偏泄，散结之力可用于胃肠道隆起及息肉治疗。上药合用，既达补益扶正之力，又起散邪解毒之功。

病案二　王某，男，56 岁。主诉：渐进性吞咽困难 3 个月。行电子胃镜检查示：食管处见一隆起性病变。患者拒绝行手术治疗，要求服用中药。诊见：吞咽困难，痰黏难咯出，口干，手足不温，气短，胸闷，舌淡，苔薄腻，脉弦。证属阳气虚弱，痰气交阻。治宜温补脾肾，开郁化痰。处方：肉桂 15g，乌药 6g，荔枝核 20g，旋覆花 15g，柴胡 15g，枳实 20g，砂仁 15g，郁金 12g，北沙参 15g，浙贝母 20g，半夏 12g，厚朴 12g，茯苓 10g，香橼 20g，太子参 12g，大枣 15g，甘草 15g。14 剂，水煎服，每日 1 剂，分 2 次服用。

二诊：服药半月余，吞咽哽噎感减轻，仍口干，胸闷气短，痰黏。上方加瓜蒌 10g，每日 2 剂，水煎服。

三诊：服药 1 月余，诸症减轻，偶有噎感，原方旋覆花加量至 20g。1 年后复诊，诉无不适症状。

按语：患者因食管异物出现吞咽不利，长期则有碍饮食，脾胃失精微之物充养，阳气继之亏少，故见手足不温、气短等症。又因疾病为痰所起，以郁为因，故见痰黏、胸闷之症。临证时温脾阳补其所亏，补肾以助温脾，乌药入脾、肾，能疏理气机、散寒；《神农本草经》言肉桂"主上气咳逆，结气喉痹吐吸，利关节，补中益气"；柴胡、枳实疏肝理气，使得肝脾调和；加理气化痰药又不忘滋阴，以防阴亏太过，北沙参质润多津，味甘微苦微寒，甘寒能滋养胃阴，苦寒能清泻胃热，与南沙参相较，北沙参体重而坚，长于养肺胃之阴。二诊因痰黏、胸闷气短，加以瓜蒌利气宽胸，清热化痰。

病案三 赵某，女，68 岁。2019 年在外院诊断为贲门癌。诊见：精神不振，形寒肢冷，吞咽不顺，呕吐痰沫，食欲差，大便通畅，苔薄腻，脉沉紧。行化疗手术时，欲与中药协助治疗，以达攻邪扶正之效。证属寒痰瘀结，治宜温运化瘀。处方：附子 15g，肉桂 15g，荔枝核 20g，乌药 6g，高良姜 15g，生半夏 9g，生天南星 9g，络石藤 9g，旋覆花 9g，黄芪 12g，党参 20g，山药 20g，厚朴 20g，白术 15g，茯苓 30g，炙甘草 15g。14 剂，水煎服，每日 1 剂，分 2 次服用。

二诊：饮食仍有噎膈感，伴呕吐，多痰沫，纳少，二便调，苔薄腻，脉沉。前方加吴茱萸 3g，干姜 3g，黄连 3g，大枣 5 枚。7 剂，每日 2 剂，水煎服。

三诊：服药半月余，哽噎不顺感减轻，纳好转，舌淡苔腻，脉沉。前方加砂仁 9g，14 剂，每日 2 剂，水煎服。期间多次复诊，偶有随证加减，效不更方，随访诉化疗时精神较佳，呕吐痰涎量少，食欲可，平素可服面粥或较稠之食。

按语：本例患者年届高龄，形寒，脉沉，一派阳虚之象，加之噎膈重病，病重而虚甚，故可大胆用以温化之品。药用附子、干姜、肉桂等以温阳，干姜配附子、干姜配肉桂均能温经祛寒、温肾回阳，或可以干姜配白术，温运脾胃，祛除中焦之寒，可散脾胃寒气。若有干呕吐涎，可用生姜配以吴茱萸，温中散水气。生半夏、生天南星、络石藤等化痰通瘀。若遇痰湿化热，形成痰湿热交阻之机，见咯痰黏稠，苔腻泛黄，脉数，宜清热化痰，可配黄芩、山栀子。黄芪、党参补益气虚。"形不足者，温之以气。"《博爱心鉴》中芪、参、草、归合用，名为保元汤，补虚损劳怯，大补三焦元气。山药、厚朴、白术、茯苓健脾补中。脾虚气弱久则内寒自生，四肢不温，脉细，可佐干姜温运中阳。脾虚易生湿热，若兼见纳少化迟，多涎口腻者，需佐橘皮、豆蔻、泽泻理脾气，泻滞湿。诸药合用，攻补兼施，共奏温寒逐瘀、化痰散结之效。

第七章　呃　逆

呃逆，是指胃气上逆动膈，气逆冲上，喉间呃呃连声，声短而频，不能自制为主要表现的病证。俗称"打嗝"，《内经》中亦称为"哕""哕逆"。临床所见偶然发作而轻微者大多能自愈；持续时间较长或在较长时间内屡屡发生的常来就医；出现在某些慢性疾病如肝硬化、尿毒症、肿瘤危重阶段的则为胃气垂败之象，预后多属不良。

一、病因病机

早在《内经》中就有记载的"哕"即为本病，《素问·宣明五气》："胃为气逆，为哕。"《内经》认为是胃气上逆而发本病，并认为与寒气相关，病涉肺、胃。如《灵枢·口问》曰："谷入于胃，胃气上注于肺，今有故寒气与新谷气，俱还入于胃，新故相乱，真邪相攻，气并相逆，复出于胃，故为哕。"隋代巢元方《诸病源候论》继承了《内经》的观点，"脾胃俱虚，受于风邪，故令新谷入胃，不能传化，故谷之气与新谷相干，胃气则逆，胃逆则脾胀气逆，因遇冷折之则哕也。"宋代陈言《三因极一病证方论》"大率胃实即噎，胃虚则哕，此由胃中虚，膈上热，故哕"，认为呃逆与膈相关，并有虚实夹杂之象。明代龚廷贤则提出了呃逆与肾的关系，如《万病回春》曰："若胃火上冲而逆，随口应起于上膈，病者知之，易治也；自脐下上冲，直出于口者，阴火上冲，难治。"明代张景岳详辨诸气逆之证，进一步将呃逆病名确定下来，明确提出"哕者，呃逆也"。《景岳全书》"然致呃之由，总由气逆。气逆于下，则直冲于上，无气则无呃，无阳亦无呃，此病呃之源，所以必由气也"，则进一步强调呃逆的病机在于气机上逆。在病因方面，张景岳提出了食滞、气滞、中气虚、阴气竭等均可导致呃逆，如《景岳全书》曰："凡杂证之呃……有因食滞而逆者，有因气滞而逆者，有因中气虚而逆者，有因阴气竭而逆者。"清代汪昂《医方集解》以虚实辨证分类呃逆，"此病有因痰阻气滞者，有因血瘀者，有因火郁者，有因胃热失下者，此皆属实。有因中气大虚者，有因大下胃虚阴火上冲者，此皆属虚。寒热虚实，治法不一。……呃在中焦，谷气不运，其声短小，得食即发；呃在下焦，真气不足，其声长大，不食亦然。"清代李用粹《证治汇补》则对本病提出了系统的辨证分类，"火呃，呃声大响，乍发乍止，燥渴便难，脉数有力；寒呃，朝宽暮急，连续不已，手足清冷，脉迟无力；痰呃，呼吸不利，呃有痰声，脉滑有力；虚呃，气不连续，呃气转大，脉虚无力；瘀呃，心胸刺痛，水下即呃，脉芤沉涩。"至今仍有指导意义。

呃逆是由于膈肌的阵发性痉挛伴声门突然关闭形成。膈肌收缩，气流突然流向肺内，声带震动，发出短促响亮的声音。刘启泉教授认为因胃居膈下，主受纳，主降浊，胃气以通降下行为顺，若因外感寒邪、饮食不当、情志刺激及体虚病后寒邪、郁热、气滞、痰阻，或正气虚弱，均可引起胃失和降，胃气上逆，气逆上冲动膈，膈间气机不利而成呃逆。刘启泉教授强调此病要与嗳气相鉴别，嗳气因食物不消化，胃中浊气上逆而发，与呃逆频频发出的呃呃响声有显著区别。

呃逆病位以胃、膈为主，与肝、脾、肾、肺相关。如肺处膈上，主肃降，手太阴肺之经脉还循胃口，上膈属肺，肺之宣肃影响胃气和降，膈居肺胃之间，肺胃受影响时，膈间气机不利，气逆上冲于喉间；胃之和降有赖于脾气健运和肝之条达，若脾失健运或肝失条达，则胃失和降，气逆动膈，遂成呃逆；肺之肃降与胃之和降，亦有赖肾之摄纳，若肾气不足，肾失摄纳，肺胃之气失于和降，浊气上冲，夹胃气上逆动膈，亦可形成呃逆。故在临证时必须辨清共病脏腑，协同治疗，方能取得佳效。

呃逆的病理性质又有虚实之分。初起以实证为主，多由寒凝、火郁、气滞、痰阻等邪气扰乱，胃失和降；日久则为虚实夹杂证或纯为虚证，以脾肾阳虚、胃阴不足、正虚气逆为多见，且虚实寒热之间可相互兼加或转化。一般偶然发作或单纯性的呃逆，预后较好；若伴发于久病、重病之时，常属胃气衰败之候。正如严用和在《济生方》中所云："大抵老人、虚人、久病人及妇人产后，有此证者，皆是病深之候，非佳兆也。"呃逆病情的轻重和预后差别较大，因此临床上应对症治疗，辨证论治。

二、辨证施治

1. 胃中寒冷证

症状：呃声沉缓有力，胸膈及胃脘不舒，得热则减，遇寒更甚，进食减少，

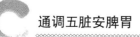

喜食热饮，口淡不渴，舌苔白润，脉迟缓。

病机：寒蓄中焦，气机不利，胃气上逆。

治法：温中散寒，降逆止呃。

方药：丁香散（《三因极一病证方论》）加减，本方由丁香、柿蒂、高良姜、炙甘草等组成。寒气较重者，加吴茱萸、肉桂；若寒凝气滞，脘腹痞满者，加枳壳、厚朴、香附、佛手；若寒凝食滞，嗳腐吞酸者，可加莱菔子。

2. 胃火上逆证

症状：呃声洪亮有力，冲逆而出，口臭烦渴，多喜冷饮，脘腹满闷，大便秘结，小便短赤，苔黄燥，脉滑数。

病机：热积胃肠，腑气不畅，胃火上冲。

治法：清胃泻热，降逆止呃。

方药：竹叶石膏汤（《伤寒论》）加减，本方由竹叶、石膏、人参、麦冬、半夏、甘草、粳米等组成。腑气不通，脘腹痞满者，加生大黄、厚朴；呃逆甚者，加柿蒂。

3. 气机郁滞证

症状：呃逆连声，常因情志不畅而诱发或加重，胸胁满闷，脘腹胀满，嗳气，纳减，肠鸣矢气，苔薄白，脉弦。

病机：肝气郁滞，横逆犯胃，胃气上逆。

治法：疏肝解郁，和胃降逆。

方药：五磨饮子（《医方考》）加减，本方由木香、沉香、槟榔、枳实、乌药等组成。肝郁明显者，常加郁金；若气郁化火，心烦口苦者，加栀子、牡丹皮。

4. 脾胃阳虚证

症状：呃声低长无力，气不得续，泛吐清水，脘腹不舒，喜温喜按，面色白，手足不温，食少乏力，大便溏薄，舌质淡，苔薄白，脉细弱。

病机：中阳不足，胃失和降，虚气上逆。

治法：温补脾胃止呃。

方药：理中丸（《伤寒论》）加吴茱萸、丁香等，本方由人参、白术、干姜、炙甘草、吴茱萸、丁香等组成。病久及肾，肾阳亏虚者，可加补骨脂、山茱萸。

5. 胃阴不足证

症状：呃声短促而不得续，口干咽燥，烦躁不安，不思饮食，或食后饱胀，大便干结，舌质红，苔少而干，脉细数。

病机：阴液不足，胃失濡养，气失和降。

治法：养胃生津，降逆止呃。

方药：益胃汤（《温病条辨》）加减，本方由生地黄、麦冬、沙参、玉竹、冰糖等组成。胃阴虚严重者，可加橘皮、竹茹、枇杷叶；若阴虚火旺，胃火上炎者，可加石斛、知母。

三、历代医家经验

1. 张仲景　汉代张仲景在《金匮要略》中将哕分为三证：实证者，"哕而腹满，视其前后，知何部不利，利之则愈"；寒证者，"干呕哕，若手足厥者，橘皮汤主之"；虚热证者，"橘皮竹茹汤主之"，为后世寒热虚实辨证分类奠定了基础。仲景在《伤寒论》中多处提及哕，《伤寒论》中有 9 个条文论及哕。仲景从虚实而论哕之病变机理，虚者多为胃气虚败、气逆而上所致；实者常因邪结、胃气不降反逆而致。而仲景在《金匮要略》中更是专篇论述哕，并提出专方治之。《伤寒论》第 111 条："太阳中风，以火劫发汗，邪风被火热，血气流溢，失其常度……久则谵语，甚者致哕……"本证因为太阳中风误用火法，导致风火相煽，久则阳明燥热，胃津枯竭，胃气败绝而为呃逆。此证由热甚伤津而致，故属实证。《伤寒论》第 381 条"伤寒哕而腹满，视其前后，知何部不利，利之则愈"，此为邪实内结，治以通利之法，使邪有出路，胃气得降，则哕证自除。若因水气内滞者，则通利其前阴而利其小便；若邪实内结于里，则治后通其大便。故哕属实证者均以通利治之，则邪去哕自愈。《伤寒论》第 194 条："阳明病，不能食，攻其热必哕。所以然者，胃中虚冷故也，以其人本虚，攻其热必哕。"本条先以不能食为主证，其病机本是胃中虚冷，若误认为不能食为阳明腑实而用攻下之法，势必造成中气更虚，胃寒更甚，而虚气上逆致哕。第 98 条"得病六七日，脉迟浮弱，恶风寒，手足温。医二三下之……本渴饮水而呕者，柴胡不中与也，食谷者哕"，本证属太阴虚寒兼有太阳表证，由于医者误用攻下致脾气大伤，土壅木郁致身黄，再误用小柴胡汤，进一步伤中，致胃气虚冷，食谷后不能运化，虚气上逆而致呃逆。《伤寒论》第 380 条："伤寒，大吐，大下之，极虚，复极汗者，其人外气怫郁，复与之水，以发其汗，因得哕。所以然者，胃中寒冷故也。"大吐、大下、极汗后，胃中阳气虚衰，再与饮水，则阴寒水冷气逆上冲而作哕。此 3 条原文皆为虚证。从仲景有关哕病论述条文可以看出，其以虚实二端论及哕，实者常因前后二阴不利、胃气上逆而作哕，治当以通利为宜；虚者多因其人平素胃气本虚，或饮水之后胃虚不消水，水与胃寒相搏，胃气上逆而作哕，或胃中虚热，气逆上冲而作哕。

2. 张景岳　张景岳进一步确定了呃逆的病名，《景岳全书》并指出大病时"虚脱之呃，则诚危殆之证"。《景岳全书》曰："虽其中寒热虚实亦有不同，然致呃之由，总由气逆，气逆于下，则直冲于上，无气则无呃，无阳也无呃，此病呃之源所以必由气也。"所言直中病机之所在，即导致呃逆的病因虽多，但病机总不外乎胃气上逆动膈。又曰："呃之大要，亦惟三者而已，则一曰寒呃，二曰热呃，三曰虚脱之呃。"将呃逆病性分为三大类。在病性的基础上，张景岳又将呃逆的病因病机分为两类，一为杂病所致，二为伤寒所致。杂病所致病因病机有"寒滞为呃""胃火为呃""气逆为呃""食滞而呃""中焦脾胃虚寒""下焦虚寒""病后体虚或用药攻伐致呃"七类。"寒呃可温可散，寒去则气自舒也。热呃可降可清，火静而气自平也。"此将呃逆治法简明扼要地归纳出来。提到脉证与治法，"凡声强气盛而脉见滑实者，多宜清降；若声小息微而脉见微弱者，多宜温补。"张景岳对于呃逆的治疗分杂证呃逆与伤寒呃逆两类，伤寒呃逆遵循仲景治哕思想论之。《景岳全书》提出治疗呃逆的简易方，治呃逆久不愈，用生姜捣汁一合，加蜜一匙，温热服。治呃逆服药不效者，用硫黄、乳香等分，以酒煎，令患人以鼻嗅之效。或用雄黄一味，煎酒嗅。灸两乳穴，呃逆立止。男左女右，灸一处，艾炷如小麦大，着火即止，灸三壮。

3. 叶天士　《临证指南医案》中首载"肺气郁痹及阳虚浊阴上逆"之呃，叶天士提出"肺气郁痹"为呃逆病机。此医案为："某面冷频呃，总在咽中不爽。此属肺气膹郁，当开上焦之痹。盖心胸背部，须藉在上清阳舒展，乃能旷达耳。"肺为气之主，凡脏腑经络之气升降出入，统摄调节，皆属于肺。肺气郁痹，失于宣降，旁及胃的气机升降，出现面冷、频频呃逆、咽中不爽的症状。因此，治疗当开上焦之痹，调理气机，使在上之清阳舒展，则呃逆可除。药用枇杷叶、炒川贝母、郁金、射干、白通草及香豆豉。所用药物除郁金外，均可入肺经，从肺论治。枇杷叶、香豆豉轻宣肺气，郁金辛开肺之郁痹，通草通达气机而调肺胃之气，川贝母清肺润肺，射干利咽。全方共奏宣肺气开上焦之功，使气机调畅而呃逆止。《临证指南医案》中咳嗽案"某四十"及"陆女"案中均认为对于外邪上侵、肺气不宣者，治当"用轻药，以清上焦"，用药亦有枇杷叶、桑叶、川贝母、杏仁等轻清之品。故上述医案所用枇杷叶、香豆豉、川贝母等药物亦或体现了当时温病学用药特色。晚清名医张聿青《张聿青医案》一呃忒案："呃忒，每至咳痰，呃即稍止。脉浮带滑。此肺气闭郁，清阳不展。恐致变痉。"因痰气阻滞，肺气失宣而呃，同样用豆豉、枇杷叶、射干、郁金、通草以宣肺闭、展气机，加上杏仁、桔梗加强宣肺气，半夏、橘皮、竹茹理气和胃化痰。由此可见，叶氏对于肺气郁痹之呃的辨治经验，既如其门人邹时乘评价"补前人之不逮"，又给后世医家提供了宝贵的临床经验，意义重大。同时，叶氏亦首先提出"胃阳虚浊阴上逆"之呃逆病因病机，《临证指南医案》五例呃逆验案中，有四例属此病机，尽管病因及证候、脉象各不相同，均治以理阳驱阴、从中调治法，所用方药随证候不同予以加减。叶氏继承李东垣脾胃学说，临证重视脾胃，治疗阳虚浊阴上逆之呃用药以甘温为主，侧重于温通脾胃之阳，使胃阳醒，浊阴降，从中调治而呃逆止。在其所制呃逆汤药中，茯苓、人参和干姜三味药的使用频率最高，其次丁香、附子、柿蒂等，并认识到土虚木易旺，在理阳安胃的同时加以镇肝敛肝降逆之品，如代赭石、乌梅肉、半夏。叶氏又重视脾胃分治，独创胃阴说，在此案中患者第三次复诊时加入炒粳米，或有补养胃阴之意。

4. **徐灵胎** 徐灵胎擅长以清降之品治呃逆。从徐灵胎《洄溪医案》中三例医案中我们可以发现，一般医者认为呃逆为危证，是难治之证，非参、术等补益之药所不治。徐灵胎则不认为如此，因暑月感冒而邪留上焦致呃，为"热呃"，用药首先考虑西瓜，西瓜为夏月时令水果，其部位不同则功效有异，案中所用为瓜瓤，瓜瓤味甘性寒，功效消烦止渴，解暑热，疗喉痹，宽中下气，利小水，治血痢，解酒毒，含汁治口疮。徐氏令患者先食用西瓜，待呃逆渐止，再进清降之药使病愈。时邪内陷所致"热呃"，徐氏认为治当以枇杷叶、鲜芦根等清降之品，则呃逆可除。并指出呃逆根本病因不同，则其预后不同，其曰："由于虚寒，逆从脐下而起，其根在肾，为难治；由于热者，逆止在胸臆间，其根在胃，为易治，轻重悬绝。"对因为使用寒治之法治疗冷呃而致患者死亡，就以为呃逆都是绝证的观点予以抨击，曰："世人谓之冷呃，而概从寒治，无不死者，死之后，则云凡呃逆者，俱为绝证。不知无病之人，先冷物，后热物，冷热相争，亦可呃逆，不治自愈，人所共见，何不思也。""不过偶尔胃中不和，夹痰夹气"之一时性呃逆，本以泻心汤加旋覆花、枇杷叶可治愈，却终因进食人参、白术等补益药使呃遂不止。

从以上三例呃逆验案不难发现，徐氏论治呃逆特点在于运用了西瓜、枇杷叶、鲜芦根类清降之品，虽看似极为平淡，却效果显著。我们在临床上需仔细辨证论治，正确用药，才可药到病除。徐灵胎善于审证求因，"择药性之最轻淡"者愈呃逆，无不为现今呃逆的治疗提供了新思路，值得我们细细揣摩。

5. 吴鞠通　《温病条辨》中论呃逆条文只有 5 条，上焦、中焦、下焦篇中皆有，认为呃逆可以出现在温病的全部病程中，其虽以三焦为纲，实则从脏腑定位论述，即在上焦为肺气郁痹，在中焦有温热、湿热、寒湿不同所致的脾胃气机上逆，在下焦则从肝肾阴虚阴竭辨治。《温病条辨》上焦篇 46 条指出："太阴湿温，气分痹郁而哕者，宣痹汤主之。"说明湿热病邪侵犯手太阴肺可导致呃逆，其病理机制为"上焦清阳膹郁"，即上焦气机壅滞而引起胃气上逆。呃逆总由胃气上逆动膈而成，肺气失宣在发病过程中起到了重要作用，呃逆与肺关系密切。手太阴肺经之脉，还循胃口，上膈属肺；肺胃之气又同主降，故肺、胃在生理功能上相互联系，病理上相互影响。膈居肺、胃之间，当各种致病因素乘袭肺、胃时，每使膈间之气不畅而引起呃逆。对于太阴湿温、气分痹郁而哕者，吴鞠通确立的治法为"轻宣肺痹"，即采用苦辛通法，以宣肺、行气、化湿、清热组合而成的宣痹汤治疗。该方由枇杷叶二钱，郁金一钱五分，射干一钱，白通草一钱，香豆豉一钱五分组成。方中枇杷叶味苦，降肺胃之气；郁金味辛苦寒，活血止痛，行气解郁，清心凉血，利胆退黄；射干味苦寒，散结气治腹中邪逆；香豆豉宣散邪气；通草色白而气寒，味淡而体轻，入太阴肺经，引热下降而利小便，入阳明胃经，通气上达。枇杷叶清肺止咳、降逆止呕，郁金行气，香豆豉与射干散气，白通草沟通肺胃之气。诸药合用，肺气得宣，胃气得降，气机调畅，呃逆自止。宣痹汤药味少，用量轻，充分体现了吴鞠通"治上焦如羽"的思想。肺主一身之气，肺气对全身气机具有重要调节作用。治疗呃逆应重视调畅肺气，敛降与辛散合用。宣畅肺气法体现了消化系统病证从肺论治的整体思想，不仅对于呃逆，对于脾胃、肠的其他病变，如胃痛、痞满、呕吐、泄泻、便秘等，皆可考虑宣降肺气。《温病条辨》下焦篇 15 条指出："既厥且哕，脉细而劲，小定风珠主之。"吴鞠通认为其病机为"温邪久踞下焦，烁肝液为厥，扰冲脉为哕。脉阴阳俱减则细，肝木横强则劲"，阴液亏虚，筋脉失养，则变生内风。膈肌失于阴液濡养，也会发生痉挛，而引起呃逆。对于该证，吴氏确立的治法为甘寒咸法。方药为鸡子黄（生用）一枚，真阿胶二钱，生龟甲六钱，童便一杯，淡菜三钱。吴鞠通认为：鸡子黄实土而定内风；龟甲补任而镇冲脉；阿胶沉降，补液而息肝风；淡菜补阴中之真阳，潜真阳之上动；童便为使，以浊液仍归浊道。该方所用药物皆为血肉有情之品，功善滋阴养肝以息风。临床上对于热病后期，阴液亏耗，出现呃逆者，症见舌红少苔、脉弦细，可用此方法论治。

四、刘启泉教授经验

1. **论治特色** 《景岳全书》载："然致呃之由，总由气逆，气逆于下，则直冲于上，无气则无呃，无阳亦无呃，此病呃之源所以必由气也。"一般认为，呃逆由胃气上逆动膈而成，常法多着重和胃降逆，甚者配以重镇降逆之品，却常常效果不佳，为何？刘启泉教授认为呃逆总因气机升降失调，虽其病位在胃，与脾、肝、肺、心、肾密切相关，需五脏同调。呃逆每多责之于胃，然非独胃气上逆，它与肺、脾、肝、肾、心密切相关，应根据其以往病史、现主症及临床表现等明确何脏腑病变所致。呃逆发生的主要病机是胃气上逆动膈而成，但人体是一个有机的整体，各个脏腑之间在功能上相互协调，互资互用，在病理上相互影响，一脏之病也可影响其他脏腑致病。从五脏论治呃逆的思想，体现了中医整体观念、辨证论治的思想。治疗呃逆应以通调脏腑为大法，除和胃降逆外，辨证后应辅以宣肺、健脾、疏肝、补肾、清心之法，使脾升胃降，开其通降之法，令上逆之气有下行之道，呃逆方除。呃逆病因多种多样，治疗宜辨证论治，用药精当，则"但察其因而治其气，自无不愈"。

（1）从肝论治，疏土泄胃：肝主疏泄，能调畅全身气机，使脏腑经络之气的运行通畅无阻，脾胃升降功能的正常与否依赖于肝之疏泄。脾气以升为健，胃气以降为和，脾胃之间气机的升降平衡与肝的疏泄功能密切相关。若肝的疏泄功能失常则气机不畅，肝气郁结，升发太过，横逆犯胃，胃气上逆动膈而呃逆。肝失于疏泄可致脾升胃降气机失常而出现呃逆不止。从五行角度理解，《灵枢·经脉》云："足厥阴肝所生病者，胸满呕逆。况五行之生克，木动则必犯土，胃病治肝，不过隔一之治。"肝属木，胃属土，若肝之木气过于亢盛，势必克伤胃土，即"木旺乘土"。从经脉运行角度考虑，《灵枢·经脉》曰："肝足厥阴之脉……夹胃，属肝，络胆，上贯膈，布胁肋。"肝胃之气通过经脉相连而运行全身气血，若肝经气血郁滞，会影响其相连络的胃腑。故情志失调，肝失疏泄，木不疏土，气机壅滞，胃之通降失职发为呃逆。除呃逆不止外，还可见患者情志抑郁、心烦易怒、口干口苦、善太息、胸胁胀满或胀痛、吞酸、脉弦等，常用药为柴胡、香附、川芎、枳壳、陈皮、芍药、炙甘草等。柴胡功善条达肝气而疏散郁结；香附配川芎助柴胡疏肝解郁行气之功；陈皮理气行滞和胃；枳壳疏肝理脾；芍药配甘草缓急止呃，共化木郁。伴见大便稀溏者，加葛根、茯苓、薏苡仁补脾气；肝气郁滞者，加川楝子、佛手、香橼皮等，甚则失眠者加合欢皮、合欢花、炒酸枣仁等；

伴见舌红口渴者，加芦根、白茅根清降肺胃，生津止渴，甘寒清热而不伤津。肝气条达，枢机得畅，脏腑之气升降正常，上逆之胃气自返，通降自顺，呃逆自止。

（2）从肺论治，调气降胃：《素问·灵兰秘典论》载："肺者，相傅之官，治节出焉。"肺为"气之主"，主清肃，司呼吸，主一身之气的运行，对全身之气的升降出入有调节作用。若肺不能宣，则气不能下，故而呃逆。若肺不主清肃，则一身之气皆滞。胃主受纳腐熟水谷，胃气宜通降则和，肺气宣通与否影响胃气和降。且二者经络相通，如《灵枢·口问》说："肺主为哕，取手太阴，足少阴。"肺、胃在经络上相连属，肺胃之气皆以降为顺，若上焦肺气郁闭或肺气虚衰，失于宣降，必累及胃气之和降，膈间气机不利，上冲喉间，故作呃逆。《灵枢·口问》说："谷入于胃，胃气上注于肺……气并相逆，复出于胃，故为哕。"凡病属气机升降失调者，均可从治肺着手。关于呃逆治肺的方法，《内经》早有提及，如《灵枢·杂病》曰："哕，以草刺鼻，嚏，嚏而已。"意为呃逆病，用草刺激患者的鼻腔，打喷嚏后呃逆可止。通过取嚏使肺及膈间之气疏通，可起提壶揭盖之功，以助胃气复降。《临证指南医案》"面冷频呃"案，为肺气不得宣降，胃气上逆动膈，常可见兼鼻塞、咳嗽、咳痰、胸闷喘息等肺系症状的呃逆。宣通肺气是胃气得以和降的保证，呃逆一证，总由胃气上逆动膈而成，故治疗以理气和胃、降逆止呕为基本治法，选用柿蒂、紫菀、桔梗等，然肺气宣通与否亦会影响胃气和降，故宣通肺气也是胃气得以和降的保证。柿蒂降气止呃；"紫菀，主胸中寒热结气"，宣肺通腑，呃逆即除；桔梗作为引经药，载诸药上行入肺，并开宣肺气。三药相伍，肺气得宣，呃逆得降。遣方用药时可酌情配伍枇杷叶、杏仁等品，宣上和中，升降并施，使全身气机条畅通达，肺降胃和，呃逆自止。宣畅肺气法体现了脾胃系疾病从肺论治的整体思想，不仅对于呃逆，对于脾胃、肠的其他病变，如呕吐、胃痛、痞满、泄泻、便秘等，皆可考虑宣降肺气。

2．经验处方

（1）自拟清心止呃方

组成：百合 15g，茯苓 15g，合欢皮 15g，浮小麦 10g，北沙参 15g，石斛 15g，柿蒂 12g，连翘 15g，莲子心 12g。

功效：清心除热，降逆和胃。

主治：呃逆心胃郁热证。

加减：伴反酸烧心，舌红苔黄者，加柴胡、黄芩清热化湿，疏调气滞；伴乏力便溏者，加砂仁、白豆蔻醒脾化湿；伴胃脘疼痛，加延胡索、白芍缓其疼痛。

分析：本方从心入手，心胃同调。方中茯苓利水渗湿，健脾宁心安神，其药性平和，利水而不伤正；百合养阴润肺，清心安神；合欢皮解郁安神，有治心神不安、忧郁、失眠之功，常用于情志不遂、忧郁而致失眠、心神不宁者；浮小麦，味甘凉，入心经，养心安神，益气除烦，常用于治疗心烦、骨蒸劳热、自汗盗汗。上药合用，清心安神，使心火消，神得安。北沙参、石斛养阴生津；连翘、莲子心清热泻火；柿蒂降逆止呃。全方配伍严谨，共同清热化湿，养阴安神，降逆止呃，使脾胃气机升降适宜，呃逆得除。

（2）自拟疏肝止呃方

组成：柴胡 6g，香附 6g，枳壳 9g，陈皮 6g，佛手 9g，白芍 9g，百合 20g，乌药 9g，预知子 15g，荔枝核 20g，柿蒂 12g，川芎 6g，延胡索 12g。

功效：疏肝理气，降逆止呃。

主治：呃逆肝胃气滞证。

加减：伴见心烦、睡眠状态差者，加合欢花、酸枣仁解郁安神；伴见大便稀溏者，加葛根、茯苓、薏苡仁补脾气；伴见舌红口渴者，加芦根、白茅根清降肺胃，生津止渴，甘寒清热而不伤津。

分析：本方切中肝气犯胃的病机，肝胃同调治疗呃逆。方中预知子、柴胡、香附功善疏肝理气；荔枝核行气散结；枳壳、陈皮行气降逆宽中，使木疏则土达；百合、乌药配合，一动一静，共同发挥行气解郁、清热止痛之效；白芍、佛手柔肝止痛，行气活血，使木郁得以畅达；川芎、延胡索加强行气活血之功；柿蒂降逆止呃。全方疏肝以安胃，调肝以降胃，使肝气得疏，胃气得降，呃逆自消。

（3）自拟宣肺止呃方

组成：桑叶 15g，紫苏叶 12g，防风 6g，清半夏 6g，竹茹 6g，大腹皮 10g，石菖蒲 20g，郁金 12g，麸炒枳实 15g，香橼 15g，柿蒂 12g，丁香 9g。

功效：宣肺降气，降逆止呃。

主治：呃逆肺失宣降、胃腑中满证。

加减：伴见两胁胀满、郁闷不舒者，加预知子、柴胡、香附功疏肝理气；伴见脘腹坠胀、神倦乏力者，加黄芪补中益气，升阳固表；伴有面色萎白、少气乏力者，加当归、党参、白术、黄芪补气养血和营。

分析：本方抓住若肺气失宣，胃气失降，患者则见呃逆病证，把握"胃宜降则和""肺胃同降"的生理特性，从肺论治呃逆。方中桑叶、紫苏叶、防风疏风散寒，宣肺以助胃和降；石菖蒲、郁金开郁，升清阳，降浊气；香橼、枳实理气，柿蒂降逆止呃；丁香、清半夏理气和胃降逆；大腹皮行气消滞；竹茹除烦止呕。全方从肺论治，使全身气机条畅通达，使肺胃气机得复，呃逆自除。

3. 用药经验

（1）对药

①旋覆花、代赭石：旋覆花，苦辛咸，微温，归肺、胃经，具有降气消痰、行水止呕之功效。《神农本草经》云："主结气胁下满，惊悸。除水，去五脏间寒热，补中，下气。"代赭石，苦寒，归肝、心经，具有平肝潜阳、重镇降逆、凉血止血的功效。《长沙药解》云："驱浊下冲，降摄肺胃之逆气，除哕噫而泄郁烦，止反胃呕吐，疗惊悸哮喘。"故常用代赭石重镇降逆平呃。元代医家罗谦甫云："以代赭石之重，使之敛浮镇逆，旋覆花之辛，用以宣气涤饮。"此即浊降痞硬可消，清升噫气可除。二药合用，降逆、化痰、止呕并用，呃逆自除。

②桃仁、红花：常用于治疗瘀阻胃腑、胃失和降证，症见呃逆反复发作，顽固难愈，胸闷不舒，心悸气短，舌质紫暗或有瘀斑，夜间加重，苔薄黄，脉沉弦或细涩。刘启泉教授认为顽固性呃逆兼见瘀血症状者，应配伍活血化瘀的中药。清代王清任认为呃逆是"因血府血瘀，将通左气门、右气门归并心上一根气管，从外挤严，吸气不能下行，随上出，故呃气"。桃仁，苦甘平，有小毒，归心、肝、大肠经，具有活血祛瘀、润肠通便、止咳平喘的功效。《名医别录》云："止咳逆上气，消心下坚硬，除卒暴击血，通月水，止心腹痛。"红花，辛温，归心、肝经，具有活血通经、祛瘀止痛的功效。《本草纲目》云："活血，润燥，止痛，散肿，通经。"二药合用，既可活血，又可下气，常用于治疗瘀阻胃腑、胃失和降之呃逆。

③首乌藤、合欢皮：呃逆病可见寐差、多梦等症，乃"胃不和则卧不安"之义。首乌藤味甘微苦，性平，入心、肝二经，善于补养心血，养心安神。《饮片新参》载："养肝肾，止虚汗，安神催眠。"《本草从新》亦谓其有"行经络，通血脉"之功。合欢皮，味甘平，归心、肝经，善于疏肝解郁，悦心安神。古人有"合欢蠲忿"之说。二药相合，能令心气缓，五脏安和，神气自畅，寐自安。此亦东垣老人"安养心神调治脾胃"之应用。从心论治脾胃病时，多二者合用，既可走肝经以解郁，又可入心经而养心安神，以促胃之和降。

④陈皮、竹茹：刘启泉教授治疗胃中热盛、气逆上冲证常用陈皮、竹茹。热呃症见呃声响亮，冲逆而出，胃脘疼痛或有灼热感，口臭，口干喜冷饮，小便短赤，大便秘结，舌红苔黄，脉滑数。可降可清，火静而气自平。陈皮，辛苦温，

归脾、肺经，具有理气健脾、燥湿化痰的功效。《本草汇言》云："味辛善散，故能开气；味苦善泄，故能行痰；其气温平，善于通达，故能止呕止咳，健胃和脾者也。"竹茹，甘微寒，归肺、胃经，具有清热化痰、除烦止呕之功效。《本草汇言》云："竹茹，清热化痰，下气止呃之药也……此药甘寒而降，善除阳明一切火热，痰气为疾，用之立安。如诸病非因胃热者勿用。"二药合用，清热降气，理气化痰。

⑤紫苏叶、香附：现代生活节奏快，人们精神压力大，加上生活不规律，易致七情过激，烦躁易怒，肝失疏泄，气壅而滞，出现吐酸、嗳气、胸胁胀满、善太息等症状。紫苏叶，辛温，归肺、脾经，功善行气和胃，解表散寒，解鱼蟹毒；香附，辛微苦微甘平，归肝、脾、三焦经，能走能守，疏肝解郁，调经止痛，理气宽中。"善言古者，必有合于今"，刘启泉教授熟谙经旨，明其理法，临证善将古方化裁而用之。如将紫苏叶、香附配伍，紫苏叶走气分以散滞，香附入血分以化瘀，一气一血，气血双调，取香苏散之义，紫苏叶得香附之助，调畅气机之力益彰，香附借紫苏叶之升散，上行外达解郁之效甚妙。二药相合，疏肝气，利气滞，解郁结，畅情志，对于肝气郁滞型呃逆用之最宜。

⑥蒲公英、佛手：《临证指南医案》云："因郁则气滞，气滞久则必化热。"若平素情志不畅，肝失疏泄，肝郁日久，郁而化热，横逆犯胃，可出现胸骨后烧灼感、口干口苦、胸胁胀痛、烦躁易怒、胃脘灼痛、溲赤便秘等肝胃郁热之象。临证重用蒲公英，蒲公英苦甘寒，入肝、胃经，清热解毒，消肿散结，利尿通淋。刘启泉教授深谙叶天士"微苦以清降，微辛以宣通"之意，少佐辛温之佛手，疏肝理气，和胃止痛，燥湿化痰，既可助蒲公英和胃降逆，又能制约蒲公英量大苦寒伤胃之性，使泻火而无凉遏之痹。蒲公英常用剂量为30g，佛手为12g，两药相合，肝胃同治，辛开苦降，清温相配，相反相成，使肝火得清，胃气得降，蒲公英之苦寒得佛手而不伤胃土，佛手之辛散得蒲公英而不伤胃津，共奏疏肝理气、清热降逆之功效，与肝胃郁热之呃逆甚合。

⑦荷梗、紫苏梗：《礼记·月令》载："土润溽暑。"夏令时节，雨多潮湿，湿热蕴结，相兼为患。呃逆患者感受暑湿邪气，湿阻气郁，可见恶心呕吐、胸闷不舒、食欲不振、纳食不化等症状。荷梗味苦性平，除了如荷叶具有清热解暑、升发清阳之功效外，更擅理气宽胸。紫苏梗辛温芳香，能升能降，善于开胸膈，调升降，理气滞，醒脾胃。刘启泉教授认为二者均以中空梗茎入药，长于理气宽中，又气味清香，尤善化湿醒脾。二药相合，一药长于化暑湿，一药长于理滞气，相

互为用，共奏清解暑湿、行气畅中、醒脾开胃、降逆止呕之功效，对于呃逆感受暑湿者尤为适宜。同时常根据暑邪湿热盛衰添减药味及剂量，若热象明显者，减紫苏梗用量，加芦根、白茅根清气凉血，使湿化热清，暑热水湿之邪从小便而去。

⑧石菖蒲、郁金：石菖蒲味辛性温，入心、胃经，功效为芳香化湿，醒脾健胃，化浊祛痰，开窍宁神。《本草备要》记载："补肝益心……去湿逐风，除痰消积，开胃宽中。"《神农本草经》言其能"开心孔，补五脏，通九窍，明耳目，出音声"。郁金，味辛苦，性微寒，入心、肺、肝、胆经，为活血止痛、行气解郁、清心凉血、利胆退黄之要药，入气分能行气解郁，入血分能凉血散瘀。《本草述》记载："止呕血衄血……单用治妇人冷气血积，结聚气滞，心腹作痛。"二者相伍，一气一血，一温一寒，相得益彰而无耗血动血之弊，既能除胃腑气血瘀滞及湿浊，又可使胃气得降，阳气得升，则呃逆除。

（2）角药

①沉香、竹茹、升麻：沉香，味辛苦，性微温，入脾、胃、肾三经。因其质地沉重，落水不浮，故性主沉降。沉香入胃则能使胃气下行，降逆止呕；性温则能散寒，可用治脾胃虚寒之呃逆；"肾者，胃之关也"，沉香入肾，能引上逆之气归于下，使降逆止呕之效倍增。《本草通玄》言其"有降气之功，无破气之害，洵为良品"。竹茹，味甘微寒，归胃经。甘则能和，寒则能清，入胃则能和胃止呕，凉润清降，下气消痰，尤擅治胃热呕吐。升麻，味辛甘，性微寒，入脾、胃、大肠经。本品质轻升散，能升阳散郁，清热解毒，又可升举脾胃清阳之气，可用治中气下陷诸症。然沉香辛温燥烈，专攻行散；竹茹气寒滑利，易损脾阳。将两药配伍，以竹茹之甘寒制沉香之燥烈；以沉香之辛温制竹茹之滑利，使清胃化痰而无伤脾之害，辛温降逆而无劫阴之虞。以此两药，一热一寒，温清相济，并降胃气，专治胃气上逆之呃逆嗳气。又因呃逆一症，实为冲和之气升降失常。《医碥》谓："盖欲升之，必先降之而后得升也，欲降之必先升之而后得降也。"故又伍升麻，以臻强壮脾气、升阳举陷之效，俾脾气得升，胃气下行之路亦畅，则呃逆可止。此三药升降寒热悬殊，却效如桴鼓。

②香附、柴胡、青皮：陈士铎在《辨证录》中说："人有气恼之后，肝又血燥，肺又气热，一时呃逆而不止，人以为火动之故也，谁知亦是气逆而不舒乎。盖肝性最急，一拂其意，则气必下克脾土，而脾土气闭，则腰脐之间不通，气乃上奔于咽喉，而作呃逆矣。"治疗肝郁乘脾、胃气上逆证，常用香附、柴胡、青皮。临床可见呃逆频频，胸胁胀满疼痛，善太息，抑郁恼怒则发作，情志转舒则稍缓，

肠鸣矢气，苔薄白，脉弦。香附行气活血止痛、宽中，《唐本草》云："大下气，除胸腹中热。"柴胡具有解表退热、疏肝解郁、升举阳气的功效。青皮具有疏肝破气、消积化滞的功效。《本草纲目》云青皮"治胸膈气逆，胁痛，小腹疝气，消乳肿，疏肝胆，泻肺气"。一旦肝气郁结，肝不得畅达，最易横逆犯胃，导致胃失和降。刘启泉教授将三药合用，以疏肝胆气机，调理脾胃升降，肝胆气机通畅，脾胃升降和调，则呃逆自除。

③香附、木香、荔枝核：香附有"气病之总司，女科之总帅"之称，能通行十二经与奇经八脉之气分，且能入血分，为血中之气药，行气活血止痛，并宽中消食。木香味辛苦性温，行气止痛，健脾消食，尤擅行脾胃之气滞，故为行气调中止痛之佳品，又能健脾消食，且可行大肠滞气，为治疗湿热泄痢、里急后重之要药，更可疏通三焦与肝胆之气，治疗胸胁胀痛、黄疸、疝气疼痛。荔枝核味甘涩微温，归肝、胃经，理气止痛，散滞祛寒。木香、荔枝核为气分药，香附则能由气入血，善调血中气滞，三药相配伍，升降相配，气血兼顾，共奏行气止痛之功。久病入血有瘀或肝郁气滞而导致气机不畅性呃逆患者，常用此角药组合。

（3）谨守药性，把握用量：刘启泉教授认为"轻可去实"，用药当味少量轻，宜轻不宜重。虽用药轻灵，却可救逆证、重证。轻指药量轻、药性平，轻扬发散，质轻味薄之品更能起到意想不到的效果。吴鞠通言："治上焦如羽，非轻不举。"辛味药能散能行，可行气活血，质轻而浮，能解表透邪，宣肺以降胃，使呃逆得除。临床上常用荷叶、荷梗、金银花、桑叶、紫苏叶等药，用量宜轻，轻轻透发，宣散肺气，使得胃气得降，呃逆自然缓解。刘启泉教授临床用药严谨，谨守药性，随证调量，以期精准用药，最大程度地发挥药效。

4. 典型病案

病案一 邢某，男，27岁。2020年10月12日初诊。主诉：呃逆3月余。患者本身有癫痫病史，常失神小发作，3个月前开始，每次失神小发作后患者呃逆连连，不能自止，曾在当地医院及各家中医门诊治疗，效果不佳，每次有所好转但停药后复发，因为呃逆剧烈无法工作，赋闲在家，慕名来我处治疗。患者表情痛苦，呃逆连连，呃声短频，清脆高亢，言语无法接续，不能饮食，甚至食入片刻即呕吐食物残渣，胃胀，大便黏腻不爽，量少，每日1~2行。诊断为呃逆，辨证属湿热内蕴、肝胃不和证。治宜清热化湿，疏肝和胃。处方：石菖蒲15g，柿蒂15g，柴胡10g，黄芩10g，蒲公英20g，砂仁12g（后下），佛手15g，醋香附20g，预知子15g，醋莪术9g，丁香9g，黄连6g，白芍30g，醋延胡索15g，当归

12g，酒大黄 15g，麸炒枳实 30g，茯苓 30g。7 剂，水煎服，每日 1 剂，分 2 次服用。并予以达利通颗粒及胃康胶囊辅助治疗。第二天患者来电诉说病情，短促清亮的呃逆声变成连续低沉的呃逆声，进食胃胀也有所好转。第三天患者来电呃逆消失，饮食也变正常，嘱其继续服药。

二诊：呃逆已止，纳好转，胃胀消，大便稀，每日 4～5 行，患者心情良好，与刘启泉教授言谈甚欢，陈述病情，调整处方后，嘱咐其继续治疗。处方：石菖蒲 15g，柿蒂 12g，柴胡 10g，黄芩 10g，蒲公英 10g，砂仁 12g（后下），佛手 15g，酒大黄 5g，醋香附 20g，芦根 20g，麸炒枳实 20g，预知子 15g，当归 12g，丁香 9g，醋莪术 9g，醋延胡索 15g，茯苓 30g。7 剂，水煎服，每日 1 剂，分 2 次服用。成药继续服用。

中途患者又因其癫痫小发作呃逆复发，但比以前症状减轻，嘱其呃逆时暂不进食及服药，待呃逆缓解时再少量频服，呃逆就自然缓解。后患者又间断服药 1 个月，自觉状态良好，呃逆很少复发。现一切良好，嘱咐其继续服用抗癫痫药物，患者满意而归。

按语：本例患者为呃逆湿热内蕴证，本方从肝脾论治，其中石菖蒲味辛苦性温，芳香走窜，善于芳化湿浊之邪，与砂仁同用，恢复脾胃运化之机，加强化湿之效；佛手、预知子理气止呃；香附疏肝解郁，理气宽中，味辛甘微苦，芳香性平，辛能散肝气之郁，苦能降肝气之逆，甘能缓肝气之急，性平又无寒，热之偏盛，故为疏肝理气解郁之要药，《名医别录》云其"主除胸中热，充皮毛，久服利人，益气，长须眉"；醋莪术破血行气，消积止痛，《日华子本草》云其"治一切血气，开胃消食，通月经，消瘀血，止扑损痛，下血及内损恶血"，此外，还有抗早孕、抗菌、保肝、抗银屑病等作用；柿蒂降逆止呃，乃止呃要药；柴胡疏肝解郁，理气和胃，并升举阳气，有升有降，升降相因，又以黄芩、酒大黄等药清除里热。在调理脏腑同时则呃逆自除。

病案二　刘某，女，57 岁。2019 年 8 月 1 日初诊。主诉：呃逆半年余。患者并无明显不适，2019 年查电子胃镜结果为十二指肠恶性肿瘤，7 月份手术切除，后慕名来我院门诊进行术后调理。现主症：呃逆，胃口不好，身体虚弱，舌暗红，苔黄腻，大便干，2～3 日一行。中医诊断：呃逆湿热瘀阻证。治以清利湿热，和胃降逆。处方：麸炒枳实 15g，茯苓 15g，醋延胡索 15g，当归 12g，白芍 20g，醋香附 20g，预知子 15g，佛手 15g，醋莪术 6g，白花蛇舌草 15g，石见穿 10g，冬凌草 15g，藤梨根 20g，徐长卿 15g，炒僵蚕 12g，芦根 20g，酒萸肉 15g。14 剂，水煎服，每日1剂，分2次服用。

二诊：患者服药后呃逆减少，食欲好转，饮食增加，但又因近期烦心事多有些失眠，在上方基础加炒酸枣仁20g，后接继服药3个月，一切良好。

按语：此患者因十二指肠肿瘤术后，身体虚弱，方用酒萸肉、白芍等补益气血、养血柔肝。患者舌暗红，苔黄腻，辨证为湿热瘀阻证，方中诸药清热祛湿化瘀相配，使热清湿去，瘀血得化，则呃逆自止。预知子疏肝理气，活血止痛，并有除烦利尿、散结之用，《本草拾遗》言其"宣通，去烦热，食之令人心宽，止渴，下气"。香橼、白芍疏肝理气健脾，疏通气机。该患者病程日久，化生湿热蕴毒，阻滞经络气血，故方中加藤梨根，《陕西中草药》记载本药能"清热解毒，活血化瘀、抗癌"，与冬凌草同用，还有解毒抗癌的作用，常用于治疗消化系统癌症、肺癌、宫颈癌等。藤梨根还具有调节免疫等作用。炒僵蚕息风止痉，祛风止痛，并能化痰散结。僵蚕为虫类药，其味辛能散能行，具有发散、行气、行血的作用，走窜性强，具有搜风剔络之功效，可搜除外邪，入络入血，并能软坚散结。本品还有镇静、催眠、抗惊厥、抗凝血、抗肿瘤、降血糖等作用。诸药合用，使瘀去热除而湿退，呃逆不再复发。

病案三 李某，男，78岁。2018年4月9日初诊。主诉：呃逆1年余。患者无明显诱因出现呃逆，上腹部胀满，2017年1月4日于山西省某医院行电子胃镜检查示：胃体上部黏膜病变性质待定；慢性浅表性胃炎伴糜烂；十二指肠球炎。病理诊断为（胃体）黏膜慢性炎。患者于当地治疗一段时间后（具体药物不详），于10月7日复查胃镜示：贲门糜烂（早癌）；糜烂性胃炎；十二指肠球炎。病理诊断为贲门黏膜慢性炎（活动期），局灶腺体低级别上皮内瘤变。患者多方求医，疗效不佳，慕名来我门诊就医。患者来时情绪不佳，因胃镜诊断结果在一年间变化迅速，病情加重而紧张害怕。自述呃逆一年多，服用胃尔康片、胃复春片效果不佳，偶尔口干，不烧心，不反酸，纳寐尚可，大便每日2次，不成形，舌暗红，苔黄，脉弦细。中医诊断：呃逆，瘀热互结、脏腑失养证。治以祛瘀清热，调和五脏。处方：石菖蒲12g，郁金9g，徐长卿15g，白芍20g，柴胡12g，黄芩6g，蒲公英20g，木香6g，炒枳实15g，茯苓15g，白术12g，莪术9g，延胡索15g，当归12g，川芎9g，酒黄精15g，合欢皮12g，石见穿15g，冬凌草15g，白花蛇舌草15g。25剂，水煎服，每日1剂，分2次服用，另加摩罗丹口服。

二诊：5月14日，患者高兴来述呃逆好转，但偶尔口干，大便不成形，每日2次，纳寐可，余无明显不适，舌暗红，苔黄，脉弦细。调整处方如下：石菖蒲

12g，郁金 9g，酒黄精 15g，炒麦芽 15g，柴胡 12g，黄芩 6g，蒲公英 20g，木香 10g，炒枳实 20g，茯苓 15g，白术 12g，莪术 9g，延胡索 15g，当归 12g，川芎 9g，徐长卿 15g，白芍 20g，合欢皮 12g，石见穿 15g，冬凌草 15g，白花蛇舌草 15g。33 剂，水煎服，每日 1 剂，分 2 次服用，另加摩罗丹口服。

按语：患者舌暗红，苔黄，脉弦细，体内瘀热互结，气血失养，方中活血祛瘀药与清热药配伍，使瘀热得清。且用当归、酒黄精等药补气养血，以补气血失养之不足。冬凌草清热解毒，活血止痛。《本草易读》言其"破血行气，消积去瘀，开胃化食，通经解毒"。现代研究表明，冬凌草与化疗、其他抗癌药物配合治疗癌症有明显增效作用，还有降血脂、降压作用。白花蛇舌草清热解毒，《泉州本草》云其"清热散瘀，消痈解毒，治痈疽疮疡，瘰疬。又能清肺火，泻肺热，治肺热喘促，嗽逆胸闷"。临床研究表明，其能增强白细胞吞噬能力，具有抗炎作用，尚有生精与保肝利胆作用。患者因胃镜结果在一年间变化迅速，情志不舒，加用合欢皮以安神解郁，合欢皮还有镇静安神、抗生育、抗肿瘤、增强免疫等作用，临床还用于治疗细菌性肝脓肿。此外还加用和胃化湿之品如木香、白术等，调节中焦气机，使脾升胃降，则呃逆自消。

第八章 腹 痛

腹痛是指因感受外邪、饮食所伤、情志失调及素体阳虚等使脏腑气机阻滞，气血运行不畅，经脉痹阻，或脏腑经脉失养导致的，以胃脘以下、耻骨毛际以上部位发生疼痛为主症的病证。腹部分为大腹、小腹和少腹。脐以上为大腹，属脾胃，为足太阴、足阳明经脉所主；脐以下为小腹，属大小肠、膀胱、胞宫，为足少阴、手阳明、手足太阳经脉及冲、任、带脉所主；小腹两侧为少腹，属肝胆，为足厥阴、足少阳经脉所主。腹痛是临床中较常见的一个症状，内科腹痛常见于西医学的急慢性胰腺炎、肠易激综合征、消化不良、胃肠痉挛、不完全性肠梗阻、肠粘连、肠系膜和腹膜病变、泌尿系结石、肠道寄生虫等以腹痛为表现者。

一、病因病机

《内经》最早提出腹痛的病名，《素问·气交变大论》说："岁土太过，雨湿流行，肾水受邪，民病腹痛。"并提出腹痛由寒热邪气客于胃肠引起，如《素问·举痛论》曰："寒气客于肠胃之间，膜原之下，血不得散，小络急引故痛""热气留于小肠，肠中痛，瘅热焦渴，则坚干不得出，故痛而闭不通矣。"《诸病源候论》始将腹痛独立辨证，对其病因、证候进行详细表述，"凡腹急痛，此里之有病""由腑脏虚，寒冷之气客于肠胃募原之间，结聚不散，正气与邪气交争相击故痛。"《症因脉治》曰："痛在胃之下，脐之四旁，毛际之上，名曰腹痛；若痛在胁肋，曰胁痛；痛在脐上，则曰胃痛，而非腹痛。"本病的基本病机为脏腑气机阻滞，气血运行不畅，经脉痹阻，不通则痛，或脏腑经脉失养，不荣而痛。发病涉及脏腑与经脉较多，有肝胆、脾、肾、大小肠、膀胱、胞宫等脏腑，以及足三阴、足少阳、手足阳明、冲、任、带等经脉。刘启泉教授认为其主要病因病机为不通则痛、不荣则痛；其病位在大肠，与肝、脾密切相关；其病理因素主要有寒凝、火郁、食积、气滞、血瘀；其病理性质不外寒、热、虚、实四端。概而言之，寒证是寒邪凝注或积滞于腹中脏腑经脉，气机阻滞而成；热证是由六淫化热入里，湿热交阻，使气机不和，传导失职而发；实证为邪气郁滞，不通则痛；虚证为中脏虚寒，气血不能温养而痛。四者往往相互错杂，或寒热交错，或虚实夹杂，或为虚寒，或为实热，亦可互为因果，互相转化。如寒痛缠绵发作，可以寒郁化热；热痛日久，治疗不当，可以转化为寒，成为寒热交错之证；素体脾虚不运，再因饮食不节，食滞中阻，可成虚中夹实之证；气滞影响血脉流通可导致血瘀，血瘀可影响气机通畅导致气滞。外感时邪、饮食不节、情志失调、素体阳虚等均可导致气机阻滞、脉络痹阻或经脉失养而发生腹痛。此外，跌仆损伤、腹部术后亦可致腹痛。

二、辨证施治

1. 寒邪内阻证

症状：腹痛拘急，遇寒痛甚，得温痛减，口淡不渴，形寒肢冷，小便清长，大便清稀或秘结，舌质淡，苔白腻，脉沉紧。

病机：寒邪凝滞，中阳被遏，脉络痹阻。

治法：散寒温里，理气止痛。

方药：①良附丸（《良方集腋》）合正气天香散（《玉机微义》）加减，良附丸由高良姜、干姜组成，正气天香散由紫苏、乌药、香附、陈皮组成。②通脉四逆汤（《伤寒杂病论》）加减，本方由附子、干姜、炙甘草等组成。③暖肝煎（《景岳全书》）加减，本方由当归、枸杞子、小茴香、肉桂、乌药、沉香、茯苓等组成。

2. 饮食积滞证

症状：脘腹胀满疼痛，拒按，嗳腐吞酸，厌食呕恶，痛而欲泻，泻后痛减，或大便秘结，舌苔厚腻，脉滑实。

病机：食滞内停，运化失司，胃肠不和。

治法：消食导滞，理气止痛。

方药：①枳实导滞丸（《兰室秘藏》）加减，本方由大黄、枳实、神曲、黄芩、黄连、泽泻、白术、茯苓等组成。②保和丸（《丹溪心法》）加减，本方由神曲、山楂、茯苓、半夏、陈皮、连翘、莱菔子等组成。

3. 湿热壅滞证

症状：腹痛拒按，烦渴引饮，大便秘结，或溏滞不爽，潮热汗出，小便短黄，舌质红，苔黄燥或黄腻，脉滑数。

病机：湿热内结，气机壅滞，腑气不通。

治法：泻热通腑，行气导滞。

方药：①大承气汤（《伤寒杂病论》）加减，本方由大黄、芒硝、厚朴、枳实等组成。②大柴胡汤（《金匮要略》）加减，本方由柴胡、黄芩、大黄、枳实、半夏、白芍、大枣、生姜等组成。

4. 肝郁气滞证

症状：腹痛胀闷，痛无定处，痛引少腹，或兼痛窜两胁，时作时止，得嗳气或矢气则舒，遇忧思恼怒则剧，舌淡红，苔薄白，脉弦。

病机：肝气郁结，气机不畅，疏泄失司。

治法：疏肝解郁，理气止痛。

方药：①柴胡疏肝散（《丹溪心法》）加减，本方由柴胡、枳壳、香附、陈皮、芍药、甘草、川芎等组成。②天台乌药散（《济生方》）加减，本方由天台乌药、木香、小茴香、青皮、高良姜、槟榔、川楝子、巴豆等组成。③痛泻要方（《丹溪心法》）加减，本方由陈皮、白术、白芍、防风等组成。

5. 瘀血内停证

症状：腹痛较剧，痛如针刺，痛处固定，经久不愈，入夜尤甚，舌质紫暗，脉细涩。

病机：瘀血内停，气机阻滞，脉络不通。

治法：活血化瘀，和络止痛。

方药：①少腹逐瘀汤（《丹溪心法》）加减，本方由桃仁、红花、牛膝、川芎、赤芍、当归、生地黄、甘草、柴胡、枳壳、桔梗等组成。②桃核承气汤（《伤寒论》）加减，本方由桂枝、桃仁、大黄、芒硝、炙甘草等组成。③膈下逐瘀汤（《医林改错》）加减，本方由五灵脂、当归、川芎、桃仁、牡丹皮、赤芍、乌药、延胡索、甘草、香附、红花等组成。

6. 中虚脏寒证

症状：腹痛绵绵，时作时止，喜温喜按，形寒肢冷，神疲乏力，气短懒言，胃纳不佳，面色无华，大便溏薄，舌质淡，苔薄白，脉沉细。

病机：中阳不振，气血不足，失于温养。

治法：温中补虚，缓急止痛。

方药：①小建中汤（《伤寒论》）加减，本方由桂枝、生姜、饴糖、大枣、芍药、炙甘草等组成。②大建中汤（《金匮要略》）加减，本方由花椒、干姜、人参、饴糖等组成。③附子理中汤（《三因极一病证方论》）加减，本方由附子、人参、干姜等组成。

三、历代名医经验

1. 张仲景　《金匮要略》对腹痛的辨证论治做了较为全面的论述，"病者腹满，按之不痛为虚，痛者为实，可下之。舌黄未下者，下之黄自去""按之心下满痛者，此为实也，当下之，宜大柴胡汤。"对"腹中寒气，雷鸣切痛，胸胁逆满，呕吐"的脾胃虚寒、水湿内停证及寒邪攻冲证分别提出用附子粳米汤及大建中汤治疗等，开创了腹痛证治的先河。仲景治疗腹痛重视腹诊。在《伤寒论》和《金匮要略》中多次应用腹诊来诊断疾病，如小陷胸汤"按之则痛"，大陷胸汤"按之石硬"，"病者手足厥冷，言我不结胸，小腹满，按之痛者，此冷结在膀胱关元也"，"病者腹满，按之不痛为虚，痛者为实，可下之"，"按之心下满痛者，此为实也，当下之，宜大柴胡汤。"借助腹部触诊来判断病变部位、病情虚实并进行鉴别诊断，从而指导选方用药，极具针对性和实用性。

仲景治疗腹痛常按缓急论治。急性疼痛，多为"不通则痛"，常因暴寒直中或阳盛腑实，此种腹痛具有疼痛程度重、病势急、实证为主的特点，仲景治疗此类腹痛常以祛邪为主，治之则选散寒止痛或通腑泻下立法，重剂频服。故选方用药常以大寒攻下通腑，大辛大热，温阳散寒，或二者兼行。治疗寒邪内外相引所致的"寒疝绕脐痛"，以大乌头煎"复阳散阴"（《金匮要略心典》）；治疗诸药不效的"寒疝腹中痛"，选大剂频服乌头桂枝汤；治疗"按之即痛如淋"的肠痈，选大黄牡丹汤，并强调"顿服"；治阳明腑实重证，选大柴胡汤、大承气汤通腑泻热。慢性疼痛多以"不荣则痛"为主，或兼有"不通则痛"，常因血虚寒凝、经脉失养，该类腹痛具有疼痛程度轻、病势缓、虚证为主的特点，治疗常以补虚、温通立法。《金匮要略》虚劳"腹中痛"，治以小建中汤；妇人腹中"疞痛"，治以当归生姜羊肉汤、当归芍药散；中寒腹痛"上下痛不可触"，治以大建中汤；"雷鸣腹痛"，治以附子粳米汤；太阴虚寒"腹满时痛"，治以桂枝加芍药汤。辨明病况缓急，指导治疗原则，精准用药，不误病情。

张仲景对病情特点细致入微地分析，提示腹痛论治的复杂性。因五脏六腑均据腹中，饮食情志失调、外犯六淫、脏腑阴阳气血偏颇均可引起腹痛，故其治则治法、选方用药必须灵活多变，才足以应对复杂的临床实际。仲景辨治腹痛的经验和方药，为论治以腹痛为主要临床表现的各科疾病提供了有益借鉴，有利于探索经方防治新病种，扩大经方应用范围，促进经方的继承和发展。

2. 巢元方　巢元方认为腹痛的发生多缘于脏腑虚弱，正虚风寒外侵、毒邪、房劳、饮食不节、服药失度、七气积聚、气机逆乱、冷热不调、蛔虫等，均可使脏腑气机阻滞，气血运行不畅，脉络痹阻，或脏腑经脉失养，从而导致脘腹痛的发生。脘腹痛的病位涉及心、胃、脾、肾、大小肠、胞宫、冲任等多个脏腑经脉。书中对腹痛病因、证候进行详细表述，"凡腹急痛，此里之有病""腹痛者，由腑脏虚，寒冷之气客于肠胃募原之间，结聚不散，正气与邪气交争相击故痛……是阳气不足，阴气有余者也""久腹痛者，脏腑虚而有寒。"《诸病源候论·蛔虫候》在继承《内经》蛔虫致脘腹痛观点的基础上，指出"蛔虫者……或因腑脏虚弱而动，或因食甘肥而动。其发动则腹中痛，发作肿聚，去来上下，痛有休息，亦攻心痛……诊其脉，腹中痛，其脉法当沉弱而弦，今反脉洪而大，则是蛔虫也。"首次描述了蛔虫的形态特征、病变机理及脉象特征。在论述妇人小腹痛时说："小腹痛者，此由胞络之间，宿有风冷，搏于血气，停结小腹。因风虚发动，与血相击。"明确指出"腹痛皆由风邪入于腑脏，与血气相击搏所为"。《诸病源候论·妇人产后病诸候上》言其"与血气相击，随气而上冲于心，或下攻于腹"，《诸病源候论·伤寒宿食不消候》指出"六七日不大便，烦热不解，腹满而痛，此为胃内有干粪，挟宿食故也"。《诸病源候论·小儿杂病诸候》则明确指出"小儿腹痛，多由冷热不调，冷热之气与脏腑相击，故痛也……小儿心腹痛者，肠胃宿挟冷，又暴为寒气所加，前后冷气重沓，与脏气相搏，随气上下，冲击心腹之间，故令心腹痛也"。

对于腹痛的诊察，《诸病源候论》突出脉诊，列举了腹痛的脉象有沉、紧、沉迟、阴弦、沉细，均属于阴脉，乃阴寒之气伤阳，以沉为在里，紧为寒甚，迟为阴凝，弦为痛病。见于寸口者，为阴寒上乘；见于尺部者，为阴凝于下。这些脉象都反映了阴寒腹痛的病情。可见巢氏所论脘腹痛的脉象主要表现为沉、迟、弦、紧，根据寸关尺三部脉象所主部位的不同，又将疼痛部位进一步区别为腹部、脐下、少腹等，说明腹痛病情比较复杂，临证时应具体分析。巢氏认为脉象的顺逆可以判断出脘腹痛的预后吉凶。蛔虫所致的脘腹痛，其脉象则表现为脉洪而大，如"蛔虫者……诊其脉，腹中痛，其脉法当沉弱而弦，今反脉洪而大，则是蛔虫也"。《诸病源候论·心腹痛候》云："诊其脉，左手寸口人迎以前脉，手厥阴经也，沉者为阴，阴虚者，病苦心腹痛，难以言，心如寒状。心腹疼痛，不得息，脉细小者生，大坚疾者死。心腹痛，脉沉细小者生，浮大而疾者死。"明确指出了脉象所提示的脘腹痛的预后吉凶。《诸病源候论》还认识到脘腹痛的发生发展有一定的规律，如《诸病源候论·腹痛病诸候》论述腹痛、腹胀，认为腹痛病因多为寒冷之气客于肠胃募原，致阳气不足，阴气有余，正邪交争，相互搏击而发病。腹胀则属于脾病，病情多为阳气亏虚，阴气内积，不能运化而发。腹痛、腹胀病久不愈，便为久腹痛、久腹胀，病情发展，又每每影响于胃而食不消化，下移于大肠而为下痢。不仅论述了脘腹痛的演变规律，还率先对腹痛、久腹痛、心腹痛、久心腹痛做出了鉴别诊断，补前人之不足。巢元方所著《诸病源候论》，设专候详尽论述腹痛，是后世医家认识本病的重要参考。

3. 李东垣　李东垣在《脾胃论》《内外伤辨惑论》《兰室秘藏》中多处记载有腹痛、小腹痛、胃脘当心痛等。从其相关论述不难看出，李东垣所论脘腹痛多指中焦疾病，与脾、胃、肠关系密切。如《脾胃论》所载："腹中为寒水反乘，痰唾沃沫，食入反出，腹中常痛，及心胃痛，胁下急缩，有时而痛，腹不能努，大便多泻而少秘，下气不绝，或肠鸣，此脾胃虚之极也。"《内外伤辨惑论》中载有"四肢厥逆，而心胃绞痛，冷汗出"，看似与西医学所讲的心绞痛相似，但并非心绞痛之类，而是由于脾胃内伤之后又感寒邪而引起的脘腹剧烈疼痛。

李东垣认为脾胃虚弱是引起脘腹痛的根本原因。平时饮食不慎，调护不当，误施药物，情志不畅，均可伤及脾胃。脾胃虚弱，运化不足而致气血虚弱，血虚可致脘腹刺痛；脾胃虚弱，肝木乘之而致腹中急痛；脾胃虚弱致元气不足，在夏暑季节易感暑热而病胃脘痛，且大便秘结；感受寒邪也是引起脘腹痛的常见原因，若平素脾胃虚弱，再加寒邪外侵，则病心胃绞痛；下焦寒水过盛，反侮己所不胜之火土之脏而腹痛气逆里急，多与足太阳膀胱经和足少阴肾经有关。《脾胃论》认为"大抵脾胃虚弱，阳气不能生长，是春夏之令不行，五脏之气不生"。脾胃属土，是五脏六腑之中心，脾胃有病，可以影响到五脏皆病；另"肠胃为市，无物不包，无物不入"，万物皆能入胃，稍有不慎，易致脾胃受伤。李东垣将腹痛按三阴经及杂病进行辨证论治，在《医学发明》中强调"痛则不通"的病理学说，并在治疗原则上提出"痛随利减，当通其经络，则疼痛去矣"，对后世产生很大影响。在脘腹痛治疗时，首先重视调补脾胃，并制定了一系列的方剂，如补中益气汤、调中益气汤、黄芪人参汤等，多用甘温补益脾胃是李东垣治疗胃脘痛的特点之一。李东垣治疗脘腹痛善用芍药和甘草，在《脾胃论》《内外伤辨惑论》《兰室秘藏》中多处提到治疗腹痛加芍药、甘草，其目的是芍药味酸，甘草味甘，二者合用可以化生脾土，如《脾胃论》所说"稼穑作甘，甘者己也；曲直作酸，酸者甲也"。

李东垣关于脘腹痛的理论散见于其对脾胃生理病理及病症治疗的条文中。他认为脾胃属土居中央，与其他四脏关系密切，不论哪脏受邪或劳损内伤，都会伤及脾胃，同时各脏器的疾病也都可以通过脾胃来调和濡养，协调解决。在论述脘腹痛时也非常重视脾胃内伤，治疗多从调补脾胃入手，并注重祛除导致脾胃内伤的根本原因，同时在治疗脘腹痛时善用芍药、甘草，强调应因时制宜，随时制方，随时选药。在治疗脾胃病的理法方药上独成体系，为后世医家提供了良好的辨证思路及行医指导。

四、刘启泉教授经验

1. **论治特色** 五脏之间相通相移，具有密切的内在联系。脾胃病病位虽在脾胃，但五脏之间关系密切，病理状态下，一旦某个脏腑感受邪气或阴阳失调形成疾病，则该脏疾病的发生发展及传变都与其他脏腑有一定的联系。故临床治疗脾胃病要顾护五脏之间的平衡，重视患病的胃腑与五脏之间的关系及影响，刘启泉教授创造性地提出了"通调五脏安脾胃"的治疗大法。对于腹痛一病，刘启泉教授认为不通则痛、不荣则痛是其主要病因病机。五脏六腑气机阻滞，气血运行不畅，经脉痹阻，为不通则痛；五脏六腑经脉失养，属不荣而痛。

在治疗腹痛上以"通"字立法，但绝非单指攻下通利，应在通法的基础上，结合审证求因，标本兼治。"通"法，要从广义的角度去理解和运用，正如叶天士所言，"通字须究气血阴阳"，寒邪阻滞者，治宜温热除其寒性，从而气血通畅；热邪为患者，治当以清热使通；食积者，治当以消食为通；湿邪留着为患者，治当除湿使通；瘀血阻滞者，当以活血化瘀使通；气血郁滞者，理气解郁使通；津液枯涸或停滞者，生津或通利使通。无一不是疏通之法。人体五脏六腑、气血津液、经络只有保持通畅，正常运行，邪无滞留，疾病才无所生。

根据寒热虚实不同，腹痛的治法有温通、宣通、通降、养通之别。温通多适用于寒证，但临床少用附子这类药物，多用炮姜、百合、乌药等温药使通而不痛；宣通多用于腹痛或有表证，或伴腹泻，临床常加紫苏叶、紫苏梗、蝉蜕、僵蚕等疏散风热或发散表寒，以宣发而达到通的目的；通降法多用于气逆不降致气乱而作痛，临床多用降气理气之法，常用香附、佛手、预知子、延胡索等理气降气以止痛；阴虚腹痛当以甘平甘凉养之润之，务使津液来复而通。通补为补与通相伍，补中寓通，通中寓补，补中有散，通中有收，补而不滞，通而不破。通补不是一般的"虚者补之"，补中寓通亦是助其升降，实质为升清降浊，舒畅气机。要注意通补关系，"不通而痛"为实证疼痛的病机，治当通利祛邪；"不荣而痛"为虚证疼痛的病机，治当温补扶正，从而达到"通则不痛""荣则不痛"。刘启泉教授"调脾胃安五脏"的思想，突破了传统补土派思想的局限，与气血、阴阳相结合，运用于全身各系统的调节，进一步延伸了脾胃学说的应用范围。

（1）健脾和胃，调节升降：《医门棒喝》曰："升降之机者，在乎脾土之健运""太阴湿土，得阳始运，阳明燥土，得阴自安，以脾喜刚燥，胃喜柔润也。"脾为脏，属阴，喜燥恶湿，得阳始运；胃为腑，属阳，喜润恶燥，得阴始安。脾与胃，一脏一腑，一运一纳，一润一燥，一升一降，是阴阳对立与互根的辨证关系，既相互依赖，又相互制约，即相反相成。脾胃纳运功能正常，气机升降协调，则正气旺盛，邪不可干，百病皆无。脾与胃同居中焦，以膜相连，一脏一腑，相为表里，胃受纳腐熟水谷，脾为胃行其津液，两者纳运相得，共为气血生化之源。一升一降，为气机升降之枢纽，中焦升降平衡，脾胃才能共同维持正常的生理活动。若脾不升清，胃不降浊，气机升降失司则出现诸多疾病，"或下泄而久不能升，是有秋冬而无春夏，乃生长之用陷于殒杀之气，而百病皆起，或久升而不降亦病焉。"（《脾胃论》）内伤病可归纳为两种病变，一种是升发不及而沉降太过，另一种是久升而不降，而其根本原因均在于脾胃的升降失常。

关于升降问题，刘启泉教授十分重视生长与升发的一面，因为人的健康主要依赖于正气充足。保护正气，必须重视脾胃之气的升发作用。元气充足，则百病不生，而元气虚损，多因脾胃之气不升而致。

腹痛为病，多责之不通则痛、不荣则痛，治疗上要注意顺应脾升胃降的生理特点，既要和降胃气，又要升发脾阳，健运脾气。首先是升脾，脾升则清阳得升，胃气得降，纳化正常。临床中，脾阳不升所致痞满常用山药、葛根、黄芪等升脾助阳，少佐有升发之性的柴胡、防风，更可增加脾升清阳之功。刘启泉教授善用风药，因风药味多辛，气味轻薄，恐升散发越太过，有悖胃以降为和之理，故遣方用药时一方面要注意剂量，少少与之；另一方面要遵循"治中焦如衡，非平不安"之理，多与苦降之枳实、枳壳、川厚朴等药相配使用，升中有降，降中有升，如此更顺脾升胃降之性，使中焦枢轴恢复生机，脘腹气机壅塞得解，腹痛自消。次为运脾，脾贵在运而不在补，脾气得运则精微可得布散。脾不健运所致的腹痛、腹胀、纳呆、不欲饮食等症，少用纯补脾的药物，以防脾虚不受补，多选用茯苓、党参、白术、薏苡仁、莲子等健脾益气。最后强调健脾，脾健则气机畅达，运化功能正常则湿邪得去，脾胃功能容易恢复。健脾化湿之品，如佩兰、藿香、罗勒、砂仁、白豆蔻等，脾气得运则湿邪去。而通降之法多用于气逆不降致气乱而作痛，临床多用降气理气之法，常用香附、佛手、预知子、延胡索等理气降气以止痛。

（2）疏肝养肝，调畅气机："百病皆生于气"，《丹溪心法》认为"气血冲和，万病不生，一有怫郁，诸病生焉，故人身诸病多生于郁"。情志失调所致腹痛与肝的关系最为密切，肝气和则五志和，肝气乖则五志乖。肝失疏泄，气机郁滞，乘脾克胃。故调情志多肝脾同治，以条畅气机为先。肝属木，喜条达而主疏泄；胃属土，喜濡润而主受纳。胃的和降功能有赖肝之疏泄，脘腹病的发生及演变多伴有肝气不疏、土壅木郁的情况。肝主疏泄，调情志，畅气机，促进胃肠的运化。肝职司疏泄，调畅一身之气机，调肝之法在于疏肝、清肝、柔肝、敛肝。调肝首先疏肝，疏泄功能正常则肝气调畅，腹痛病患者常见的腹痛胀闷、痛引少腹或兼痛窜两胁、时作时止、嗳气则舒、遇忧怒则剧等多由于肝气不畅、疏泄失常造成。临床可选用郁金、香橼、佛手、香附、紫苏梗等疏肝理气，而疏肝之品多属辛温，调肝时要注意升降润燥，佐以少量清热之品，如蒲公英、薄荷等，苦寒降胃而不伤胃，又可反佐理气药温燥之性。其次为清肝，湿热内生，久留体内，经络阻塞不通，致湿热蕴结肝经者，症见腹痛、痛窜两胁、烦渴引饮、大便秘结或溏滞不爽、潮热汗出、苔黄腻等，药用牡丹皮、栀子、茯苓、蒲公英等药清肝泻热，大黄、枳实、厚朴行气导滞。再者为柔肝，肝体阴而用阳，性刚而喜柔，腹痛病患者胃脘及胁肋部疼痛明显者，常选用白芍药、乌梅、白梅花等，甘味药与酸味药并用，以达到酸甘化阴的目的。敛肝之法适用于肝胃阴虚的患者，尤其是腹痛病后期虚实交杂，既有土壅木郁，又见胃阴不足之象的患者，临床多见腹痛、胃中灼热、口干、大便干结等表现，药物多选用川楝子、木瓜、预知子等，以不辛燥伤胃、不破气、不滋腻为原则。

疏肝理气为从肝论治腹痛的重要治法，但如何把握疏肝药的用药分寸，才是提高疗效的关键。刘启泉教授提倡"轻可去实""忌刚用柔"，强调疏肝药物不宜过于刚燥。因肝为刚脏，内寄相火，体阴而用阳，若以辛燥理气，诸如吴茱萸、丁香、木香等药，肝木愈横，胃土更受克伐。特别对于久病、年老、体弱患者，正如《临证指南医案》"厥阴顺乘阳明，胃土久伤，肝木愈横"所言，久用有耗散中气、化燥伤阴之弊，应中病即止。故临床疏肝当用枳壳、陈皮、香附、川楝子、佛手、麦芽等久用而不耗气伤阴之品。

（3）宣降肺气，通调脘腹：首先，肺与大肠的关系，肺手太阴之脉，起于中焦，下络大肠，肺与大肠相表里，肺气的肃降促进大肠排泄糟粕，肺气的宣发促进大肠中水分的吸收，故肺的宣肃功能与主治节作用直接影响大肠的正常传导与大便的干燥与否，从而影响腹痛与否。其次，肺与胃的关系，肺、胃关系密切，生理上相互关联，发病上常相兼为之。"肺胃一家，一降俱降"，王孟英提出肺金清肃不和，升降之机亦窒，胃腑通降促进肺气肃降正常，以致肺不上逆；反之，肺调理全身气机，肺气得降亦促进脘腹降浊，以保脘腹气机通畅，腹痛不生。再者，肺与腹膜的关系，《素问·痹论》记载："卫者，水谷之悍气也，其气慓疾滑利，不能入于脉也，故循皮肤之中，分肉之间，熏于肓膜，散于胸腹，逆其气则病，从其气则愈。"其中的肓膜即肉里及胸腹腔内的膜，包括西医学中的腹膜，而肺气正是卫气的主要构成部分，《灵枢·营卫生会》说："人受气于谷，谷入于胃，以传于肺，五脏六腑皆以受气，其清者为营，浊者为卫。"肺气即通过经隧，以卫气的形式作用于腹膜，对腹膜起温煦、保护、修复功能。卫气通，则腹不痛。最后，气与血的关系。肺主气，气为血之帅，气行则血行。宣发肺气可促进血行通畅，改善血行不畅状态。"血气不和，百病乃变化而生""逆其气则病。"当大肠与腹膜受到损伤，主要是由于卫气受阻，肺卫功能难以正常发挥所致。日久易生瘀、夹热，腹痛剧，甚而大便干燥，腑气不通。故宣降肺气、通调脘腹止痛是腹痛的一个重要治法。

刘启泉教授认为，调肺之法在于宣肺、润肺。患者脘腹疼痛胀满，鼻塞流涕易感，怕风畏寒，治当宣肺散寒止痛，临证时多选用清宣肺气之风药，如炒杏仁、荆芥、桑叶、紫苏叶，使肺气宣发而胃气和降；若肺气日久失宣、郁而化热者可选用桔梗、冬凌草、半枝莲等清热解毒。润肺之法多用于肺胃阴伤而出现腹痛兼见干咳无痰、口干咽干等症者，多用石斛、百合、沙参、天冬、麦冬等，益肺补中，养胃生津。随症加减：以气滞为主者，见腹痛无定处，兼腹部胀满者，加厚朴、枳实、白芍等；以气虚为主者，见腹痛隐隐、喜按、短气、乏力懒言，脉弱，加黄芪、白术、党参等；以血瘀为主者，见腹部刺痛，痛处固定不移，舌暗或有瘀点瘀斑，脉涩，加桃仁、红花、乳香、没药、当归等；夹热者，见腹部痛处灼热，口干，尿赤，舌红，脉数，加栀子、败酱草、黄连、黄芩、蒲公英、鱼腥草等；便秘者，腹胀痛，见大便干燥，便后得减，加承气汤辈。

（4）调心安神，泻火导滞：唐代孙思邈《备急千金要方》中论述的心腹痛包含胃脘痛，胃脘部包括上脘、中脘和下脘，胃之下口为下脘，下脘的分野指的是腹脐部分。五脏卒痛的发生是因寒气侵入经脉、脏腑，寒郁化热，气血阻滞，经脉缩绌引起的疼痛，以腹痛类型居多。孙思邈分别从寒邪客犯，寒郁化热，寒热错杂于胃、心、脾、肝、胆、肾等脏腑、经脉和气血论治。

心居膈上，为君主之官，胃居膈下，为水谷之海。二者仅一膜之隔，密切相关，心病可及胃，表现于脘腹部的症状，治疗宜从心论治。何梦瑶在《医碥》中提到："脾之所以能运化饮食者，气也。气寒则凝滞而不行，得心火以温之，乃健运而不息，是为心火生脾土。"从气机升降来讲，心、胃同主降，心气降则胃气通，胃气阻则心气逆，另外，胃的活动亦受心神的制约与调控。心病可致血脉运行失畅，胃为多气多血之脏，必受其影响。心火不降，心气不布，则气血壅滞心腹，发为腹痛。心主宰着精神情感活动，所以情志内伤会导致心神失调，气血不和，母病及子，则影响脾的运化功能。心经不畅引起气机郁滞及升降失调，可导致脘腹疼痛、胃脘灼热、心慌气短、烦躁汗出、心神不定、夜寐不安等症状，均与心和脾胃不调有关。

调心之法有四：一则清心火，二则安心神，三则温心阳，四则养心阴。而治疗腹痛的关键在于清心火、温心阳、安心神。心火亢盛则君主不明，心郁土滞，患者常见腹痛、闷，兼见口苦、舌尖疼、失眠多梦、大便溏、舌红、苔黄腻、脉弦滑等症。治疗常用清心降逆之品，如石菖蒲、栀子、连翘、淡竹叶等。心阳不温，心气难于布散，火不生土，运化失常而生的腹痛，常伴有心悸、失眠、头晕、健忘等心脾两虚的表现，多用温阳活血化瘀之品，如姜黄、丹参、郁金、甘松等。七情太过，损伤心神，脾胃不安所致的腹痛，常合用合欢皮、合欢花、百合、首乌藤、炒酸枣仁等调心安神之品。

（5）补益肾气，调整阴阳：肾安则脾愈安，脾安则肾愈安，肾为先天之本，脾胃为后天之本，先天后天相互滋养，相互影响。肾与脾胃生理相关、病理相及、经脉相联，两者相互资助，相互促进，相互济之，关系甚为密切。肾居下焦，内藏命门之火，火旺方能生土，阳明燥土之气才能充盛，腐熟功能方可健全。肾藏精，主水，受五脏精气的充养，可化生五脏之液。肾阴为一身阴气之源，五脏六腑之阴气非此不能滋，肾与五脏之阴相互滋养，同样胃之阴液也是由肾之阴精化生而成，"肾旺则胃阴充足，胃阴充足则思食。"（《四明心法》）肾阳虚衰，先天不能温煦后天，则阳气不足，运化失常；肾阴亏损，脘腹燥结，腑气不和。脾肾阳气不充盛，肾阳不能温运脾阳，湿浊内生，气机阻滞，当大气之阳上升而脾肾之阳不足则生腹痛，以晨起之时常见。脾肾阳虚，阳虚则寒，体外阳气充盛，体内阳气亦护卫于表而虚于里，因而腹痛，甚则腹泻。寒凝则痛，得温则减，不恶寒热，实寒从内发也，当用温补脾肾法。

以"不荣则痛"为病机导致的腹痛，应以补益肾气、调整阴阳止痛为治法，在疾病的中后期巧妙辅以从肾论治，对延缓患者病情发展、改善预后具有较好的治疗效果。调肾之法在于通阳滋阴。腹痛病日久不愈或病情容易反复的患者，多因肾虚失养或先天不足。肾阳不通，阳气亏虚，可见下腹部冷痛、黎明前腹痛、腰膝酸软、面色白、困乏无力、头晕目眩、手脚冰凉、大便溏泻等症状，治当温肾健脾。选用鹿衔草、山茱萸、肉桂、肉豆蔻、高良姜、补骨脂等益火培土之品。患者症见腹痛、骨蒸潮热、五心烦热、盗汗、大便干结难下等，此为病久邪气损耗肾阴，肾中有火，应治以滋阴之法，用药常甘寒之中加入咸寒之品，以入肝肾滋补阴液，常选用墨旱莲、山茱萸、女贞子等，肾阴充足则全身津液充足，通过填补肾阴以达到滋补胃阴的效果。

2. 经验处方

（1）自拟疏肝理脾止痛方

组成：柴胡 12g，甘草 6g，预知子 15g，佛手 20g，香附 20g，荔枝核 20g，白术 15g，陈皮 12g，茯苓 20g，郁金 20g，白芍 20g，枳壳 12g。

功效：疏肝解郁，理气止痛。

主治：腹痛肝郁脾虚证。

加减：若气滞较重、胸胁胀痛者，加佛手、郁金；若痛引少腹、睾丸者，加橘核、荔枝核、川楝子；若腹痛肠鸣、气滞腹泻者，可用痛泻要方；若少腹绞痛、阴囊寒疝者，可用天台乌药散；肝郁日久化热者，加山栀子、川楝子清肝泻热。

分析：本方从肝入手，肝脾同调。其中香附善于疏肝解郁；郁金功善行气止痛；预知子疏肝理气，荔枝核行气散结，二药与佛手、枳壳同起疏肝行气止痛的作用；在用香附、佛手、预知子等疏肝理气药时，配伍柴胡这味风药，以助发散通达，调达疏木；茯苓、白术、陈皮健脾理气；同时配合白芍、甘草缓急止痛。全方配伍严谨，共奏疏肝健脾、理气和中之功效，使得肝疏泄如常，脾纳运如初。

（2）自拟泻热通腑止痛方

组成：酒大黄 9g，炒枳实 15g，厚朴 12g，白芍 15g，蒲公英 20g，白花蛇舌草 20g，败酱草 20g，延胡索 20g，甘草 6g。

功效：清热化湿，攻下通腑。

主治：腹痛湿热阻滞证。

加减：湿偏重者加苍术、藿香燥湿醒脾；热偏重者加蒲公英、金银花清热解毒；伴恶心呕吐者，加紫苏叶以和胃降逆；大便秘结不通者，可加大黄（后下）

通下导滞；气滞腹胀者，加厚朴、枳壳以理气消胀；纳呆少食者，加神曲、炒麦芽以消食导滞；若痛引两胁，可加郁金、川楝子等；如腹痛剧烈、寒热往来、恶心呕吐、大便秘结者，可用大柴胡汤加减表里双解。

分析：湿热壅闭、腑气不通为主证者，治疗多以通里攻下的小承气汤加减组方治疗，方中大黄苦泄沉降，泻下攻积，导热下行；枳实苦泄辛散，行气通络，厚朴助枳实行气除胀消满，二者配合可通腑泻热，消积导滞，行气除满；佐以败酱草、蒲公英、白花蛇舌草等药物增强清利湿热之功，有良好的泻下作用；白芍、延胡索缓急止痛，甘草调和诸药。诸药相伍，使腑气通，湿热祛，腹痛愈。

（3）自拟清热祛瘀止痛方

组成：败酱草 20g，蒲公英 20g，甘草 10g，枳实 20g，厚朴 15g，三七粉 2g（冲服），醋三棱 20g，茵陈 15g，延胡索 30g，当归 12g，金钱草 15g，郁金 12g，白花蛇舌草 20g，薏苡仁 15g，白芍 15g。

治法：清热祛湿，活血止痛。

主治：腹痛湿热中阻、瘀血阻络证。

加减：湿偏重者加苍术、藿香燥湿醒脾；热偏重者加蒲公英、金银花清热解毒；伴恶心呕吐者，加紫苏叶以和胃降逆；大便秘结不通者，可加大黄通下导滞；气滞腹胀者，加木香、枳壳以理气消胀；纳呆少食者，加神曲、炒麦芽以消食导滞；若腹痛甚者，可加延胡索、木香、郁金以加强活血行气止痛之功；若四肢不温、舌淡、脉弱者，当为气虚无以行血，加党参、黄芪等以益气活血；便黑，可加地榆、丹参化瘀止血。

分析：薏苡仁功善健脾化湿；茵陈、金钱草、蒲公英、白花蛇舌草清热祛湿解毒；枳实、厚朴苦泄辛散，行气通络，厚朴助枳实行气除胀消满，二者配合可通腑泻热，消积导滞，行气除满；当归、醋三棱、三七活血化瘀；延胡索、郁金活血理气止痛；白芍缓急止痛；甘草调和诸药。方中清热利湿、行气导滞、活血化瘀合用以增强通降之功。总之，通法游离于八法之外，又包藏于八法之内，体现出了通法在临床应用的多样性特点。

3. 用药经验

（1）对药

①芍药、甘草：芍药性微寒，味苦酸，入肝、脾二经，《神农本草经》谓其"主邪气腹痛"，具有养血和营、缓急止痛之功。芍药分为赤芍、白芍，其中"白补而敛，赤散而泻。白益脾，能于土中泻木；赤散邪，能行血中之滞"。用芍药治疗腹

痛，既能益脾阴而摄气，又能养肝阴而柔肝。甘草，性平味甘，入脾、胃、肺经，功能和中缓急，调和诸药。刘启泉教授善用芍药甘草汤治疗腹痛，若为肝气郁滞者用炙甘草配伍白芍，白芍量大于炙甘草；若久痛者常以3:2的比例配伍炙甘草、赤芍，解痉作用较强且维持时间也较长。

②枳实、厚朴：枳实入脾、胃、大肠经，辛行苦降，行气力强，为通塞破气要药，能破胃肠之痞气，消胃肠之积滞，具有破气除痞、消积导滞之功。《药品化义》谓枳实"专泄胃实……开导坚结……故主中脘以治血分，疗脐腹间实满，消痰癖，祛停水，逐宿食，破结胸，通便闭。"厚朴苦辛而温，辛可行气消胀，苦能燥湿除满，气畅湿除则积滞自消。丹溪云："厚朴气药，温而能散，故泄胃中实也。"枳实、厚朴均能行气散结，消痞除满，两者相配常用于胃气壅滞或夹湿滞证，可见脘腹胀满或疼痛、饮食不下、嗳气、恶心呕吐等症。

③败酱草、薏苡仁：败酱草性微寒，味辛苦，功能清热解毒，消痈排脓，祛瘀止痛。《本草纲目》言："败酱，善排脓破血，故仲景治痈。"薏苡仁性凉，味甘淡，味甘能入脾补脾，淡能渗湿，《金匮要略心典》论薏苡附子败酱散时记载："薏苡破毒肿，利肠胃为君，败酱一名苦菜，治暴热火疮，排脓破血为臣。"二者配伍，消痈、健脾、除湿，从而使脘腹疼痛消散。

（2）角药

①柴胡、黄芩、预知子：柴胡味辛能散，苦能降，功在通阳解郁和胃。《神农本草经》谓柴胡"味苦平，主心腹，去肠胃中结气，饮食积聚，寒热邪气，推陈致新"。黄芩味苦寒，功在清热燥湿，泻火解毒。柴胡、黄芩相伍，取小柴胡之义，既可疏调胃肠道的气滞，又能清泻内蕴湿热。预知子味苦性平，归肝、胃经，功用疏肝理气，散结。《食性本草》曰："主胃口热闭，反胃不下食，除三焦客热。"三者联合用于胃病，由于阳郁不达而致的胃脘冷痛、胸胁满闷、纳少及伴发反流性食管炎、反流性胃炎者。

②地榆、仙鹤草、三七粉：地榆苦寒，归肝、肺、肾、大肠经，具有凉血止血、清热解毒、消肿敛疮之功。《本草求真》有论："诸书皆言因其苦寒，则能入于下焦血分除热，俾热悉从下解。又言性沉而涩，凡人症患吐衄崩中肠风血痢等症，得此则能涩血不解。按此不无两歧，讵知其热不除，则血不止，其热既清，则血自安，且其性主收敛，既能清降，又能收涩，则清不虑其过泄，涩亦不虑其或滞，实为解热止血药也。"仙鹤草收敛止血，截疟，止痢，解毒。《现代实用中药》曰："为强壮性收敛止血剂，兼有强心作用。适用于肺病咯血、肠出血、胃溃

疡出血、子宫出血、齿科出血、痔血、肝脓疡等症。"三七甘苦而温，既能止血，又能活血化瘀，止血而不留瘀。张锡纯云："善化瘀血，又善止血妄行。"故对于胃肠黏膜有出血者尤为适宜，凉血不留瘀，敛血不留瘀，瘀除则痛消。

③石菖蒲、郁金、砂仁：石菖蒲味辛性温，以芳香为用，其性走窜，善能芳化湿浊之邪，以振清阳之气，并能和中开胃，但其性燥散，阴亏血虚者用之不宜。砂仁味辛性温，化湿醒脾，行气和中。《药性论》谓其"消化水谷，温暖脾胃"。二者均为辛温之品，可去脾胃湿浊，除脘腹痞闷或疼痛、呕恶纳呆。然辛散温燥，不免耗血伤液之弊。郁金辛散苦泄，性寒清热，入气分以行气解郁，入血分以凉血消瘀，为血中之气药，因芳香宣达善解郁。三药合用，无耗血伤液之弊，可除胃腑气血郁滞及湿浊，使胃气得降，清阳可升。对于气滞湿阻、胃气上逆且阴血不足者，用之最宜。

（3）谨守药性，妙用花药：花药有辛、甘、酸、苦性味之别，但多数气味芬芳，其性散达，质轻，花瓣嫩质多汁不燥。刘启泉教授依据前人经验，并结合临床实际，发现花类药具有解表祛寒疏肝、清热理气活血、健脾和胃消食、养心安神解郁等多种功效。治疗腹痛时适当佐以花药，可达疏肝行气止痛的作用。如腹痛时可应用厚朴花。厚朴花多选取厚朴树尚未完全开放的花蕾，性辛苦微温，归脾、胃经，具有芳香化湿、和胃宽中的作用。厚朴花作用和厚朴相似，但其药力较弱。厚朴花治疗作用偏中上焦，而厚朴偏中下焦。日常厚朴花可代茶饮，具有疏肝郁、理滞气的作用，适用于湿阻气滞、肝气郁结、情志不畅所致脘腹胀满疼痛、纳谷不香、嗳气等患者。在脾胃病的治疗中伍用花类药物，有疏而不峻、补而不滞、轻灵活泼、动静相宜之效用。

4. 典型病案

病案一 孙某，男，54 岁。2020 年 11 月 1 日初诊。主诉：腹部隐痛伴便秘1 年。患者近半月自觉下腹部疼痛加重，偶有腹胀胃胀，嗳气，口干口苦，纳差，寐尚可，大便 3～4 日一行，质干结难解，舌红，苔黄厚腻，脉滑数。胃镜检查示：慢性非萎缩性胃炎；肠镜无异常。既往嗜酒无度，嗜食辛辣油腻等食物，有高血压病史。辨病为腹痛，属湿热阻滞证。治宜清热化湿，攻下通腑。处方：酒大黄9g，炒枳实 15g，厚朴 12g，白芍 15g，柴胡 12g，黄芩 6g，蒲公英 20g，白花蛇舌草 20g，薏苡仁 20g，木香 6g，延胡索 20g，甘草 6g，炒麦芽 12g，醋香附 20g，火麻仁 20g，陈皮 15g。7 剂，水煎服，每日 1 剂，分 2 次服用，早、晚各 1 次。

二诊：腹胀胃胀减轻，仍有腹痛，口干口苦消失，大便 1～2 日一行，原方基础上加姜黄、徐长卿各 15g，继服 7 剂。

三诊：腹痛减轻，纳食较以前增加，大便每日一行，仍偏干，上方去陈皮，加栀子 12g，继服半个月，后随诊半年未见复发。

按语：患者平素嗜食辛辣油腻食物，再加上饮酒过度，损伤脾胃，运化失司，食滞内停，痰湿内生，蕴久化热，湿热内生，气机受阻，出现脘腹胀满疼痛；腑气不通，湿热中阻，津液不能上承于舌，出现口干口苦，不欲进食，常年便秘。治疗以通里攻下的小承气汤加减组方治疗，方中大黄苦泄沉降，泻下攻积，导热下行；枳实苦泄辛散，行气通络，厚朴助枳实行气除胀消满，二者配合可通腑泄热，消积导滞、行气除满；佐以蒲公英、白花蛇舌草等药物增强清利湿热之功，有良好的泻下之功；醋香附、木香、延胡索行气止痛；柴胡、黄芩合用疏肝清热；炒麦芽健脾消食；炒薏苡仁健脾祛湿；白芍、延胡索缓急止痛；甘草调和诸药。诸药相伍，使腑气通，湿热祛，腹痛愈。

病案二 林某，女，49 岁。2020 年 9 月 23 日初诊。主诉：腹痛腹胀 2 个月。患者 4 个月前缘于生气暴怒，出现腹痛，脘腹胀满，口苦，嗳气，喜叹息，纳少，寐欠安，大便 2~3 天一行，质干，舌红苔少，脉弦细。既往乳腺增生，胃大部切除术后 4 年。电子胃镜示：残胃炎，吻合口炎。辨证为腹痛，属肝郁脾虚证。治以疏肝解郁，理气止痛。处方：柴胡 12g，甘草 6g，预知子 15g，清半夏 6g，佛手 20g，香附 20g，荔枝核 20g，白术 15g，当归 12g，陈皮 12g，茯苓 20g，郁金 20g，白芍 20g，枳壳 12g，佛手 15g，香橼 15g，炒麦芽 30g，合欢皮 20g。7 剂，水煎服，每日 1 剂，分 2 次服用。

二诊：纳食较以前增加，腹痛、脘腹痞闷减轻，大便较以前好转，但仍觉口干，神疲乏力，原方基础上加西洋参 6g，石斛 9g。患者继续服用半月后，电话来诉诸症较前明显好转。

按语：患者行胃大部切除术后，势必影响胃主受纳、腐熟水谷的功能，脾胃相为表里，脾主运化的功能易受到影响，脾胃升降失职，又因生气后肝气郁结、肝失疏泄，而致肝郁脾虚，腹痛，脘腹胀满不适，纳寐差。从肝入手，肝脾同调。其中香附善于疏肝解郁；郁金功善行气止痛；预知子疏肝理气，荔枝核行气散结，二药与佛手、枳壳同起疏肝行气止痛的作用；在用香附、佛手、预知子等疏肝理气药时，配伍柴胡这味风药，以助发散通达，调达疏木；茯苓、白术、陈皮健脾理气；合欢皮解郁安神；炒麦芽健脾开胃；同时配合芍药缓急止痛，甘草理气和中。全方配伍严谨，共同疏肝健脾，理气和中，使得肝疏泄如常，脾纳运如初，消补兼施，共奏其功。

病例三　李某，男，69 岁。2020 年 10 月 24 日初诊。主诉：上腹部疼痛伴发热 10 日。患者 15 日前因上腹部疼痛伴发热，白细胞及血、尿淀粉酶升高，于河北省某医院住院，诊断为急性胰腺炎。给予抑酸、抗炎、禁食水、补液、抑酶等治疗，并于 7 日前放置空肠营养管。经治疗后，血、尿淀粉酶有所下降。于今日求治于我院门诊，由患者家属代述病情。现主症：腹痛腹胀，口干口苦口臭，无法进食，寐差多梦，大便偏干，2～3 日一行。由舌部照片可见患者舌暗红，苔黄腻。中医诊断为腹痛，辨证为湿热中阻，气滞血瘀。治宜通腑泻热，理气活血，解毒化湿。处方：柴胡 12g，黄芩 20g，炒枳实 12g，地榆 12g，石菖蒲 12g，郁金 20g，酒大黄 9g，木香 12g，丹参 20g，香附 20g，合欢皮 20g，白芍 20g，厚朴 12g，瓜蒌 20g，清半夏 18g，蒲公英 20g，当归 20g，白花蛇舌草 30g。3 剂，每日 1 剂，鼻饲入药。

二诊：10 月 27 日，患者家属述服药后腹痛腹胀减轻，口苦消失，仍有口干口臭，大便通，每日一行，质偏干。上方加莪术 9g，大腹皮 12g，甘草 6g。3 剂，每日 1 剂，鼻饲入药。

三诊：11 月 1 日，患者家属述腹痛腹胀明显减轻，偶有气短乏力，可进食米粥等流食，寐一般，大便每日一行，质偏稀。上方加黄芪 20g，薏苡仁 30g。4 剂，每日 1 剂，早、晚各 1 次，冲服。

四诊：11 月 6 日，患者于今日在我院查白细胞及血、尿淀粉酶正常，患者面色萎黄，精神不佳，腹平软，无明显压痛及反跳痛。自述腹胀消失，偶有腹痛，纳食增加，仍口干，乏力，大便调。上方去木香、郁金、厚朴，加黄精 15g。4 剂，每日 1 剂，早、晚各 1 次，冲服。

五诊：11 月 10 日，患者近 2 日大便稀，乏力。调整处方，上方去清半夏、瓜蒌，加葛根 20g，炒白术 12g。4 剂，每日 1 剂，早、晚各 1 次，冲服。

六诊：11 月 14 日，患者现无腹痛，仍稍感大便偏稀。嘱其可适量进食蛋黄、软面条等。调整处方，上方去大黄、败酱草、甘草、紫苏叶，加炒莱菔子 12g，茯苓 12g。7 剂，每日 1 剂，冲服。

七诊：11 月 21 日，患者来诊，观其精神良好，面色较前好转。诉现已无明显腹胀，并已开始进食蛋黄、疙瘩汤，但不敢多食，仍感乏力。大便每日一行，质可。查其腹平软，舌淡红，有齿痕，苔薄白腻，脉弦细无力。上方去葛根、莪术、大腹皮等，加入杜仲、炒麦芽、焦山楂各 15g。

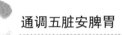

按语：根据急性胰腺炎的病因、发病部位及临床特点，本病属中医学腹痛范畴。《灵枢·厥病》云："腹胀胸满，心尤痛甚，胃心痛也……痛如以锥针刺其心，心痛甚者，脾心痛也。"其描述与急性胰腺炎的临床表现较为符合。急性胰腺炎病性以里实热证为主，其病位在脾、胃、肝、胆，其病机为湿热瘀毒蕴结中焦，导致脾胃升降传导失司，肝胆失于疏泄，不通则痛。本病主要分为急性期和恢复期，急性期治以疏肝理气、活血解毒、清热利湿、通腑泻热为法，恢复期以调理脾胃、疏肝化湿为主，并兼祛除余邪。刘启泉教授认为，本病无论在何期均应保持大便通畅，以给湿热瘀毒之邪以出路。根据现代治疗方案，本病急性期患者应禁食水，一般经禁食水，并应用抗生素多日后，患者脾胃正气必然受到极大损伤。脾胃为后天之本，气血生化之源，故刘启泉教授强调在疾病恢复期应注重扶养人体正气，恢复脾胃运化之功。但此期脾胃虚弱，不宜骤补或过用滋腻，可用黄芪、黄精等温和之品。本案患者在住院期间，血、尿淀粉酶一直居高不下，且住院期间腹痛、腹胀、大便不通。刘启泉教授经仔细分析病情后，认为此阶段应以通腑泻热为主，并兼以理气活血，解毒化湿，故予大柴胡汤加减，方中重用酒大黄、瓜蒌导滞通便；因本病的发生为湿热瘀毒之邪蕴结于中焦，故方中重用败酱草、白花蛇舌草清热解毒；丹参、当归活血祛瘀；清半夏燥湿散结。诸郁之中，气郁为先，故刘启泉教授注重调理肝胆脾胃气机，如方中柴胡、香附、木香等疏肝理气和胃。经服用 3 剂后，患者大便得通。待四诊时患者亲自来诊，查患者面色萎黄、精神不佳、乏力等一派脾虚之象，此时虽有邪实，但正气已虚，故适时加入黄芪、黄精等扶助正气，因正气充足才能祛邪外出。患者在五诊时诉大便偏稀，故处方中去攻下之品大黄。通过患者的前后变化也可知，患者初期用大黄后并未出现溏便，而是正常软便，五诊时患者出现溏便，说明里热实邪已基本清除，此谓之"有故无殒，亦无殒也"。六诊、七诊患者症状平稳，继续守方守法，调理脾胃运化，增加食欲，扶助正气。

第九章　泄　泻

泄泻是以排便次数增多、粪便稀溏，甚至泻出如水样为主要表现的病证。古代将大便溏薄而势缓者称为泄，大便清稀如水而势急者称为泻，现统称为泄泻。泄泻的发生多数由消化器官功能和器质性病变引起，部分可由其他系统病变引起，临床常见引起泄泻的疾病有胃肠功能紊乱、功能性腹泻、腹泻型肠易激综合征、急性肠炎、慢性肠炎、炎症性肠病、吸收不良综合征、肠结核等。而细菌性痢疾、阿米巴痢疾等病所引起的大便次数增多、粪质稀薄不属于本病证范围。

一、病因病机

《素问·阴阳应象大论》："湿胜则濡泻。"《景岳全书》云："泄泻之本，无不由于脾胃""泻由水谷不分，出于中焦。"泄泻主要病机为脾虚与湿盛，湿的产生一是感受外湿，一是湿从内生，二者与脾病关系密切。脾病可导致湿盛，湿盛又可加重脾病，在泄泻发病过程中二者互为因果。其发病机理主要为脾失健运，运化功能失常，水反为湿，谷反为滞，湿困脾土，清阳不升，肠道功能失调，小肠清浊不分，大肠传导失司，水谷停滞，相杂而下，而致泄泻。外感湿邪，夹寒夹热，困遏脾土，下迫大肠，亦可致泄泻。如《素问·生气通天论》云："因于露风，乃生寒热，是以春伤于风，邪气留连，乃为洞泄。"饮食不节，损伤脾气，致寒湿或湿热蕴积脾胃，肠道失司，发为泄泻。《素问·太阴阳明论》云："食饮不节，起居不食者，阴受之……阴受之则入五脏……入五脏则䐜满闭塞，下为飧泄。"另外，肝气郁滞，失于疏泄，日久肝气乘脾，或肾阳不足，脾失温煦，水湿下注而致泄泻。《素问·举痛论》云："怒则气逆，甚则呕血及飧泄。"泄泻日久，脾虚及肾，脾肾阳虚而致完谷不化的五更泻。概而言之，泄泻病因多为感受外邪、饮食不节、情志失调、脏腑虚衰引起，前两者为暴泻，多起病急，以湿盛为主；后两者为久泻，多起病缓，以脾虚多见。

从病机演变看，久泻往往由暴泻转归而成，既有从实转虚的病理变化过程，又有逐渐出现的脾气下陷、脾肾阳虚、肾气失固，甚至气虚及阴、阳虚及阴，出现气阴两虚、阴阳两虚等以虚为主的病理变化特点；还有在脾胃亏损、脾肾两虚基础上兼见湿食内停、肝郁犯脾，甚至形成饮滞胃肠、瘀阻肠络等，因虚致实而出现虚实夹杂、寒热交错等以邪气为主的病理变化情况。久泻在脾胃虚弱、脾肾两虚的基础上，因感受寒湿、湿热或饮食不节、情志失调而致病情加重或反复，或引起急性发作，亦可表现为脾虚夹湿、夹食、夹滞的证候。

二、辨证施治

1. 寒湿内盛证

症状：大便清稀，甚则如水样，腹痛肠鸣，食欲不振，恶寒，脘腹闷胀，舌苔薄白或白腻，脉濡缓。

病机：风寒侵袭，寒湿内盛。

治法：芳香化湿，解表散寒。

方药：藿香正气散（《太平惠民和剂局方》）加减，本方由藿香、苍术、茯苓、半夏、陈皮、厚朴、大腹皮、紫苏、白芷、桔梗、木香等组成。

2. 湿热伤中证

症状：泄泻腹痛，泻下急迫，粪色黄褐臭秽，肛门灼热，腹痛，烦热口渴，小便短黄，舌苔黄腻，脉濡数或滑数。

病机：湿热蕴结，清阳不升。

治法：清热燥湿，分利止泻。

方药：葛根芩连汤（《伤寒论》）加减，本方由葛根、黄芩、黄连、甘草等组成。

3. 食滞肠胃证

症状：泻下大便臭如败卵，或伴不消化食物，腹胀疼痛，泻后痛减，脘腹痞满，嗳腐吞酸，纳呆，舌苔垢浊或厚腻，脉滑。

病机：饮食积滞，肠胃不和。

治法：消食导滞，和中止泻。

方药：保和丸（《丹溪心法》）加减，本方由神曲、山楂、莱菔子、半夏、陈皮、茯苓、连翘等组成。

4. 脾气亏虚证

症状：大便时溏时泻，夹有不消化的食物，稍进油腻则便次增多，食后腹胀，纳呆，神疲乏力，舌质淡，苔薄白，脉细弱。

病机：脾虚湿困，肠道失司。

治法：健脾益气，化湿止泻。

方药：参苓白术散（《太平惠民和剂局方》）加减，本方由人参、白术、茯苓、甘草、砂仁、陈皮、桔梗、白扁豆、山药、莲子肉、薏苡仁等组成。

5. 肾阳虚衰证

症状：黎明前脐腹作痛，肠鸣泄泻，或完谷不化，脐腹冷痛，喜暖喜按，形寒肢冷，腰膝酸软，舌淡胖，苔白，脉沉细。

病机：火不暖土，湿浊内生。

治法：温肾健脾，固涩止泻。

方药：四神丸（《证治准绳》）加减，本方由补骨脂、吴茱萸、肉豆蔻、五味子、大枣、生姜等组成。

6. 肝气乘脾证

症状：泄泻伴肠鸣，腹痛攻窜，矢气频作，泻后痛缓，每因情志不畅而发，胸胁胀闷，食欲不振，神疲乏力，舌淡红，苔薄白，脉弦。

病机：肝气旺盛，横逆乘脾。

治法：抑肝扶脾。

方药：痛泻要方（《丹溪心法》）加减，本方由白芍、白术、陈皮、防风等组成。

三、历代医家经验

1. 张仲景　张仲景在《伤寒杂病论》中对泄泻病的病因、病机及诊治的论述散见于相关方证中。若体虚感邪或表邪入里，下迫大肠，可用葛根汤发汗解表、升津止利。如《伤寒论》第 32 条云："太阳与阳明合病者，必自下利，葛根汤主之。"若表证未解，误用攻下，使大肠传导功能失常，则以葛根芩连汤清热止利，兼以解表。如《伤寒论》第 34 条云："太阳病，桂枝证，医反下之，利遂不止，脉促者，表未解也，喘而汗出者，葛根黄芩黄连汤主之。"若太阴里虚寒兼表证下利，用桂枝人参汤温中解表。如《伤寒论》第 163 条云："太阳病，外证未除，而数下之，遂协热而利，利下不止，心下痞硬，表里不解者，桂枝人参汤主之。"若表邪未解而误用苦寒攻下，致表邪内陷，阳气郁遏，热盛于上，寒盛于下，脾虚寒盛，清阳下陷，致泄利不止，则用麻黄升麻汤发越郁阳，清上温下，滋阴和阳，清肺温脾。如《伤寒论》第 357 条云："伤寒六七日，大下后，寸脉沉而迟，手足厥逆，下部脉不至，喉咽不利，唾脓血，泄利不止者，为难治，麻黄升麻汤主之。"

泄泻多为脾虚湿盛所致，张仲景在健脾同时提出治湿当利小便的思想。《金匮要略》曰："下利气者，当利其小便。"若病位由中焦虚寒迁延至下焦滑脱不禁，则急当治其标，用滑涩固脱法。如《伤寒论》第 159 条："理中者，理中焦，此利在下焦，赤石脂禹余粮汤主之。复不止者，当利其小便。"若下焦气化失司，清浊不分，水湿偏渗大肠，当利小便而实大便，水湿去泄泻止。

再者，下利病性寒热虚实交错，可致多脏腑气机升降失常而发病。仲景擅用辛开苦降法，以调理脏腑气机治疗下利。如半夏泻心汤证、生姜泻心汤证及甘草泻心汤证。三者皆有脾胃不和，气机升降失司，寒热错杂，气机痞塞，而致心下痞，呕而肠鸣，下利。若以胃气上逆为主，心下痞、呕逆较显著者，用半夏泻心汤和中降逆，消痞散结。若兼水饮食滞，水气流于胁下或肠间，以心下痞硬、干噫食臭、肠鸣下利为主，用生姜泻心汤消食和胃，散水消痞。如《伤寒论》157 条："伤寒汗出，解之后，胃中不和，心下痞硬，干噫食臭，胁下有水气，腹中雷鸣下利者，生姜泻心汤主之。"若表邪不解，误下使外邪乘虚内陷，寒热错杂于中焦，使脾胃更虚，水谷不化，而腹中雷鸣，心烦不安者，用甘草泻心汤补中和胃。《伤寒论》158 条："伤寒中风，医反下之，其人下利日数十行，谷不化，腹中雷鸣，心下痞硬而满……甘草泻心汤主之。"三者均以寒温并用、辛开苦降、和胃消痞为主。若肝失疏泄，木不疏土，导致脾失健运，脾胃升降失常而下利，则用四逆散疏畅气机，透达郁阳。如《伤寒论》第 318 条："少阴病，四逆，其人或咳，或悸，或小便不利，或腹中痛，或泄利下重者，四逆散主之。"若肠寒胃热，上热下寒，寒热错杂，则用乌梅丸清上温下，调肝理脾。如《伤寒论》第 388 条："蛔厥者，乌梅丸主之。又主久利。"可见，乌梅丸不仅治疗蛔厥，也可用于久利。

2. 张景岳　张景岳对泄泻有自己独到的见解，张景岳曰："饮食不节，起居不时，以致脾胃受伤，则水反为湿，谷反为滞，精华之气不能输化，乃致合污下降而泻利作矣。"并提出"分利之法"是治疗泄泻的原则，"凡泄泻之病，多由水谷不分，故以利水为上策。"但他认为用分利法治疗泄泻，当须明辨病证虚实。"小水不利，其因非一，而有可利者，有不可利者，宜详辨之。"对于泄泻初期，其言"初感者，病气未深，脏气未败，但略去其所病之滞，则胃气自安，不难愈也"。初期正气充足，形体未衰者，可用分利法，祛邪以治其标，使邪从小便去则正安，泄泻自止。若泄泻日久，正气已伤，形体虚弱者，则不可分利，须扶正治本，否则愈利愈伤，愈利愈泻。他提出："虚寒之泻，本非水有余，实因火不足；本非水不利，实因气不行。夫病不因水而利则亡阴；泻以火虚而利复伤气。倘不察其所病之本，则未有不愈利愈虚，而速其危者矣。"

张氏认为"泄泻之本，无不由于脾胃"，曰："脾气稍弱，阳气素不强者，一有所伤，未免即致泄泻。此虽为初病，便当调理元气。"故以治本为主，用四君子汤、参苓白术散等健脾和胃。对于脾虚泄泻日久者，遵"脾欲缓，急食甘以缓之，健脾者，必以甘为主"，常用敦阜糕、黏米固肠糕等缓补之。亦指出"肾为胃关，开窍于二阴，所以二便之开闭皆肾脏之所主，今肾中阳气不足，则命门火衰……阴气极盛之时，即令人洞泄不止也"。对于肾阳虚而致的泄泻，常用九气丹治以温阳补肾。因肾虚久泄者，用缓补之胃关煎温固下焦；若暴泻如注，气随津脱，泻下势急者，可用四味回阳饮、六味回阳饮救急，以回阳固脱。

总之，张氏临证谨守病机，审证而行，强调治病求本，如"先病而后泄者治其本，先泄而后生他病者，治其本"。

3. 李中梓 对于泄泻的论述，李中梓认为风、湿、寒、热四气皆可致泄。其中以湿邪为主，即"无湿不成泄"。而在脏腑中脾喜燥恶湿，脾土与湿的关系最为密切，"脾土强者，自能胜湿。"可见，李氏强调泄泻以湿为主因，脾为主脏。对于泄泻的治疗，李氏在《病机沙篆》中提出，若"寒冷之物伤中，膜满而胀，传为飧泄，宜温热以消导之；湿热之物伤中，下脓者，宜苦寒以内疏之；风邪下陷，升举之；湿气内盛者分利之；里急者下之；后重者调之；腹痛者和之；洞泄肠鸣，脉细微者，温之收之；脓血稠黏，至圊不能便，脉洪大有力者，下之凉之"。

在此基础上，李氏结合前人的经验，在《医宗必读》中提出了对后世影响巨大的治泻九法，即淡渗、升提、清凉、疏利、甘缓、酸收、燥脾、温肾、固涩。①淡渗：李中梓依经云"治湿不利小便，非其治也"理论，用淡渗之法治疗水湿困脾之泄泻，使湿从小便而去。其云："使湿从小便而去，如农人治涝，导其下流，虽处卑监，不忧巨浸。"常用六一散、四苓汤、五苓散、五皮饮等渗利小便而实大便。②升提："气属于阳，性本上升，胃气注迫，辄尔下陷""鼓舞胃气上腾，则注下自止""下者举之。"对于脾胃虚弱、气虚下陷而致泄泻者，常用升提之法。治疗用补中益气汤或升阳除湿汤，以升发阳气，治风胜湿。且风药多燥，燥能胜湿，风为木药，湿为土病，取木可胜土之意。③清凉："暴注下迫，皆属于热。"热邪所致泄泻，可见暴注下迫，口渴，小便不利，脉洪数。用清凉之法，苦寒之剂，以清热邪，即"热者清之"。李中梓常用戊己丸、葛根芩连汤及承气汤类等方。

④疏利：气滞、水停、痰凝、食积皆可致脾失健运，令人泄泻，此类实证可用"通因通用"之法，李氏常采用理气、逐水、祛痰、消积等，保证"随证祛逐，勿使稽留"。⑤甘缓：泄泻不止，或反复发作，急而下趋，愈趋愈下，李氏常佐以甘缓之品，在方中加入甘草等药，以甘缓之法，"甘能缓中，善禁急速，且稼穑作甘，甘为土味，所谓急者缓之是也。"⑥酸收：若泻下日久，脾土统摄无权，精气耗散不可收敛，注泄难已，则用酸味之品收之，即酸收之法，方用乌梅丸等。"酸之一味，能助收肃之权。经云散者收之是也。"⑦燥脾：脾喜燥而恶湿，若脾失健运，则水反为湿，谷反为滞，肠道失司，而成泄泻。李氏用燥脾之法，言"泻皆成于土湿，湿皆本于脾虚，仓廪得职，水谷善分，虚而不培，湿淫转甚"，当用燥湿培土之法治其本。若脾气不足者，选用四君子汤、六君子汤、参苓白术散等；湿胜困脾则以平胃散为主；湿胜阳微则以理中丸合平胃散。⑧温肾：李中梓重视脾肾而提出"肾为先天本，脾为后天本"的学术主张，临证善用脾肾同治之法。若泄泻为脾肾虚寒，常用温肾法。李氏言："肾主二便，封藏之本，况虽属水，真阳寓焉。少火生气，火为土母，此火一衰，何以运行三焦，腐熟水谷乎？故积虚者必夹寒。"当以四神丸、八味地黄丸、金匮肾气丸等，取"寒者温之""虚则补其母"之义。⑨固涩："注泄日久，幽门道滑，虽投温补，未克奏功，须行涩剂。"故久泻致肠道滑脱须兼以固涩，即固涩之法，方用赤石脂禹余粮丸等，取"滑者涩之"之义。李中梓强调："此九者，治泻之大法，业无遗蕴。至如先后缓急之权，岂能预设？须临证之顷圆机灵变。"李中梓本于经旨，博涉广闻，结合丰富的临床经验，总结出治泄九法，精练实用，对临床具有重要的指导意义。

四、刘启泉教授经验

1. 论治特色　《景岳全书》曰："泄泻之本，无不由于脾胃。"但也见其他脏腑致泄者，如《症因脉治》曰："脾主制水，饮食伤脾，则不能运化水谷而成泄泻。肾主闭藏，色欲伤肾，则失封闭之权而成泻。肝主施泄，恼怒伤肝，则木能克土，而彰施泄之令。三者皆令泄泻，然肝肾二经不恒见，惟脾家泄泻者为多。"人体是一个统一的整体，五脏六腑之间不仅在生理上相互依存、相互制约，病理上也相互影响。脾胃为气机升降的枢纽，上行极于肺，下行极于肾，脾胃若发生病变，其他脏腑亦受到影响。《类证治裁》云："肾中真阳虚而泄泻者，每于五更时，或天将明，即洞泄数次。此由丹田不暖，所以尾闾不固，或先肠鸣，或脐下痛，或经月不止，或暂愈复作，此为肾泄。盖肾为胃关，二便开闭，皆肾脏所主，今肾阳衰，则阴寒盛，故于五更后，阳气未复，即洞泄难忍。"详细阐述肾阳虚衰致泻的机制。

刘启泉教授认为脾虚湿盛、肠道失司是泄泻的主要病因病机。泄泻的主病之脏虽在脾，但与肝、肺、肾亦密切相关，依据五脏相通的理论，创造性地提出了"通调五脏安脾胃"的治疗大法。不仅着眼于病变的脏腑，亦从与泄泻发生发展相关的脏腑入手，从肝、肺、肾论治泄泻皆兼顾脾胃气机。强调审证求因，治病求本。通调五脏则脾胃安，脾胃安则五脏畅。运用通调五脏的方法可使人体五脏达阴阳平衡，疾病乃愈。

刘启泉教授根据"风能胜湿"理论，常于健脾药中佐以风药，常用羌活、防风、升麻、柴胡等风药，强调风药药量宜轻，以免耗伤脾气。运用风药的原因有二：一是风药多具祛风胜湿的作用，能解表散邪发汗，使湿邪随汗而解，并通过宣肺化湿，调畅气机，利于气机的升降出入，阳气上升，浊阴下降，内停之湿邪从汗、尿而解；二是风药多入肺、肝二经，具宣肺疏肝的功效，肝主疏泄，能调畅气机，促进胆汁的分泌，利于脾胃气机升降和纳运功能能协调。风能胜湿，即肝木的疏泄条达可以抑制脾土的壅郁，防止脾胃气机失调和湿困脾胃，湿邪致病。

对于暴泻者，即泄泻来势急暴，水湿聚于肠道，洞泻而下，宜分流水湿，利小便实大便；而对于久泻者不可分利小便，因久泻多为脾虚失运或脏腑生克所致，水湿乃久积而成，非顷刻之变。湿轻者，芳香化之，如藿香、佩兰、白豆蔻；湿重者，苦温燥之，如半夏、厚朴、苍术。暴泻不可骤涩，恐闭门留寇，常用健脾、燥湿、消导、分利之法。久泻未必纯虚，久泻虽缠绵日久，湿邪未尽，若夹寒、热、痰、郁、食等病史，避免急于求成，忙于补涩。若兼他邪，"恐炉烟虽熄，灰中有火也"，致使变证接踵而至。久泻日久不愈，可用固涩，常用收涩药有秦皮、石榴皮、乌梅、五倍子。

泄泻多脾伤积湿，甘味虽利于脾，但不利于祛湿；针对泄泻日久，脾气已衰，湿邪不盛，多用甘温悦脾，如黄芪、山药、扁豆、莲子、薏苡仁；暴泻少用纯甘，多用苦温燥湿、苦寒化湿，如黄芩、黄连、黄柏。苦寒可败胃，不可过用、久用。

治疗久泻时，注重健脾与运脾的运用，脾虚失健则运化失常，湿邪内生，常用健脾化湿之法，如用党参、茯苓、白术、白扁豆、陈皮、山药、莲子、砂仁、薏苡仁等；脾为湿困，则气化遏阻，清浊不分，常以运脾胜湿为务，运脾即燥湿，即芳香化湿、燥能胜湿之意，常用苍术、厚朴、藿香、白豆蔻等。临床因脾虚致泻者健脾，因湿邪困脾致泻者运脾，两者常灵活运用。

（1）从脾论治，健脾升清：脾喜燥恶湿，主运化，主升清，脾气升则清阳之气上升布散，水谷之精微得以输布；胃喜润恶燥，主受纳、腐熟水谷，胃气降则水谷及糟粕才得以下行。二者燥湿相济，一纳一运，一升一降，相互配合。正如叶天士云："脾宜升则健，胃宜降则和。"脾胃为人体气机升降的枢纽，水谷的消化吸收主要依赖于脾胃的升清降浊。脾胃二者相互协调，共同维持人体正常生理活动。若脾胃虚弱，升降功能失调，水湿内生，脾虚湿盛，湿盛困脾，湿邪阻滞肠道，肠道功能失司，则发为泄泻。故泄泻虽病在肠，实则在于脾胃。

临床中治疗泄泻要审因论治，虽致泻原因有多种，但脾胃虚弱是泄泻发生的关键和基础。正如《古今医鉴》所云："脾胃为水谷之海，或为饮食生冷之所伤，或为暑湿风寒之所感，脾胃停滞，以致阑门清浊不分，发注于下而为泄泻也。"治疗上以健脾升清化湿为主，兼顾其他脏腑。升发脾阳、健运脾气的同时，并和降胃气，使清升浊降，泄泻自止。若以脾胃虚弱为主所致泄泻，常用太子参、茯苓、芡实、薏苡仁等健脾益气，少用纯补之品，以防脾虚不受补。若中气不足下陷者，常在黄芪、山药、白术等升脾止泻之品中，少佐祛风药升麻、葛根、防风，以升发清阳之气，鼓舞胃气。因风药味多辛，气味轻薄，恐升散发越太过，有悖"胃以降为和"之理，故少少与之。方使脾胃升降功能恢复正常，则泄泻自止。若以湿邪为主者，补脾胃同时，夹热常于黄连、白头翁、秦皮中配伍防风、白芷，以清热燥湿，健脾止泻；夹寒常于砂仁、广藿香、佩兰中配伍荆芥、羌活，以芳香化湿，温脾止泻。正如李中梓说："又如地上潦泽，风之即干，故风药多燥，且湿为土病，风为木病，木可胜土，风亦胜湿，所谓下者举之是也。"

（2）从肝论治，理脾和胃：肝属木，主疏泄，喜条达而恶抑郁；脾属土，主升清、运化，喜燥而恶湿润。木土之间相克同时相辅相成，而达脏腑之间阴阳平衡。脾胃为气血生化之源，肝木的升发需靠脾土运化的水谷精微滋养，脾胃生化有源，则肝可保持体阴而用阳，助脾胃运化。诚如《删补名医方论》云："肝为木气，全赖土以滋培，水以灌溉。"肝气疏泄，畅达全身气机，脾土的健旺亦需肝气条达之性，肝气畅达可协调脾胃之气的升降运动，使脾气升、胃气降的运动有序进行，以保障脾胃的正常纳运。亦如《临证指南医案》提出的"木能疏土而脾滞以行"。若脾胃虚弱，肝气失于疏泄，横逆脾土，土虚木乘，脾胃升降失职，大肠传导失司，则易出现泄泻。《景岳全书》说："凡遇怒气便作泄泻者，必先以怒时夹食，致伤脾胃，故但有所犯，即随触而发，此肝脾二脏之病也。盖以肝木克土，脾气受伤而然。"

从肝论治泄泻时，常以疏肝理脾为主，在痛泻要方基础上，加荔枝核、佛手、香橼等。明代吴崑在注释痛泻要方时说："泻责之脾，痛责之肝，肝责之实，脾责之虚，脾虚肝实，故令痛泻。是方也，炒术所以健脾，炒芍所以泻肝，炒陈所以醒脾，防风所以散肝。"同时，善在方中稍佐少量风药，诸如薄荷、柴胡等，因风药具辛散升发之性，可调达肝气，但不可用量太大而劫伤肝阴，方使肝气调达则脾胃健运泄泻止。此类风药因剂量不同而功效各异，如薄荷小剂量疏肝解郁，中剂量芳香化浊和中，大剂量清热透邪。肝体阴而用阳，不可疏泄太过损伤肝阴，亦不可过于抑肝影响其疏泄，故常选用理气不伤阴之品，如预知子、佛手、香附等，而少用三棱、莪术等过于破气之品。

（3）从肺论治，调气和胃：肺为气之主，主一身之气，主宣发肃降；胃为仓廪之官，气血生化之源；大肠中空，传化糟粕。肺与脾、胃与大肠在经络上同名经同气相求，脾与胃、肺与大肠则在经络上表里经经气相通，故肺、胃、大肠之间也存在着广泛联系。《灵枢·经脉》："肺手太阴之脉，起于中焦，下络大肠，还循胃口，上膈属肺。"若肺宣发肃降功能失调，则影响到人体津液的输布调节，亦可影响脾胃运化、大肠传化之职，致泄泻生成。《医经精义》云："大肠之所以能传导者，以其为肺之腑。肺气下达，故能传导。"故大肠传导正常与否与肺密切相关。此外，肺主皮毛，易感外邪，循经入里，影响胃肠，亦可致泄泻。如《素问·皮部论》云："是故百病之始生也，必先于皮毛，邪中之则腠理开，开则入客于络脉；留而不去，传入于经；留而不去，传入于腑，廪于肠胃。"《医学传灯》亦曰："又有肺燥作泻者，人所不知，秋伤于燥，内热咳嗽，肺中之火无处可宣，传于大肠，故令作泻。"另外，脾为生痰之源，肺为贮痰之器，脾虚生湿、生痰，上扰袭肺，涉及大肠，亦可致泻。总之，肺重宣布，胃重纳化，肠主传化，纳而化之，即则布之，脾胃健旺，津液得输，泻无由生。

从肺论治泄泻，常选用理气而不伤正、健脾而不碍中的佛手、预知子、白梅花等药，同时常于健脾药中加入桔梗。《本草求真》言其"开提肺气之药，可为诸药舟楫，载之上浮"。取其载药上行之性，又兼培土生金之义，肺脾同治，脾气足则湿浊化，肺气足则大肠固。若感受外邪而致泄泻，可于健脾化湿药中加入升麻、羌活等风药。升麻，甘辛微苦，《脾胃论》云："发散阳明风邪，升胃中清气，又引甘温之药上升，以补卫气之散而实其表。"羌活，气清属阳，善行气分，升清阳。"天气通于肺"，风属气，与肺气相通。风药辛散，多入肺经，肺与大肠相表里，故风药在治疗泄泻中亦起作用。若泄泻因痰气上袭于肺引起，则酌加清半夏、陈皮、茯苓、甘草等，以燥湿化痰，理气和中。若因燥邪伤肺而致泄泻，于平补、清补之品中加入沙参、天冬、麦冬、百合等，以养阴润肺，益胃生津。

（4）从肾论治，温脾暖胃：肾为先天之本，藏精，脏腑阴阳之本；脾胃为后天之本，五脏六腑之大源。脾胃与肾先后天互资，肾阳足，则脾胃运化的水谷精微得以温煦，全身营养物质得以正常输布；而肾所藏之精亦靠脾胃运化水谷精微的滋养。经脉循行上，足阳明胃脉，其支者，起于胃口，下循腹里，下至气街中而合；足少阴肾脉，其直者，从肾上贯肝膈。肾与脾胃在经络气血方面有着密切关系。若肾阳不足，则脾胃失于运化，水反为湿，脾虚湿困，而致泄泻。如《仁斋直指方论》云："人皆以泄为脾恙，而不知肾病有泄焉。"若中焦阳虚，累及肾阳，日久脾肾阳虚，亦致泄泻。《景岳全书》载："盖肾为胃关，开窍于二阴，所以二便之开闭，皆肾脏之所主。今肾中阳气不足，则命门火衰，而阴寒独盛，故于子丑五更之后，当阳气未复、阴气盛极之时，即令人洞泄不止也。"

从肾论治，首分阴阳。若脾肾阳虚致泄泻者，以温肾暖脾、收涩止泻为基本原则，临床上可见晨起腹泻、完谷不化、腹部冷痛、舌淡胖、苔白滑、脉沉细等，处方常选用理中汤、四神丸等加减应用。常选用高良姜、乌梅、诃子、石榴皮、白豆蔻、白芍、炒山药等益火补土、收敛固涩之品。张石顽曰："泄泻诸治法颇详，何独不及虚损之泄泻也？盖肾脏真阴虚，则火邪胜，火邪上升，必伤肺而为咳逆；真阴虚则水邪胜，水气内溢，必渍脾而为泄泻。"故肾阴虚可累及肾阳，涉及脾肺，亦可出现泄泻，以滋阴补肾、健脾止泻为基本原则。临床上除泄泻外，兼见头晕乏力、腰膝酸软、形瘦口干、手足心热、舌淡红苔少、脉细数等。处方常选用六味地黄丸、左归丸等加减应用，常选生地黄、泽泻、山茱萸、女贞子、墨旱莲、黄精、沙参、麦冬、益智仁、芡实等滋阴补肾、固涩止泻之品。若见体虚久泻者，可于方中佐性平或偏凉的固涩之品，慎用温涩之药，如肉豆蔻、禹余粮等，以防伤其津液。

2. 经验处方

（1）自拟柔肝补脾止泻方

组成：麸炒白术 9g，陈皮 15g，防风 6g，白芍 30g，麸炒枳壳 15g，柴胡 10g，茯苓 20g，香附 20g，砂仁 10g，诃子肉 20g，五味子 6g，佛手 15g，葛根 30g。

功效：补脾柔肝，祛湿止泻。

主治：泄泻肝郁脾虚、气滞湿阻证。

加减：若胸胁脘腹胀满疼痛者，可加木香、郁金、延胡索、乌药理气疏肝止痛；若兼纳呆、神疲乏力者，加党参、炒麦芽、鸡内金等健脾开胃消食；若泄泻日久不止，可加石榴皮、乌梅以加强收涩止泻之力。

分析：本方重在调和肝脾，健脾祛湿为主，柔肝止痛为辅。全方以痛泻要方为基础，其中陈皮理气健脾燥湿，白芍柔肝止痛，白术健脾益气、燥湿利水，少量防风合白芍疏肝，伍白术鼓舞脾阳，又起祛湿止泻的作用，四药共为君药。佛手、香附、枳壳疏肝理气和胃为臣药，茯苓、砂仁健脾化湿，诃子肉、五味子收涩固脱为佐使。少量柴胡、葛根搜肝气而疏肝、升阳气而醒脾，取风能胜湿之意。全方寓升疏于补敛之中，肝脾和调，则泄泻止。

（2）自拟温肾暖脾止泻方

组成：党参 10g，麸炒白术 9g，炮姜 6g，炙甘草 10g，黄芪 12g，肉桂 10g，补骨脂 10g，五味子 12g，茯苓 20g，砂仁 10g，佛手 15g，醋香附 20g，石榴皮 12g，酒萸肉 15g。

功效：温肾健脾，固涩止泻。

主治：泄泻命门火衰、脾虚湿困证。

加减：若久泻不止，中气下陷者，可用补中益气汤健脾止泻，升阳举陷；若泻下滑脱不禁，或虚坐努责者，可在真人养脏汤基础上加减以增强涩肠止泻之力；若形寒肢冷，腹部冷痛者，加高良姜、乌药以温肾散寒止痛。

分析：本方以温肾暖脾、收涩止泻为治疗大法，尤适合脾肾阳虚之泄泻。全方在理中丸和四神丸基础上加减化裁，党参、白术、炮姜、甘草共用可温中祛寒，补气健脾；肉桂、补骨脂、五味子、酒萸肉共用有温肾暖脾、涩肠止泻之功；黄芪补气升阳，益气固脱；茯苓、砂仁化湿，温脾止泻；石榴皮加强涩肠止泻之功；佛手、香附理气和胃，使补而不滞。全方脾肾同治，收涩与温补并用，标本兼治，以温补治本为主，收涩治标为辅。临证在此基础上四诊合参，辨证施治，脏腑同调，则泄泻自止。

（3）自拟宣肺运脾止泻方

组成：柴胡 10g，黄芩 6g，葛根 30g，炙甘草 10g，广藿香 15g，茯苓 20g，麸炒白术 9g，陈皮 15g，厚朴 12g，羌活 12g，升麻 6g，防风 12g，诃子肉 20g，乌梅 6g。

功效：宣肺运脾，化湿止泻。

主治：泄泻肺气失宣、湿困脾胃证。

加减：若湿邪偏重、腹满肠鸣、小便不利者，可用苍术、猪苓以加强健脾行气祛湿之力；若表寒重者，可加荆芥、紫苏叶疏风散寒、宣利肺气；若有发热、头痛、脉浮等表证，可加金银花、连翘、薄荷疏风清热、宣肃肺气；若腹泻兼腹痛明显者，加芡实、莲子、益智仁、延胡索、白芍，以健脾利湿、收涩止泻、理气柔肝止痛。

分析：肺与大肠相表里，为水之上源，主一身之气，其宣发肃降功能对全身水液输布、运行和排泄起着调节和疏通作用。肺的通调水道功能正常，水液输布有序，大肠得津液濡润则传导功能正常。若肺失宣肃，不能通调水道，津液不行常道，可引发腹痛、肠鸣、泄泻。全方以羌活、升麻、防风为君，疏风散寒，宣肃肺气，外邪出，则肠道安。广藿香芳香化湿，陈皮、厚朴燥湿理气，茯苓、白术健脾益气为臣；葛根升阳止泻，诃子肉敛肺涩肠，乌梅合甘草涩肠生津，酸甘化阴，防泄泻日久伤阴，共为佐药。柴胡、黄芩调畅气机，清泄内蕴湿热，达脾升胃降之效，共为使药。全方以宣畅肺气、运脾止泻为主，君主得安，五脏调和，升降有序，泄泻自除。

3. 用药经验

（1）对药

①木香、藿香：木香，辛苦气温，善于泄肺气，疏肝气，和脾气。能入脾、胃、大肠经，治疗气滞大肠，泻痢腹痛等证候。《日华子本草》言其"治心腹一切气，膀胱冷痛，呕逆反胃，霍乱，泄泻，痢疾，健脾消食，安胎"。《药品化义》言其"香能通气，和合五脏，为调诸气要药"。藿香，气味芳香，辟秽和中，可醒脾化湿，为芳化湿浊要药，化湿而不燥热，可治呕吐、泄泻等症。《药品化义》云"其气芳香，善行胃气，以此调中，治呕吐霍乱……且香能和合五脏，若脾胃不和，用之助胃而进饮食，有醒脾开胃之功。"二药相伍，一则行气调中，使脾胃升降功能正常；二则可疏木达土，化湿醒脾。适用于寒湿之邪胶合缠绵，壅滞脾胃，湿困脾土，湿邪阻滞肠道导致的泄泻，症见腹痛肠鸣，脘腹闷胀，舌苔白腻者。

②防风、白术：防风，辛甘温，祛风解表，胜湿止痛。辛可疏肝泻肝，甘而不峻，可补脾理脾，温而不燥，又可升散。《神农本草经》云："治大风，头眩痛，恶风，风邪。"风能胜湿，"湿盛则濡泻""清气在下，则生飧泄"，故湿祛则泻止。白术，苦温燥湿，能补脾阳，炒用可燥湿实脾。其补脾燥湿可用于脾虚湿困、腹胀泄泻等症。《珍珠囊》曰："除湿益气，和中补阳，消痰逐水，生津止渴，止泻痢。"二者相伍，一动一静，清气可升，浊气可降，中焦可补，补而不滞，升而不

散。适用于肝失疏泄，脾胃虚弱，土虚木乘所致泄泻，症见两胁胀痛，腹中雷鸣，少腹作痛，痛而腹泻，泻而痛止，舌淡红，苔薄白，脉弦细者。

③黄芪、山茱萸：黄芪，甘温，入脾、肺经，具有健脾益肺、补气升阳之功，可用于治疗脾气虚弱，食少便溏或泄泻等症。《名医别录》谓其"止渴，腹痛，泻痢，益气，利阴气"。山茱萸，酸涩偏温，入肝、肾经，既能补精，又可助阳，因性酸涩，可固涩止泻。《医学衷中参西录》言其"收涩之中兼具条畅之性"。二药相配，一者善于益气，使气血生化之源充；一者长于养阴，使补而不燥，滋而不滞，一阴一阳，相互为用。临床可用于脾胃虚弱，伴见少气乏力、便质稀溏者。

（2）角药

①蒲公英、木香、诃子肉：蒲公英，苦甘寒，有清热解毒、利湿、消肿散结之功，主治内外热毒诸证。《本草衍义补遗》载："解食毒，散滞气，化热毒。"木香，辛苦气温，善于泄肺气，疏肝气，和脾气。能入大肠经，治疗气滞大肠，泻痢腹痛等证候。《本草会编》言木香"与补药为佐则补，与泄药为君则泄也"。诃子肉苦酸涩，性平，归肺、大肠经，具涩肠敛肺、下气利咽之功，对于久泻久痢者，宜煨用。《本经逢原》云："诃子苦涩降敛，生用清金止嗽，煨熟固脾止泻。"蒲公英长于苦寒清热，木香善于行气解郁，性温可防蒲公英苦寒凉遏脾土之弊，二者寒热共用，气机得调，再以诃子肉为辅，散敛相合，标本兼顾，对于湿热困脾症见泄下臭秽、不爽、脘腹疼痛者尤为适宜。

②莲子、芡实、山药：莲子，甘涩平，归脾、肾、心经，甘平可补益，涩能收涩，有补脾止泻之功，亦可益肾固精，养心安神。《本草纲目》曰："交心肾，厚肠胃，固精气，强筋骨，补虚损……止脾泄久痢。"芡实，甘涩平，归脾、肾经，甘平补脾，兼可祛湿，涩能收敛，有补脾祛湿之功，可用治脾虚久泻。《本草求真》云："味甘补脾，故能利湿，而使泄泻腹痛可治。"山药，甘平，归脾、肺、肾经，可益气养阴，既补脾气，又益脾阴，且兼涩性，能止泻。《本草纲目》言其"益肾气，健脾胃，止泄痢，化痰涎，润皮毛"。山药与芡实二者可相互为用，《本草求真》言芡实"功与山药相似"，又云："然山药之补本有过于芡实，而芡实之涩更有胜于山药，且山药兼补肺阴，而芡实则止于脾肾，而不及于肺。"三者合用，健脾止泻同时通调五脏，对于脾虚泄泻日久不止者尤为适宜。

③茯苓、酸枣仁、五味子：茯苓，甘淡平，归心、脾、肾经，可利水渗湿、健脾、宁心。《本草求真》曰：茯苓"最为利水除湿要药，书曰健脾，即水去而脾自健之谓也"。酸枣仁甘平质润，归心、肝经，能养心阴、益肝血而宁心安神。《名

医别录》曰："久泄，虚汗烦渴，补中，益肝气，坚筋骨，助阴气，令人肥健。"五味子，酸温，归肺、肾、心经，可收涩止泻，宁心安神，亦可敛肺滋肾，生津敛汗，可用治脾肾虚寒泄泻。《本草备要》云："性温，五味俱备，酸咸为多……退热敛汗，止呕住泻，宁嗽定喘，除烦渴。"三者合用，可健脾宁心，养血安神，治疗肝虚有热所致的虚烦失眠，症见泄泻因精神紧张时加重，肢体倦怠，失眠多梦，心烦者。

（3）谨守药性，把握用量：刘启泉教授临证时喜用茵陈，巧用茵陈，茵陈清香主散，味苦性寒主降，故能升能降，升可达肌肤，开腠理，散肌肤邪热，且燥湿祛风止痒；降可行中焦，燥脾湿，泻肝胆，推陈致新而和中。《本草经疏》云：茵陈"主风湿寒热，邪气热结，黄疸，通身发黄，小便不利及头热，皆湿热在阳明、太阴所生病也。苦寒能燥湿除热，湿热去则诸症自退矣。……除湿散热结之要药也。"在临床用茵陈治疗湿热黄疸时用至 30～60g，清热化湿常用 12～15g，疏肝解郁时用量宜轻，一般为 6～9g。因茵陈药性平和，有苦寒不伤正、清热不伤胃的特点，故常在临床上灵活变通，随症加减。

4. 典型病案

病案一 许某，男，44 岁。2020 年 7 月 1 日初诊。主诉：间断腹泻 1 年，加重 1 周。患者 1 年前因受凉后出现腹泻、腹痛症状，曾服用复方嗜酸乳杆菌片、参苓白术散等相关药物，期间症状时反复。1 周前因贪凉、饮食生冷后出现腹泻，每日 2～3 次，腹胀腹痛，偶胃部不适，神疲乏力，口干，无口苦，无黏液脓血，无恶心呕吐，纳少，寐一般，舌淡红，苔白腻，脉弦细。查电子胃镜示：慢性非萎缩性胃炎。电子结肠镜未见明显异常。既往饮酒史。辨证为泄泻，属寒湿困脾证。治宜健脾益气，散寒化湿。处方：黄芪 15g，茯苓 30g，麸炒白术 9g，藿香 15g，陈皮 15g，砂仁 10g，白芍 30g，麸炒枳壳 15g，佛手 15g，炮姜 6g，紫苏叶 15g，醋香附 20g，葛根 30g。14 剂，水煎服，每日 1 剂，分 2 次服用。

二诊：患者诉服药后症状均较前好转，大便质稀，每日 2 次，腹胀腹痛减轻，仍口干，食欲增加，舌淡红，苔白腻，脉弦细。原方基础上加乌梅 6g，炙甘草 10g，继服 14 剂。

三诊：患者诉症状较前减轻，现大便每日 1～2 次，质可，无口干，食欲较前增加，寐一般。前方减柴胡、黄芩，加石斛 20g。遵医嘱服药加减治疗 2 个月，症状控制平稳，嘱其忌辛辣刺激之品，规律生活，保持心情舒畅。

按语：患者泄泻日久，病程较长，呈间歇性，以脾虚为主。素体脾虚，又因贪凉受风、饮食生冷，致使脾胃运化功能失调，肠道分清泌浊、传导功能失司，而致泄泻。方中黄芪、白术健脾益气；藿香、紫苏叶内化湿滞，兼散寒解表；炮姜温中止痛，陈皮理气健脾燥湿；茯苓健脾，利水渗湿；砂仁理气化湿，温脾止泻；佛手、香附、枳壳理气和胃；白芍柔肝缓急止痛，可防白术温燥伤阴；因患者素有饮酒史，用葛根升阳止泻，且能生津，防泄泻日久伤阴，且能解酒毒。二诊患者口干，考虑泄泻日久伤阴，用乌梅、甘草酸甘化阴，患者症状基本平稳，加入石斛补已伤之阴。

病案二 高某，男，31 岁。2019 年 12 月 25 日初诊。主诉：腹泻 1 周。患者因情志不畅出现腹泻，每日 1～2 次，大便黄褐味臭，肠鸣，偶腹痛、嗳气，两胁胀满，无黏液脓血便，乏力，纳差，寐差梦多，舌质淡，苔白腻，脉弦细。未行电子结肠镜检查。辨证为泄泻，属肝郁脾虚证。治以疏肝理气，健脾止泻。处方：柴胡 10g，黄芩 6g，茯苓 30g，麸炒白术 9g，陈皮 15g，防风 6g，白芍 30g，合欢皮 15g，酸枣仁 15g，炙甘草 10g，石榴皮 10g，荔枝核 15g，葛根 30g，仙鹤草 20g。14 剂，水煎服，每日 1 剂，分 2 次服用。

二诊：患者诉服药 2 周后病情好转，大便成形，偶精神紧张时大便每日 1～2 次，腹痛、肠鸣减轻，偶嗳气，晨起口干，纳可，寐一般，舌质淡，苔白腻，脉弦细。原方基础上加秦皮 15g，醋香附 20g，继服 14 剂。

三诊：患者大便基本成形，无腹痛、肠鸣等症，食欲增加，寐可。予二诊方基础上减合欢皮、酸枣仁，加炒山药 20g。嘱其按上方继服 14 剂后可以停药。

按语：《景岳全书》云："气泄证，凡遇怒气便作泄泻者，必先以怒时夹食，致伤脾胃。故但有所犯，即随触而发，此肝、脾二脏之病也。盖以肝木克土，脾气受伤而然。"肝失疏泄，横逆乘脾，脾失健运，水湿困阻，气机失调，肠道失司，水谷糟粕混杂而下致泄泻形成。本方以痛泻要方疏肝健脾为基础加减治疗，白术、茯苓健脾益气；白术燥湿，茯苓渗湿，二者共用可增强祛湿之力；柴胡、黄芩疏肝理气，清化湿热；荔枝核、白芍疏肝柔肝，荔枝核药性平和，疏肝而不伤阴，遵叶氏"忌刚用柔"之旨，白芍柔肝缓急止痛，又防白术温燥伤阴；合欢皮解郁安神，酸枣仁养心安神；防风祛风胜湿，葛根升阳止泻，皆为风药，可助肝调达，助脾升清；陈皮理气健脾，仙鹤草补脾虚，兼清热解毒；石榴皮涩肠止泻治其标；炙甘草调和诸药。二诊因仍有腹痛、肠鸣、嗳气，加香附辛能散肝气之郁，苦能降肝气之逆，甘能缓肝气之急，疏肝理气止痛；秦皮清热燥湿，兼收涩之性。三诊睡眠好转，可减安神药，增强补脾之力，加山药滋润而不腻滞，平补脾胃。

病案三　聂某，男，45 岁。2019 年 10 月 22 日初诊。主诉：间断腹泻 2 年，加重 2 周。患者 2 年来反复腹泻，大便每日 2～3 次，每因饮食生冷、黏腻、辛辣刺激等食物后易加重。期间曾服中药汤剂治疗，症状改善不明显。2 周前因饮食生冷后出现腹泻，大便每日 3～5 次，无黏液脓血便，伴腹痛腹胀，喜按喜温，面色少华，倦怠乏力，自觉口有异味，纳可，寐一般，舌淡，苔白腻，脉沉迟。电子肠镜示慢性结肠炎。辨证为泄泻脾肾虚寒证。治以温肾健脾，固涩止泻。处方：柴胡 10g，黄芩 6g，茯苓 20g，麸炒白术 9g，党参 15g，黄芪 15g，白芍 30g，麸炒枳壳 15g，佛手 15g，炮姜 6g，防风 6g，肉桂 3g，当归 9g，葛根 30g，地榆 20g，诃子 20g。14 剂，水煎服，每日 1 剂，分 2 次服用。

二诊：患者服药后诸症得减，大便每日 2～3 次，质稀，间断腹痛腹胀，倦怠乏力、口中异味减轻，纳可，寐可。上方茯苓改为 30g，麸炒白术改为 12g，加荔枝核 15g。继服 14 剂。

三诊：患者大便成形，每日 1～2 次，腹痛缓解，腹胀减轻，余无明显不适，纳可，寐可，舌淡，苔薄白，脉沉迟。予二诊方基础上减诃子，加芦根 30g。嘱其按上方继服 14 剂。

按语：脾喜燥恶湿，若湿邪困脾，脾阳受困，影响脾胃运化，导致脾胃虚寒，日久及肾，脾肾两虚，固摄无力则泄泻。本案患者属慢性病症，治疗上以温肾健脾、升清降浊为主。方中柴胡、黄芩可疏调气机，清化湿热；党参、黄芪益气健脾，白术健脾燥湿，共奏健脾升阳之功；当归、白芍养血和血；防风、葛根祛风胜湿止泻。《素问·至真要大论》云："风气大来，木之胜也，土湿受邪，脾病生焉。"风者，五行属木，湿者，五行属土，木能克土，故风能胜湿。因本案间断腹泻，日久伤阴，又风药多辛香走窜，易于耗气伤阴，故其用量较少，中病即止，使风药物尽其用。茯苓利水渗湿健脾，枳壳、佛手行气宽中，肉桂、炮姜温肾暖脾治其本，地榆、诃子收涩固脱治其标。二诊患者症减，茯苓、白术用量加重以健脾利湿，荔枝核行气以减轻腹痛腹胀。三诊腹泻次数减少，故减诃子。因泄泻日久伤阴，可加芦根，配合党参、葛根以加强生津之功。

第十章　便　秘

便秘是指粪便在肠内滞留过久，秘结不通，排便周期延长，或周期不长，但粪质干结，排出艰难，或粪质不硬，虽有便意，但便而不畅的病证。西医学中的功能型便秘、肠易激综合征、炎症恢复期便秘、药物性便秘、内分泌及代谢性疾病所致的便秘均属本病范畴。

一、病因病机

《素问·厥论》曰："太阴之厥，则腹满䐜胀，后不利。"指出脾胃气机升降失和可导致便秘。《金匮翼》曰："冷闭者，寒冷之气，横于肠胃，凝阴固结，阳气不行，津液不通。"认为寒邪伤及胃肠，阳气耗伤，阻滞气机，气血津液运行失常，导致便秘。《医学正传》曰："夫肾主五液，故肾实则津液足而大便滋润，肾虚则津液竭而大便结燥。"指出津液亏，燥屎内结于肠道，导致便秘。《景岳全书》有论："阳结证，必因邪火有余，以致津液干燥。"指出便秘患者素有闷闷不乐、精神抑郁等肝气郁结的症状；病机为肝郁化火，耗伤津液，阻滞气机，导致糟粕不得下行，产生便秘。《圣济总录》曰："大肠者，传导之官，变化出焉。产后津液减耗，胃中枯燥，润养不足，糟粕壅滞，故大便难或致不通。凡新产之人喜病此者，由去血过多，内亡津液故也。"指出产后体内气血俱虚导致肠道失于濡养而发便秘。

总而言之，便秘病因主要与外感寒热之邪，内伤饮食情志，病后体虚，阴阳气血不足等有关，热结、寒凝、气滞，气血阴阳亏虚，致使邪滞胃肠，壅塞不通；肠失温润，推动无力，糟粕内停，大便排出困难，发为便秘。大肠是便秘的主要病变部位，为传导之官。

此外，便秘还与脾、胃、肺、肝、肾密切相关。由于便秘的临床表现易误解为实证，但是临床常多夹杂虚证，故应根据患者的主要症状和体质类型、病程长短辨证施治。

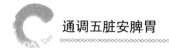

二、辨证施治

1. 实秘

（1）热秘

症状：大便干结，腹胀腹痛，口干口臭，或口舌生疮，面赤心烦，或有身热，小便短赤，舌红苔黄燥，脉滑数。

病机：肠胃积热，耗伤津液，肠道干涩。

治法：清热润下。

方药：麻子仁丸（《伤寒论》）加减，本方由火麻仁、芍药、杏仁、大黄、厚朴、枳实等组成。大便干结难下者，加芒硝、麻子仁；热积伤阴者，加生地黄、玄参、麦冬；肺胃热盛者，加入石膏、瓜蒌、黄芩、黄连等。

（2）寒秘

症状：大便艰涩，腹痛拒按，腹中拘急冷痛，得温痛减，口淡不渴，四肢不温，舌质淡暗，苔白腻，脉弦紧。

病机：阴寒积滞，传导失常。

治法：温通导下。

方药：温脾汤（《备急千金要方》）加减，本方由大黄、人参、附子、干姜、甘草、当归、芒硝等组成。腹痛如刺，舌质紫暗者，加桃仁、丹参；腹部胀满者，加厚朴、枳实。

（3）气秘

症状：大便秘结，欲解不得，腹胀，肠鸣，胸胁满闷，纳食减少，呃逆，或矢气频，舌苔薄腻，脉弦。

病机：气机郁滞，腑气不通。

治法：行气导滞。

方药：六磨汤（《证治准绳》）加减，本方由槟榔、沉香、木香、乌药、枳壳、大黄等组成。肺失宣降者加蜜紫菀、杏仁；肝气不舒较甚者加柴胡、白芍、香附。

2. 虚秘

（1）气虚秘

症状：虽有便意，但临厕排便无力，用力努挣则汗出短气，腹中隐隐作痛，喜揉喜按，面白神疲，乏力懒言，食欲不振，舌淡，舌体胖大或边有齿痕，苔薄白，脉弱。

病机：脾气虚弱，传导无力。

治法：益气通便。

方药：黄芪汤（《金匮翼》）加减，本方由黄芪、麻子仁、陈皮、白蜜等组成。脾气虚而乏力汗出者，加党参、白术；脾虚气陷者，加升麻、柴胡、枳壳；脾虚夹湿者，加茯苓、薏苡仁；兼有肾气亏虚者，加肉苁蓉、黄精、山茱萸。

（2）血虚秘

症状：大便干结，排便困难，面色少华，头晕目眩，心悸气短，多梦健忘，口唇色淡，舌质淡，苔薄白，脉细弱。

病机：血虚津亏，肠失濡养。

治法：养血润肠通便。

方药：润肠丸（《奇效良方》）加减，本方由当归、生地黄、火麻仁、桃仁、枳壳等组成。气血两虚者，加黄芪、生白术。肾阴不足者，加天冬、桑椹、女贞子。

（3）阴虚秘

症状：大便干结如羊矢，口干欲饮，手足心热，形体消瘦，心烦少眠，腰膝酸软，潮热盗汗，舌红少苔或兼有裂纹，脉细。

病机：阴亏液少，肠道失润。

治法：滋阴通便。

方药：增液汤（《温病条辨》）加减，本方由玄参、麦冬、生地黄等组成。大便干结者，加火麻仁、杏仁、瓜蒌仁；胃阴不足者，加北沙参、石斛；肾阴亏虚者，加女贞子、墨旱莲、桑椹、天冬。

（4）阳虚秘

症状：大便干或不干，排出困难，畏寒肢冷，面色白，腹中冷痛，或腰膝酸冷，小便清长，舌质淡苔白，脉沉。

病机：阳气虚衰，传导无力。

治法：温阳通便。

方药：济川煎（《景岳全书》）加减，本方由当归、牛膝、肉苁蓉、泽泻、升麻、枳壳等组成。肾阳亏虚、腹中冷痛者加炮姜、鹿衔草；腰膝酸冷者加枸杞子、杜仲。

三、历代医家经验

1. 张仲景　医圣张仲景，称便秘为"脾约""闭""阴结""阳结"，认为其病与寒、热、气滞有关，提出便秘寒热虚实的发病机制，设立了承气汤的苦寒泻下、麻子仁丸的养阴润下，厚朴三物汤的理气通下，以及蜜制药挺"纳谷道中"、猪胆汁和醋"以灌谷道内"诸法，为后世医家认识和治疗本病确立了基本原则，有的方药至今广泛应用于临床。胃肠属六腑，气机以下行为顺，若阳明胃肠涩滞，糟粕不能顺畅下行，则见便秘。从仲景原文来看，胃肠涩滞以实热津伤最为常见，涉及太阳、阳明、太阴、少阴、产后等，其中以阳明病最为多见。

（1）阳明便秘：太阳病治不得法，致邪气内陷化热，热结胃肠，致大便秘结。对于实热内结之论治，仲景治以苦寒攻下之承气，依其力量大小及侧重点不同而分为大承气、小承气及调胃承气。大承气汤攻下实热，荡涤燥结，以大黄泻热去实，芒硝软坚润燥，枳实理气消痞，厚朴利气除满，用于痞、满、燥、实四症皆备者；调胃承气汤，泻热和胃，润燥软坚，大黄、芒硝泻热软坚通便，甘草和中，用于燥、实为主，痞满不甚者；若痞、满为主，燥、实不甚者，用小承气汤，大黄为君，泻下荡积，枳实、厚朴理气，以通便消痞除满，或厚朴三物汤，方中枳、朴为君，理气除满消痞，佐大黄泻热实，用于腹满痛的便秘者。

《金匮要略·五脏风寒积聚病脉证并治》及《伤寒论》第247条曰："趺阳脉浮而涩，浮则胃气强，涩则小便数，浮涩相搏，大便则坚（硬），其脾为约，麻子仁丸主之。"《金匮要略·消渴小便不利淋病脉证并治》："趺阳脉数，胃中有热，即消谷引食，大便必坚，小便即数。"均为麻子仁丸主证，论述胃中有热，脾阴不足，肠燥失润，糟粕自结的脾约便秘，方中厚朴、枳实、大黄清泻胃热以抑胃强，麻子仁滋阴润肠，芍药养脾阴，杏仁润肠，共扶脾弱，使胃热得泻，脾津得复，脾约得解，津液四布，二便正常。

（2）少阳便秘：排便有赖于少阳枢机，肝失疏泄，胃失和降，气机郁滞可致便秘。如《伤寒论》第230条："阳明病，胁下硬满，不大便而呕，舌上白苔者，可与小柴胡汤。上焦得通，津液得下，胃气因和，身濈然汗出而解。"用小柴胡汤和利枢机，扶正达邪，方中柴胡、黄芩外达内泄；半夏、生姜调理胃气，降逆止呕；人参、甘草、大枣培土和胃，扶助正气，调达上下，和解气机，使上焦得通，津液得下，便秘自解。《金匮要略·妇人产后病脉证治》亦谓："产妇郁冒，其脉微弱，不能食，大便反坚，但头汗出。所以然者，血虚而厥，厥而必冒。冒家欲解，必大汗出。以血虚下厥，孤阳上出，故头汗出。所以产妇喜汗出者，亡阴血虚，阳气独盛，故当汗出，阴阳乃复。大便坚，呕不能食，小柴胡汤主之。"除小柴胡汤之外，仲景还有以大柴胡汤治便秘者，《伤寒论》第136条"伤寒十余日，热结在里，复往来寒热者，与大柴胡汤"，邪犯少阳、阳明，因枢机不利，其热结在里，必有大便不通，与大柴胡汤，方以小柴胡汤基础，仍以和解少阳为主，去人参、甘草甘温壅滞之品，加枳实、大黄泻热荡实，破结降气，芍药敛阴和营，缓急止痛，亦可通便，共奏和解少阳、通下里实之功。大、小柴胡汤系仲景为枢机气结而设，故此处便秘当系枢机气结而致。

《内经》论三阴三阳有关、阖、枢之说，枢者有承内达外之意，仲景承之以论伤寒。枢有承内达外之意，故枢机气结既可病及外而见寒热之症，又可病及内而见大便秘结之患。至于其治，仲景立大、小柴胡二汤。此二汤虽有大小之分，但均以柴胡为主。后人谓柴胡疏肝解郁升阳，实不知此非仲景本意。盖柴胡疏肝解郁升阳系《本草纲目》及《滇南本草》之意，故不可以后人之认识以解仲景之用柴胡。柴胡，《神农本草经》谓其"主心腹，去肠胃中结气，饮食积聚，寒热邪气，推陈致新"，陶弘景则谓"除伤寒心下烦热，诸痰热结实，胸中邪逆，五脏间游气，大肠停积水胀"等。从《神农本草经》及陶弘景便秘病证及学术源流探讨弘景之论，可知仲景用柴胡意在取其疏达。因此，大、小柴胡汤均为枢转内外之剂。相较之下，小柴胡以黄芩、半夏为佐，意在调气，其势向外，而大柴胡以枳实、芍药为辅，意在降泄，其势偏里。俾转外达内，枢机气复，则内外诸症自愈。仲景"上焦得通，津液得下，胃气因和，身濈然汗出而解"亦为此意。

（3）结胸便秘：《伤寒论》第137条："太阳病，重发汗而复下之，不大便五六日，舌上燥而渴，日晡所小有潮热，从心下至少腹硬满而痛不可近者，大陷胸汤主之。"大陷胸汤系仲景为大结胸证所设，因此此处便秘当系大结胸所致。至于结胸证的病机，仲景认为系"热入"与"水结在胸胁"。胸为清阳所聚，今水热之邪结于胸，则气机升降失常，上为胸胁痛、硬满及短气烦躁，下则心胃脘腹及少腹硬满、大便秘结不通。仲景以大陷胸汤治之，大陷胸汤用大黄、芒硝、甘遂。方中大黄、芒硝攻下泻热，而甘遂之功在与小结胸证之瓜蒌相对应，仲景治以小陷胸汤，药用黄连、半夏、瓜蒌。从仲景原文来看，小结胸证并无大便秘结的相关记载。但从历代医家对小陷胸汤的应用来看，便秘是其小陷胸汤主治症之一，小结胸证为痰热结于胸脘之间，气机升降失常，故见上脘、两胁撑胀、疼痛、拒按、发热、便秘诸症。相较之下，小结胸证缓而局限，故不用逐水之甘遂，而易以开胸散结清热之瓜蒌；清热不用荡实力速之硝、黄，而易以清泄热气之黄连，再加下气开结之半夏。诸药相合，痰清热去，胸脘气机复常，则诸症自去。

（4）瘀热互结：《伤寒论》第257条："病人无表里证，发热七八日，脉虽脉浮数者，可下之。假令已下，脉数不解，合热则消谷喜饥，至六七日不大便者，有瘀血，宜抵当汤。"关于抵当汤的病机，由"太阳随经，瘀热在里"一语可知，太阳之邪随经陷于下焦，与血相结。因病属热瘀相结，其治当活血清热，若徒用下法，不知活血，其热不去，病自难解，如此条便是。从仲景原文来看，瘀血为病之大便，有易解者，如第239条，亦有不大便者，如本条。从本条"合热则消谷喜饥"及"有瘀血"来看，可知此条之"六七日不大便"为热瘀相结所致。方用抵当汤破血逐结，方中水蛭、虻虫直入血络，破血逐瘀，桃仁活血化瘀通便，大黄导瘀热泻积滞。

目前西医学治疗便秘局部用药方法主要是灌肠和应用开塞露。在仲景时代对这个问题早就有所认识。如第233条曰："阳明病，自汗出，若发汗，小便自利者，此为津液内竭，虽硬不可攻之，当须自欲大便，宜蜜煎导而通之。若土瓜根及大猪胆汁，皆可为导。"在此他指出由于津液内竭引起的便秘，不能再继续攻伐，只需要局部用蜜煎、土瓜根或猪胆汁就可以达到通便的目的，而且不损伤人体正气。这个方法可以说是后世灌肠和开塞露用法的始祖。

2. 李东垣

（1）病因病机：李东垣将便秘与饮食劳役联系起来，从脾胃进行探讨，强调脾胃功能与便秘病症的联系。《素问·金匮真言论》云："北方黑色，入通于肾，开窍于二阴，藏精于肾。"首先提出了"肾主大便"。李东垣也在《兰室秘藏》中提到："夫肾主五液，津液润则大便如常。"便秘的主要病位在肾与大肠，肾在五行主水，开窍于二阴，肾气充足，肾脏调节水液输布和排泄的功能正常，大肠才能正常地传化水谷和糟粕。东垣认为"饥饱失节，劳役过度，损伤胃气，及食辛热味厚之物"，都会导致火邪伏血，耗散真阴，肾阴不足，津液亏少，大便结燥。

《脾胃论》曰："脾胃虚则九窍不通""脾太过，则令人四肢不举，其不及，则令人九窍不通，名曰重强。"李东垣由此进一步阐述脾胃与九窍的联系，为后世医家论治九窍病变提供了指导意义。脾胃者，乃一阴一阳，一静一动，阴受阳禀，乃能正常熏蒸腐熟水谷。胃肠乃水谷之海，行经络之川，至养于五脏，而通于九窍。其一为胃阳主动，"行清气而上，即地之阳气也，积阳成天，曰清阳出上窍"，故九窍之通利有赖胃阳之动；其二为脾阴主静，"本乎地也，有形之土，下填九窍之源，使不能上通于天，故曰五脏不和，则九窍不通"，故脾为有形之土，若脾气虚衰，脾土下流闭阻于九窍，则九窍闭塞不通，此与《素问》所言"重强"相应。至此可知，便秘者乃后阴之窍不通，其病机当为胃阳不足、脾阴有余所致。由此可见，脾胃功能不足是便秘发生的根本原因。而脾胃虚弱，加之饮食不节，劳役失度，造成脾胃内伤，阴火内生，灼伤津液，是便秘发生的直接原因。

（2）治则治法：东垣在治法中指出："结燥之病不一，有热燥，有风燥，有阳结，有阴结，又有年老气虚津液不足而结燥者。"因而"大抵治病必究其源，不可一概用巴豆、牵牛之类下之，损其津液，燥结愈甚，复下复结，极则以至导引于下而不通"，提出"肾恶燥，急食辛以润之，结者散之。如少阴不得大便，以辛润之；太阴不得大便，以苦泄之。阳结者散之，阴结者温之"的治疗原则。

若脾胃内伤，则气血生化乏源，津亏血少，肠道失于濡润而致便秘，临床多表现为大便干结，质硬，秘结不通，艰涩难出。治宜养血和血，润燥滑肠。方用通幽汤、润燥汤、活血润燥丸、润肠丸等。通幽汤用治燥秘，气不得下，胃中实不能食；润燥汤多用于阴虚血燥的大便不通；活血润燥丸用治风秘、血秘之大便不通；润肠丸用于胃中有伏火，风结血秘所致便秘。上述四方中，东垣都用了当归、桃仁、火麻仁等辛润之品活血润燥滑肠，又考虑纯用滋阴之药难免滋腻碍胃，配伍红花、防风等以助运化，同时加入升麻、羌活等辛散升提之药，调节气机升降，东垣在此借辛味之行散化瘀通经以布津液，使气血生化有源，从而达到润燥的目的，使肠道濡润。

内伤脾胃，运化传导失司，则湿邪内生，脏腑气机阻滞，导致大便不通，治宜泻热除湿，兼以健脾升阳。麻黄白术汤是李东垣以益气苦泄法治疗便秘的代表方，用于宿有风湿热邪伏于血分，阴火伤气，脾肾本虚与湿邪阻滞并见，临床表现为大便不通，五日一便，小便黄赤，浑身肿，面上及腹尤甚，色黄，麻木，身体困重，四肢痿软，不能举动，喘促，唾清水，吐哕，痰唾白沫如胶。时躁热发，欲去衣，须臾而过振寒，项额有时如冰，额寒尤甚。头旋眼黑，目中溜火。冷泪，鼻不闻香臭，少腹急痛，当脐有动气，按之坚硬而痛。虽病症看似复杂，实则为脾肾本虚、湿邪阻滞而表现的一系列湿困之症，需标本同治，以泻热除湿为主。方中麻黄祛邪消肿利水，白茯苓、吴茱萸、泽泻利水渗湿，白术、人参、黄芪等健脾益气，柴胡、升麻辛散升提，酒黄连、酒黄柏苦寒燥湿，泻肾中虚火，清肠中热邪。全方苦辛并进，寒热互用，苦泄燥湿，湿热除，气机通，清阳升而大便自通。枳实导滞丸是东垣治疗湿热积滞于胃肠造成大便黏滞不通的常用方。临床表现多为脘腹胀满，大便黏滞不爽，排出困难，舌苔黄腻。方中大黄、枳实攻下破气，排出肠道积滞；黄芩、黄连清热燥湿；茯苓、泽泻利湿下行；白术健脾，防黄芩、黄连、大黄苦寒伤胃。各药配合，使湿热积滞得以外泄，便秘得通。因本证属湿热夹滞郁结肠道，湿热之邪胶结难去，非一次之功，故需再三缓下，制剂宜轻，少量多次，才能尽除湿热之邪，此即所谓"轻法频下"。

《伤寒论》提出："其脉浮而数，能食，不大便者，此为实，名曰阳结也。"东垣在治法中提到"阳结者散之"，散的是胃中伏火。内伤脾胃，阴火伏于血中，伤津耗血，血虚而燥，治宜升阳气，散阴火，升阳健脾，清升浊降。辨证要点在于阴火炽盛，血中伏火日渐煎熬，肌肤筋肉灼热，五心烦热，脉沉细。方用升阳散火汤。柴胡疏肝解郁，发散少阳之火；升麻、葛根升举阳气，发散阳明之火；独活发散少阴之火；羌活、防风发散太阳之火；芍药养血敛阴，泻太阴脾火。全方升阳健脾，散火敛阴，虽不含一味通便药，但通过散阴火，使脾胃健运，清升浊降，大便得通。东垣所创制的一系列升阳汤中，升阳益胃汤、升阳除湿汤、升阳补气汤、补脾胃泻阴火升阳汤等，都是遵循"散阴火，升阳气"这一治疗大法，以使脾胃功能恢复正常，正确辨证，皆可用于阳结便秘的治疗。

脾胃内伤日久则损伤元气，推动无力则大便不下，治宜温阳益气，补益中气。此多见于年老体虚之人，脾胃虚弱，运化无力，化源不足，气血两亏，大肠传导无力，临厕每每虚努力竭，虽便质不硬，却难以自行排出，常需开塞露方可缓解。方用补中益气汤。黄芪味甘微温，补中益气，升阳固表，辅以人参、白术、炙甘草补气健脾，配陈皮理气和胃，当归活血补血兼以润肠通便，升麻、柴胡升举清阳，补而不滞，如病久及肾，再加温肾助阳之药。此方用治大便秘结亦有塞因塞用之意。"阴结者温之"，若患者为寒结闭而大便不通，症见面色苍白，手足冰冷，畏寒，腹中冷痛，大便不通，脉沉无力，以半硫丸，或加煎附子干姜汤冰冷与之。半硫丸由半夏、硫黄组成，以生姜汁熬制为丸，方中硫黄温补命门真火，鼓动阳气以疏利大肠，半夏和胃降逆，开痞散结，二药合用，共奏温肾逐寒、通阳泄浊之功。以附子干姜汤送服，加强温肾助阳之力，热药冷服，以防格拒。患者虽为阴寒之证，在用大量温补阳气药的同时，应适当微通其大便，不令结闭。若"其病显躁，脉实坚"，亦可在阳药中加入苦寒之药去除热燥，须燥止即停。由此可见东垣在用药中十分重视随症加减，对症施治。

（3）用药特点：从东垣的选方用药中，我们可以看到其立足于脾胃虚弱，从脾胃内伤入手，重脾胃而强调阴阳升降，常常兼顾各个脏腑，在用药配伍上有一定的规律。

以养血润燥、辛润活血为主，东垣在组方中频繁使用当归、红花、桃仁、麻子仁、生地黄、熟地黄等辛润活血药。生地黄清热生津，熟地黄滋阴养血，当归既能养血又能活血，桃仁、麻子仁都有润肠通便之功，稍加红花以活血化瘀。诸药配合，共同养血活血，濡润肠道，使大便得通。东垣在此利用辛味能散能行，以行散通达之力化瘀通经，以布散津液，濡润肠道，从而达到养血润燥的效果。

多用辛散之风药，升降结合。便秘用药多为沉降之品，东垣在治疗中非常重视脾胃的升降功能，常配伍升麻、防风、羌活等辛散之风药，升提开散，取风药"生""升"之妙，升降协调。脾主升清，胃主降浊，有形糟粕停滞，胃不降则脾不升，故用升麻等药升脾胃清气，同时也能防止诸多补气养血药滋腻碍胃，用辛散之风药鼓动升之。

善用苦寒之药，攻补兼施。东垣虽为补土派，但其对黄芩、黄连、黄柏、大黄、青皮、枳实等苦寒之药使用颇多。一是便秘多为脾胃内伤，阴火灼伤津液，需苦寒之品来泻阴火，直折火热之邪；二是脾胃内伤，运化失常，湿热内阻，需用苦寒之药清热燥湿，泻除湿热之邪。使用苦寒药时，多配伍黄芪、白术等补气升阳之品，以免泻之太过，损伤胃气。同时也注重对药物的炮制，如煨大黄以减轻苦寒之性，酒制黄连、黄柏使苦寒之性上行，又有去性存用之意。

综上所述，李东垣治疗便秘有其独特的学术特点，立足于脾胃内伤，以恢复脾胃的正常运化为主，重视脾胃功能，升降结合，治疗以养血润燥、泻热除湿为主，疗效显著，可为现代临床提供诸多借鉴。

3. 张景岳

（1）病因：对于便秘的病因，张氏有言："秘结之由，除阳明热结之外，则悉由乎肾"，意思是除了外感伤寒传入阳明导致的阳明热结外，其余都是由于肾的润燥盛衰导致。这也正与便秘的分型相吻合。其所言"有火者便是阳结，无火者便是阴结"，二者分别惟一"火"字可辨。《伤寒论》一开始就说，"天布五行，以运万类。人禀五常，以有五脏。"《格致余论》曰："人之有生，心为火居上，肾为水居下，水能升而火能降，一升一降，无有穷已，故生意存焉。"五行之中，木之温生火之热，火之热生金之凉，金之凉生水之寒，水之寒生木之温。土为四象之母，不独主于时而寄旺于四季之末以生四象，四象即中气之升降，土气之浮沉变化而来。火生土而生于木，所胜者金所不胜者为水。火属阳在上，水属阴在下，在上者宜降，在下者宜升，升已而降，降已而升，自然之理。心火必须下降于肾，则肾水不寒。肾水必须上济于心，则心火不亢，此即水火既济之谓。既济出自《易经》，既济卦上坎下离，坎为水，离为火，既济则是水火相交为用，中医学即心肾相交。所以，离火位于上而实生于下，火的根源在于坎中之阳。故火神派开山祖师郑钦安说，人生立命全在坎中一阳，万病皆损于一元阳气。

此处张氏所言阳结即坎中一阳未损，离火不虚，人体君火以明，相火以位；阴结就是肾阳不足。虽说肾开窍于二阴而司二便，便秘之由首责于肾，但"魄门亦为五脏使"，肠胃能够更虚更实，大便能够正常排出也依赖于心神清明、肺气治节、脾土升降、肝之谋略出焉。亦当辨其虚实微甚，因人制宜。

（2）分型：《景岳全书》对便秘进行了专篇论述。张景岳认为中医对便秘的立名太烦，不利于临床，故说："秘结一证，在古方书有虚秘、风秘、气秘、热秘、寒秘、湿秘等说，而东垣又有热燥、风燥、阳结、阴结之说，此其立名太烦，又无确据，不得其要，而徒滋疑惑，不无为临证之害也。不知此证之当辨者惟二，则曰阴结、阳结而尽之矣。"执简驭繁，把便秘分为阳结、阴结两种证型，有火者便是阳结，无火者便是阴结，可谓大道至简。正如其在《景岳全书·传忠录》中所说："医道虽繁，而可以一言蔽之者，曰阴阳而已。"

（3）治法：阳结者，邪有余，宜攻宜泻。病属阳结者，多由于正气不虚，而邪火有余。必须要内外相符，脉证一致，有火证火脉，四诊合参确属阳结，则用攻其有余的治法，不可妄施泻剂。具体来讲，伤寒内传阳明及邪结严重的，用承气汤类急下之；邪结轻微的用清凉饮子、黄龙汤类缓下之。

阴结者，正不足，宜补宜滋。病属阴结者，多由于正气不足，以肾虚为首而兼有五脏虚损或失调，病机相对复杂，临床尤其当察其细微，在治疗上应当以滋补立法。首责肾虚，肾虚者分阴阳，其中肾阳不足，下焦阳虚，则阳气不行，不能温煦、鼓动、传送大便而阴气凝结在下，宜选用右归饮、大补元煎、大营煎之类直温肾阳，阳气足如日在中天，阴凝自化，则传输大便下行动力强劲。肾阴不足，下焦水亏，阴虚生枯燥，津液不足而肠道干涩，需要增水行舟，宜选用左归饮、六味地黄丸之类，但益其水，水到则渠成，大便自通。上述二者肾虚便秘均宜于前法中各加肉苁蓉二三钱同煎服，取其补肾填精，润肠通便，标本同治，是《内经》所谓"标本已得，邪气乃服"，取效尤速。病在脾肾，因情志、劳倦、内伤，以致阳气内亏，不能运行大便。临床表现为大便本来正常，但数日或十余日欲解不能，或大便不尽感，大便费力难排而并不干硬。这种情况多考虑脾肾虚弱，从中焦治，宜理中汤、五君子煎、补中益气汤之类进退出入；从肾治，宜右归饮、大补元煎、桂附地黄汤之类加减化裁。

老年性便秘属于特殊类型便秘，病因多属血虚生燥。《素问·阴阳应象大论》曰："年四十，而阴气自半也，起居衰矣。"年龄超过40岁，阴气渐渐耗损，精血日渐不足，血虚生燥，燥胜则干，所以老年人多有便秘为患。法当补虚润燥，宜选用导滞通幽汤、苁蓉润肠丸、搜风顺气丸、东垣润肠丸等，又说"豕膏为润燥之神剂，最当随宜用之"，豕膏即是猪油煎熬去滓，冷冻而成猪油膏，推荐用于老年人便秘。便秘急需通下者，确属阳明实热，急下通而去之可也。但元气虚弱者，不可攻下，而大便排出困难急需解决，"但用济川煎主之，则无有不达。"济川煎中，肉苁蓉补肾润肠，升麻升举脾阳，当归养肝血润肠通便，枳壳肃降肺气，牛膝引心火下行交肾水而水火既济，五脏同调，从而大便既通而不犯虚虚之戒。

四、刘启泉教授经验

1. **论治特色** 历代医家认为，便秘主要与脾、肺、肾相关，由于饮食辛辣刺激、肥甘厚味，导致胃肠积热，脾胃受损，升降失常，大肠传导失司，故见便秘。外邪犯肺，肺燥津伤，宣发肃降失常，肺气不可下达，导致大肠传导功能受损，引发便秘。病后、产后及年老体虚之人，或患者素体虚弱，肾阴亏损，气血两虚，肠道失润，无水行舟，而成便秘；或由于肾阳亏虚，无力蒸化津液，不能濡润大肠，而成便秘。刘启泉教授认为，便秘的形成，除此之外，还与肝、心二脏密切相关。久坐少动，或忧虑过度，致气机郁滞，肝疏泄失宜，通降失常，传导失职，故大便不畅；燥热扰心，心神失养，然心为五脏六腑之大主，心神异常，可引起各脏腑功能混乱，大肠传导功能亦可见异常，故而引起便秘。

（1）健脾和胃，升降有常：脾胃位于中焦，具有主运化、升清、统摄血液及主通降、受纳腐熟水谷的功能。中焦脾胃健运，则气血津液生化输布正常，阴阳调和，机体各项生理功能得以正常发挥。《儒门事亲》云："胃为水谷之海，日受其新，以易其陈，一日一便，乃常度也。"脾胃为后天之本，气血生化之源，便秘的形成与脾胃功能关系密切。若脾气虚弱，失于运化，则清气不升，水谷精微不能输布，浊阴不降，糟粕不能下行，肠腑传化失常；脾气不足，纳食减少，气血化生乏源，则进一步加重气血津亏，故使大便排出困难。脾与胃同居中焦，且互为表里，为气机升降之枢纽，二者一脏一腑，脾主升，胃主降，脾气升则精津布输，胃气降则浊气得泄。六腑以通为用，以降为和，大肠的传导功能是胃通降功能的延伸，胃气通降，腑气才能通畅。中医所谓的"脾"不仅仅是指西医的"脾脏"，还涵括了一部分西医学中"肠"的功能，大肠的传导与脾的运化功能密不可分。脾主中气，《灵枢·口问》"中气不足，溲便为之变，肠为之苦鸣"，说明脾脏与便秘相关。对于脾虚湿困引起的便秘，宜健脾和胃，调节气机升降，症见排便不畅，粪质不硬，但努挣难下，便出不爽，脘腹胀满，舌淡边齿痕，苔白腻，脉细无力者，生白术用之效果良好，其甘苦性温，补而不滞，可升可降，为调节脾胃气机升降的妙药，升可健脾益气，降可燥湿消食通便，同时配伍苍术苦温燥湿；枳实破气消积；厚朴、木香下气除满；脾气虚，乏力气短，虚努挣较明显者可加黄芪。诸药相合，健脾和胃，升降并用，使气机畅，腑气通，积滞除。

（2）疏肝养肝，气机畅达：肝主疏泄，传导功能正常与否，有赖于肝疏泄功能是否正常。《金匮要略浅注补正》曰："肝主疏泄大便，肝气既逆，则不疏泄，故大便难。"现代研究表明，性格易怒、焦虑、抑郁人群便秘发病率更高。精神紧张、抑郁焦虑等情志变化，致肝气郁结，疏泄失常，使大肠气机及津液代谢失调，则魄门启闭失常而便秘，肝气条达，则大便传送无阻。肝主藏血，《素问·五脏生成》谓"人卧血归于肝"，指明肝脏具有储存血液、调节血量及防止出血等生理功能；又肝为血海，具有濡养功能。若肝藏血功能失常，肝血不足，濡养功能减退，继而累及其他脏腑；肝血不足，则大肠腑失于濡润，则为便秘。《中西汇通医经精义》曰："大肠传导全赖肝疏泄之力，以理论则为金木交合，以形论则为血能润肠、肠能导滞之故。"治宜疏肝理气，养血柔肝。

肝气郁结所致便秘，患者多大便干结，或不甚干结，嗳气频作，烦躁易怒，胁肋痞满胀痛，舌红，苔白，脉弦。一般以疏肝解郁、理气通腑为大法，首用柴胡，其味辛能散，苦能降，既具良好的疏肝解郁作用，又为疏肝诸药之向导，常再配以香附、枳实、厚朴等，肝气得疏，则大肠气机运行通畅，津液下布肠道，脾胃升降有序，肠中糟粕自下。肝藏血功能失司，则大肠腑失于濡润，主要表现为大便干结、如厕无力、排出困难，伴心慌气短乏力，面白无华，舌淡苔白，脉细弱。治当补肝养血，润肠通便，常用白芍酸甘化阴，养肝柔肝，当归养血通便，常配合火麻仁、桃仁等润肠通便药物效果颇佳。肝为刚脏，内寄相火，为将军之官，肝气不舒日久易郁而化火，不仅灼肝阴，且易侮金，肺与大肠属金，故肝火旺则易燔灼肺与大肠津液，导致肠道失于濡润，且影响肺气，使之失于通降，气不下行，致肠道秘结不通。《辨证录》云："欲开大肠之闭，必先泻肝木之火，则肝气自平，不来克土，胃脾之津液，自能转输于大肠，而无阻滞之苦矣。"肝火上炎、肝阳上亢日久易灼伤津液，致肠失濡润，以及影响肺气宣降功能而便秘。常见便质坚硬，排出费力，面红目赤，头晕胀痛，口干口苦，急躁易怒，舌红苔黄，脉弦数。治以清泻肝经火热为主，兼柔肝养阴润肠，常在疏肝气、养肝血基础上加栀子、黄芩、芦荟等，肝火得息，肝气则平，则肠中津液自复而便秘除。

（3）宣发肃降，调理肺气：肺主一身之气，若肺不得宣，则气不能下，肠腑不通，故而便秘。肺失肃降，则津液不能下达，而致便秘。魄门是肺气下通之门户，肺上窍开于鼻，下施于魄门。不少医家认为便秘与肺密切相关，《医经精义》曰："大肠之所以能传导者，以其为肺之腑。肺气下达，故能传导。"肺主宣发肃降，布散津液，有助于濡润大肠及大肠发挥传导功能；而大肠腑气通畅，又有助于肺气的肃降。《血证论》指出："肺与大肠相表里，肺遗热于大肠则便结，肺津不润则便结，肺气不降则便结。"肺失宣降，则引起大肠腑气不降而便秘。肺布散津液不足，大肠失去濡润，也可大便干结。肺虚推动无力，亦致使大便艰涩，出现便秘。古代医家也常常从肺论治便秘，如仲景之麻子仁丸，在小承气汤基础上加杏仁。杏仁可宣降肺气，通畅腑气，兼有润肠通便功效，进一步增加了小承气汤的通便作用。又如《临证指南医案》记载："盖肠痹之便闭……先生但开降上焦肺气，上窍开泄，下窍自通矣。"叶天士治疗便秘，调畅肺气，而使大肠发挥传导功能而通便。

刘启泉教授继承先贤经验，亦认为对于肺气不利而引起的便秘，症见大便秘结，兼有胸部憋闷、喘咳者，应治以宣降肺气，润肠通便，可用杏仁、紫菀、桔梗三药，宣利肺气，止咳平喘，润而不寒，辛而不燥，咳喘、便秘同治。其中杏仁味苦微温，归肺、大肠经，富含油脂，可利肺气，止咳平喘，润肠燥。《神农本草经》认为紫菀"主胸中寒热结气"，可见紫菀具有宣肺通腑、提壶揭盖之功，临床多用蜜紫菀，增加柔润肠腑之效。桔梗作为引经药，载诸药上行入肺，并开宣肺气。三药相伍，肺气得宣，腑气得降，糟粕得泄。如大便干结，肺胃热盛，口渴引饮，津液大伤，应辅以北沙参、麦冬、石斛滋阴生津，增水行舟，酒大黄泻热攻积，且可清上焦火热，肺气宣发肃降得宜，则津液下行入肠腑，三焦通畅，大便得下。

（4）补益肾气，调节阴阳：中医认为便秘，尤其是老年便秘多与肾虚有关。肾开窍于二阴，有主司二便的作用。便秘的产生主要责之于肾精不足及肾精所化生的肾阴、肾阳的功能衰弱所致。便秘的病位在肠，粪便的润泽主要依赖大肠的津和小肠的液，但津液主要依赖肾精所化生。《兰室秘藏》云："肾主大便，大便难者，取足少阴。夫肾主五液，津液盛则大便如常""大肠主津，小肠主液""津液皆肾水所化。"病理状态下，若肾阳不足，命门火衰，可致阴寒内结，大肠失于温养，传导失职而成冷秘；肾主一身之水，肾阴不足，三焦津液亏损，津液不能濡润肠道，腑气不通，大便不下，亦形成秘结。如《景岳全书》云："凡下焦阳虚则阳气不行，阳气不行则不能传送，而阴凝于下，此阳虚而阴结也。下焦阴虚则精血枯燥，精血枯燥则津液不到而肠脏干槁，此阴虚而阳结也。"若肾阴不足，或真阴亏耗，导致津液亏少，亦会导致便秘。肾主水、司二便，肾司二便的作用与肾主水的功能密切相关。当肾虚失去固摄，不能制小便，则水液但输膀胱，间接导致肠道津液枯涩，也会导致便秘。《诸病源候论》曰："邪在肾，亦令大便难。所以尔者，肾脏受邪，虚而不能制小便，则小便利，津液枯燥，肠胃干涩，故大便难。"可见肾虚与便秘的发生密切相关。肾为先天之本，内寓真阴真阳，开窍于前后二阴，司二便，肾阳的温煦和肾阴的濡润是大肠传导功能正常发挥的保证。对于肾阳虚引起的便秘，症见患者年老体弱，大便干或不干，排出困难，腹中冷痛，宜温补肾阳。常用肉苁蓉、牛膝温补肾阳，润肠通便；配合乌药，其味辛性温，能开郁散寒，疏畅经气，温肾宽中，且善止痛。肾阴虚者，症见患者形体消瘦，潮热盗汗，舌红少苔，脉细数，宜滋补肾阴，则常用生地黄滋阴生津；女贞子、墨旱莲滋补肾阴；郁李仁润燥滑肠，且其善攻大肠气滞，同时佐以少量苦寒药，攻补兼施。

（5）清热养阴，滋养心神：心主神志，脑为元神之府，因此，对于燥热扰心所致之便秘，刘启泉教授主张清热养阴，滋养心神，重视身心综合治疗。临证时，症见大便干结，焦虑抑郁，烦躁，失眠多梦，口渴，常以黄连、栀子清心降火；善用百合养阴清热，安心益智，《神农本草经》言其"主邪气腹胀、心痛，利大小便，补中益气"，故还常取其健脾理胃通便之效，并配伍玄参养阴生津，柏子仁、炒酸枣仁滋养心神，兼可润肠。大便通使郁热得清，心神得养，则五脏安和，大肠传导功能恢复正常，大便能下。

2. 经验处方

（1）自拟滋肾通腑方

组成：肉苁蓉 20g，菟丝子 9g，女贞子 15g，当归 12g，白芍 20g，玄参 15g，生地黄 15g，麦冬 10g，火麻仁 20g，厚朴 10g，枳实 10g，升麻 6g，泽泻 10g，牛膝 15g。

功效：温肾益精，润肠通便。

主治：便秘肾精不足、津亏肠燥证。

加减：大便数日不通者加大黄，通畅后逐渐减量去之；腹胀甚或兼有积滞者，加焦槟榔、炒莱菔子下气消积通便；大便黏滞不爽者，加瓜蒌涤痰润肠通便。

分析：本方从温肾滋阴入手，兼通腑气。重用肉苁蓉温补肾精，暖腰润肠，为君药；辅以菟丝子、女贞子滋补肝肾。精血同源，故加当归、芍药、火麻仁以养血润肠通便；再用玄参、生地黄、麦冬，即合增液汤，增水行舟；用小剂量升麻，取预降先升之意，再兼牛膝、泽泻下行，其中牛膝亦可补益肝肾，且善下行，泽泻性润而降，渗利泄浊，配伍升麻则清气自升、浊气自降而便自通；再加理气之厚朴、枳实，气机下行以助通便。全方共奏温肾益精、滋阴养血、理气通便之功，使精血复而肠腑润，升降调而便自通。

（2）自拟健脾通腑方

组成：黄芪 20g，党参 12g，生白术 15g，枳实 12g，茯苓 20g，泽泻 10g，白芍 20g，当归 15g，火麻仁 20g，升麻 6g，陈皮 10g，炙甘草 10g，柴胡 6g，黄芩 6g。

功效：补气健脾，润肠通便。

主治：便秘脾气虚弱、大肠传导无力证。

加减：大便燥结难下者，加杏仁、郁李仁润肠通便；气虚较甚者，人参易党参，白术可用至 30g。

分析：本方从健脾益气化湿入手，兼以疏肝，肝脾同调。以补中益气加枳实汤为基础，兼以疏肝，润肠通便。其中党参、黄芪、白术补元气，提中气，健脾气，三物并用治其本，枳实下气通便治其标。脾胃为气血生化之源，脾虚日久，血亦多不足，故加当归、芍药以养血润肠通便，配合火麻仁润燥滑肠；脾虚则湿无以化，大便多先干后溏，用茯苓、泽泻淡渗利湿泄浊；加升麻预降先升，升降调则便自通；土虚则肝木易来相乘，柴胡、黄芩疏肝解郁，扶土不忘疏木；在诸补益气血药物中加一陈皮，使气机畅达，补而不滞；炙甘草益气补中，调和诸药。

（3）自拟宣肺通腑方

组成：杏仁 12g，桃仁 6g，蜜紫菀 15g，厚朴 12g，枳实 15g，生地黄 15g，玄参 20g，麦冬 10g，黄芩 12g，黄连 10g，瓜蒌 10g，柏子仁 20g，酒大黄 10g，浙贝母 12g，半夏 6g。

功效：宣肺降浊，润肠通便。

主治：便秘肺失宣肃、腑气不通证。

加减：若肺气不足者，加党参、黄芪补益肺气；肺热甚者，加石膏泻热。

分析：肺与大肠相表里，本方从恢复肺气之宣升润降的功能入手，使肺之宣降复而腑自通。紫菀体润而辛微苦，润则能通，辛则能行，苦能泻火，用于二便滞塞皆有佳效，蜜制后则润肺通便力增，润肺下气以通便；杏仁、桃仁可宣肺止咳，且都为果实种核，性滑质润，兼可润肠通便，再加柏子仁以助润肠之力；厚朴、枳实、半夏等可使肺气降而肠腑通；生地黄、玄参、麦冬即增液汤，养肺阴亦润肠腑，可增水行舟；痰热甚者，加浙贝母、瓜蒌清热化痰；热毒重者，加黄芩、黄连；再以酒大黄直通其腑，则大便自下，变通后可减量去之。全方合宣白承气汤、增液承气汤、小陷胸汤、泻心汤之意，清肺、润肺、宣肺，甚者补肺以通便。正如《血证论》中指出的，"肺与大肠相表里，肺遗热于大肠则便结，肺津不润则便结，肺气不降则便结。"肺失宣降，则引起大肠腑气不降而便秘。肺布散津液不足，大肠失去濡润则大便干结便秘。肺虚推动无力，则大便艰涩，出现便秘。浊气不出，壅塞于大肠，则又上逆于肺，导致肺部喘促胀满。

3. 用药经验

（1）对药

①枳实、厚朴：二药均能行气通腑，消痞除满，两者常用于胃气壅滞或夹湿滞便秘，以去有形实满，又治湿滞伤中，以散无形之湿满。两者常相须为用，取小承气之义，用于便秘兼脘腹胀满、饮食不下、嗳气、恶心呕吐等症。枳实性微寒，苦降下行，能破气消积，尤善逐宿食、通便闭，以治实满为良。厚朴苦温，燥湿散满之力强，并能下气消痰而平喘，宣肺则腑气愈通也。《药品化义》曰：枳实"专泄胃实，开导坚结，故主中脘以治血分，疗脐腹间实满，消痰癖，祛停水，逐宿食，破结胸，通便闭，非此不能也"。朱震亨曰："厚朴，气药也。温而能散，消胃中之实也。"

②肉苁蓉、当归：当归甘补质润，辛散温通，入肝、心、脾经。善能补血，又能活血，"诚血中之气药，亦血中之圣药也"（《本草正》），尤为妇科调经良药。凡一切血虚血瘀之证，月经不调，经闭痛经，虚寒腹痛，跌打损伤瘀血作痛，痹痛麻木，痈疽疮疡，以及血虚肠燥便秘等皆可用。肉苁蓉甘咸而温，味甘能补，性温补阳，咸可入肾，为补肾阳益精血要药，又具有温而不燥，滋而不腻，既可补阳，又可补阴，补而不峻，药力和缓的特点，故有苁蓉之称，可用治肾阳不足、精血亏虚所致阳痿不孕，腰膝酸软，筋骨无力；且味咸质润入大肠，故又润肠通便。当归养血润燥而通便；肉苁蓉温肾益精，润燥滑肠，有降下无伤阳气、温润不灼阴液的特点。二药合用，相互促进，补而不燥，滋而不腻。以补为通，温润通便力强。当归与肉苁蓉伍用，出自《景岳全书》的济川煎，主要治疗肾虚便秘，此药对在方中起着润肠通下作用，居主导地位。但临床上该方药仍显药力不足，

故宜重用二味，以加强润肠通下作用，同时加上火麻仁以进一步提高疗效。临床常用当归 15～30g，肉苁蓉 20～40g，则二者养血润燥、滑肠通便的力量大大增强，辨证配伍其他药物可收到满意效果。

③杏仁、桃仁：杏仁，止咳平喘，润肠通便。本品苦辛而温，主入肺经气分，功专苦降润泄，兼能辛宣疏散，故善破壅降逆、疏理开通。并能降气定喘，宣肺止咳，润肠通便。临床常用于风寒闭肺所致的胸膈逆满、咳嗽痰喘及肠燥便秘之症。桃仁，活血化瘀，润燥滑肠，止咳平喘。本品苦甘性平，富含油脂，入肝经血分，为破瘀行血常用之品。故广泛用于瘀血积滞之经闭、痛经、腹中包块、产后瘀阻、蓄血发狂、跌打损伤等。且能润肠通便，适用于阴亏津枯肠燥之便秘，尤善便秘兼有血瘀腹痛症者。杏仁与桃仁都可润肠通便，止咳平喘，肺与大肠相表里，二药同具宣肺润肠之功，杏仁宣肺以润肠，桃仁润肠以宣肺，一入肺经气分，一入肝经血分，二者合用属气血相伍。杏仁行气散结，止咳平喘，桃仁破血行瘀，且二者均富含油脂，善于滑肠润燥。二药合用，其功益彰，行气活血、消肿止痛、润肠通便之力强。

（2）角药

①半夏、黄连、瓜蒌：三者合用即《伤寒论》小陷胸汤，原方用治"小结胸病，正在心下，按之则痛，脉浮滑者"。黄连苦寒泻热除痞，半夏辛温化痰散结，一苦一辛，体现辛开苦降之法；瓜蒌甘寒，质润而滑，以清润为功。《临证指南医案》曰："所谓胃宜降则和者，非用辛开苦降，亦非苦寒下夺，以损胃气。不过甘平或甘凉濡润以养胃阴，则津液来复，使之通降而已矣。"故瓜蒌用于此，制约半夏、黄连辛苦之弊，有甘凉濡润以护胃气之义。三者相伍，润燥相得，是清热化痰、散结开痞的常用组合，对于气滞热结而致的胸脘痞闷，疗效甚佳。

②玄参、生地黄、麦冬：三药同用即吴鞠通《温病条辨》增液汤之意。玄参可养阴增液，补阴液之不足，又可咸寒软坚，可增润下之力，还可泻火散结；生地黄甘寒，可清热凉血，养阴生津；麦冬可养肺脾之阴。三药联用，增液润燥力量很强，是历代医家喜用常用的一种滋阴增液的基本结构，既可专用于肠燥便秘，如《温病条辨》"阳明温病，无上焦证，数日不大便，当下之，若其人阴素虚，不可行承气者，增液汤主之"。若通腑力量不够者，吴瑭又有增液承气汤，气血不够者又化裁出新加黄龙汤，均以增液汤为滋阴泻热之底方。增液汤亦广泛应用于治疗其他疾病，如温病学派之清营汤、养阴润燥的养阴清肺汤、百合固金汤等，均内含玄参、生地黄、麦冬这三个药。此三药为清热滋阴润燥的一个基本组合，胃

阴肺阴不足兼有热者、肠燥津亏者均可辨证用之，疗效颇佳。

4. 典型病例

病案一 林某，女，60 岁。2019 年 5 月 15 日初诊。主诉：便秘 3 年，加重 10 天。患者缘于 3 年前饮食不注意后出现腹痛、腹泻，大便稀，未见恶心呕吐，自行服用止泻药（具体用药不详）后大便 3 日未解，未予重视。后便秘症状时轻时重，大便 3～4 日一行，平日无明显便意。10 天前感冒后排便困难加重，伴口干、咽痛，于当地医院查电子结肠镜未见明显异常，为求进一步中医药治疗，遂来诊治。现主症：大便 4 日未解，嗳气，下腹部胀满，无腹痛，无发热恶寒，咳嗽，喘息，口干，平素大便 3～5 日一次，质干，用力努挣则汗出气短，腰膝酸软，间断头晕，心烦少寐，夜尿频，纳尚可。舌暗红，苔少，脉沉细弱。中医诊断：便秘病，证属气阴两虚；治宜益气养阴，润肠通便。处方：黄芪 30g，生白术 30g，肉苁蓉 20g，决明子 20g，陈皮 12g，当归 20g，紫苏叶 15g，炒杏仁 10g，桃仁 10g，麦冬 30g，玄参 30g，生地黄 30g，女贞子 20g，墨旱莲 20g，柏子仁 30g，合欢皮 20g，木香 9g。7 剂，同时嘱患者忌食辛辣刺激油腻之品。

二诊：患者大便得解，嗳气减少，腹胀缓解明显，咳喘减轻，寐好转，便意仍不明显，口干减轻。于上方加火麻仁 15g，枳壳 15g，山茱萸 9g。7 剂，继服。

三诊：服药期间大便 1～2 日一次，质尚可，口干、小便频缓解，乏力气短减轻，继予上方 14 剂。随访 3 个月，未再复发。

按语：本案患者为老年女性，舌暗红，苔少，脉沉细弱，可知其证属气阴两虚，当治以补脾益肾，滋阴通便。方中柏子仁、炒杏仁、桃仁富含油脂，皆能润肠通便。柏子仁能养心气，润肾燥，味甘能补，辛而能润，其气清香，能透心肾，益脾胃；炒杏仁止咳平喘，通利肺气；久病多瘀，桃仁可活血化瘀，润肠通便。另外，患者年老体衰，以黄芪、肉苁蓉补脾气，益肾阳，攻补兼施；生白术健脾益气通便；女贞子、墨旱莲滋补肾阴；加入理气之品陈皮、木香、枳壳行大肠之滞气；合欢皮解郁安神，安五脏，和心志。诸药合用，可达益气养阴、润肠通便之效，并嘱患者保持心情舒畅，合理膳食，并养成按时蹲便的良好习惯。

病案二 姜某，男，47 岁。2020 年 4 月 15 日初诊。主诉：便秘 2 年。患者素有慢性非萎缩性胃炎病史，5 年前开始每到冬季受凉感冒后咳嗽、咳痰，伴喘息，纳少，胃脘胀满，因症状并不严重，自服中成药后好转（具体不详）。第 3 年时症状加重，在当地住院治疗，诊断为慢性支气管炎，治疗后咳、痰、喘症状好转出院，之后开始出现下腹部胀满，排气少，大便 3～5 日一行。靠运动及多食水果、蔬菜、粗粮等效果不显，且食后易胃胀、腹胀，曾就诊于当地中医门诊，服中药治疗效果不佳，后靠吃麻仁润肠丸、乳果糖等维持大便2日一行，停药则便秘加重。在当地医院查电子胃肠镜示：慢性非萎缩性胃炎，肠镜未见异常。现主症：大便3~5日一行，粪质干且黏，排出困难，便意不明显，气短乏力，活动受凉后易喘息气促，咳嗽咳痰，口干口苦，胃胀腹胀，纳少，舌淡苔黄腻，脉滑细弱。中医诊断：便秘肺脾气虚证。治以补脾益肺，宣肺润肠。处方：黄芪15g，太子参15g，生白术15g，茯苓15g，麦冬15g，生地黄15g，蜜紫菀15g，杏仁9g，半夏6g，陈皮10g，浙贝母15g，瓜蒌15g，紫苏叶15g，厚朴12g，枳实12g，火麻仁20g。14剂，每日1剂，分早、晚饭后2小时温服。

二诊：服药后，患者自诉隔日大便得解，服药期间2日一次，粪质变软，排便顺畅一些，发黏，便意仍不明显，乏力气短好转，喘息发作次数减少，胃胀腹胀减轻，饮食稍增，舌淡苔薄黄腻，脉滑细弱。上方枳实改为15g，瓜蒌改为20g，加白豆蔻6g。30剂，继服。

三诊：患者自诉大便已经每日一次，质软不黏，排便顺畅，便意可，其余已无明显不适。舌淡，苔薄白，脉稍无力。上方去枳实、半夏、陈皮、浙贝母，加山茱萸10g。30剂，继服。嘱其服15剂后渐渐减量停药，防寒保暖，多食蔬菜，养成规律排便习惯。

按语：便秘以排便周期延长或粪质干结，或排便困难不爽等为主要症状。患者有慢性胃炎病史，湿滞胃肠，易影响排便，再加上体虚受寒，又引发慢性支气管炎，痰热郁肺，肺失宣降，津液不能下达大肠，加上肺脾气虚推动无力，亦使大便艰涩，出现便秘。治疗应补脾益肺，宣降肺气，使肺之肃降功能恢复，则大便自通。若只用单纯泻下，则虽能通一时之便，但难以维持，容易形成依赖。方中黄芪、太子参、生白术及茯苓健脾益气，培土生金，兼补肺气；麦冬、生地黄、麻子仁等滋肺阴，润肠腑，使津液得充；浙贝母、瓜蒌清肺之痰热，瓜蒌兼可润燥滑肠以通便，尤善化黏滞大便；蜜紫菀、杏仁、半夏、陈皮、紫苏叶、厚朴、枳实等宣达肺气，兼可通降胃气，畅通腑气，肺主一身之气，肺气得通，则诸气得行，大便自通。值得一提的是蜜紫菀，不仅润肺下气，化痰止咳，还通利二便，肺与大肠相表里，为水之上源，宣肺可以通大肠腑气，宣肺还可利水，紫菀体润而微辛微苦，润则能通，辛则能行，苦能泻火，故用于二便滞塞有效。诸药共用，肺脾胃肠同调，补脾益肺以治本，宣肺润肠通腑以治标，标本兼顾，嘱其防寒保暖，注意饮食，适量运动，养成良好的排便习惯。

第十一章 胃 凉

胃凉是中医证候之一，是指以患者胃脘部触之发凉或仅自觉胃脘部发凉、怕凉但触之不凉为主症，以凉为主要特征的一类病症。《说文解字》言："凉，薄也。从水京声。吕张切。"凉本义为寒，指温度低。患者多表现为胃脘部有凉的感觉或局部皮肤温度低于正常，触之发凉，惧怕寒凉刺激，或食生冷之物引起胃脘部胀满或疼痛不适，常常伴见喜温喜按，遇寒加重，得温则舒，更有甚者胃凉伴随四肢、全身寒冷。本病病位在胃，责之心、肝、脾、肾，常与胃脘胀满、胃脘疼痛、胃灼热、嘈杂等症状相兼出现。多见于西医的慢性胃炎、消化性溃疡等消化系统疾病。

一、病因病机

张仲景于《金匮要略》中指出："荣虚则血不足，血不足则胸中冷""阳气不通即身冷。"清代医家尤在泾在《金匮翼》中也有明确论述："恶寒有阳虚、阳郁之异，阳虚者，宜补而温之；阳郁者，宜开发上焦，以开阳明之气。丹溪所谓久病恶寒，当用解郁是也。"由此可见，寒凉之证可分为虚实两端，虚者多为气血不足，实者多为阳郁气滞。胃凉亦属寒凉之证，其发生多由于饮食不节、情志不调、起居失常等诱因所引发的脾胃气机升降失调，中焦斡旋受阻。胃凉的病因有气、瘀、湿、寒、热、虚，其病机可谓虚实两端。属虚者，多责之气血，脾胃为气血生化之源，脾胃病久，纳运失司，气血生化乏源，或首责荣血亏虚不得濡润而发为血虚胃凉之证，或首责中焦阳气匮乏不得温煦而发为气虚胃凉之证，正如《诸病源候论·冷气候》所言："夫脏气虚，则内生寒也。"属实者，或为触冒风寒，过食寒凉，寒邪内侵，闭阻胃络，自觉胃脘部怕凉的寒邪客胃之证；或为因湿阻、气郁、血瘀等所致气机郁滞于内，阳气不达于外，触之胃脘部发凉的阳郁不达之证，实为假寒。若病邪日久不祛，阳郁化热，便成了胃真热假寒之证，即《杂病广要》所论的热实恶寒证，热邪内郁，损伤胃络，络脉转输经气、经血的功能发

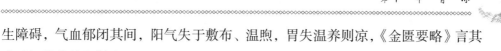

生障碍，气血郁闭其间，阳气失于敷布、温煦，胃失温养则凉，《金匮要略》言其为"极热伤络"故也。

二、辨证施治

1. 虚证

（1）中阳不足证

症状：胃凉，胃脘部怕冷，伴随胃痛隐隐，绵绵不休，喜温喜按，空腹痛甚，劳累或受凉后发作或加重，食后缓解，泛吐清水，食少脘痞，口淡不渴，神疲纳呆，四肢倦怠，畏寒肢冷，手足不温，大便溏薄，舌淡胖，边有齿痕，苔白，脉虚弱或迟缓。

病机：脾胃虚弱，中阳不足，虚寒内生。

治法：温中补虚，健脾和胃。

方药：黄芪建中汤（《金匮要略》）加减，本方由黄芪、桂枝、白芍、生姜、炙甘草、大枣、饴糖等组成。临床应用时常去饴糖，改生姜为干姜以增温中之力。兼见神疲纳呆、四肢倦怠者，可加党参、白术、茯苓等。兼见腰膝酸软冷痛、畏寒肢冷、下肢尤甚者，可加附子、益智仁、乌药等温补肾阳之品，因肾阳有温养脾阳之用，即使无此兼证，亦可酌加温补肾阳之药以求益火补土。兼见脉涩、舌暗等寒凝血瘀之症者，可于方中酌加活血化瘀而不伤正之品，如三七、川芎等。

（2）荣血亏虚证

症状：胃凉，胃脘部怕冷，不敢食用凉菜、冷饮等，伴随胃脘部隐隐作痛，饿时加重，腹胀纳呆，形寒肢冷，面白唇淡，爪甲无华，头晕眼花，失眠健忘，舌淡苔白，脉细无力。

病机：血不载气，气血亏虚，难养胃络，不荣则凉。

治法：补脾益气，养血安胃。

方药：人参养荣汤（《医学心悟》）加减，本方由白芍、人参、炙黄芪、当归、白术、熟地黄、炙甘草、茯苓、远志、北五味子、桂心、陈皮等组成。临证时不拘泥于全方应用，据证加减化裁。若兼见腹胀纳呆等脾虚湿盛之症者，可加薏苡仁、扁豆、泽泻等。兼见形寒肢冷、腹中隐痛者，可加干姜等温中之品。兼见失眠健忘者，可酌加柏子仁、酸枣仁、首乌藤、合欢花等。若血虚较甚，面色㿠白者，可加阿胶。

2. 实证

（1）寒邪客胃证

症状：胃凉，胃脘怕冷疼痛，胃凉如冰，恶寒喜暖，得温痛减，遇寒加重，口淡不渴，或喜热饮，小便清长，大便稀溏，舌淡苔薄白，脉弦紧。

病机：寒邪犯胃，气机阻滞，胃阳被遏。

治法：温胃散寒，行气止痛。

方药：香苏散（《医方考》）合良附丸（《良方集腋》）加减，香苏散由紫苏叶、醋香附、陈皮、甘草组成，良附丸由高良姜、香附组成。若兼有恶寒、头痛等表证者，可加藿香、防风等。若兼有腹胀、腹冷痛者，可加吴茱萸、干姜、乌药、木香等。

（2）湿热中阻证

症状：胃凉，胃脘怕冷，胃脘局部发凉，伴见胃脘部堵闷、嘈杂感，口干，口苦，纳呆，恶心或呕吐，头昏懵，身体困重，或有低热，小便黄，大便不爽或便溏，舌暗红或舌红，苔黄厚腻或黄腻，脉滑或弦滑。

病机：湿热壅滞，阳郁不达。

治法：化湿清热，理气和胃。

方药：泻心汤（《金匮要略》）合连朴饮（《霍乱论》）加减，泻心汤由大黄、黄连、黄芩组成，连朴饮由厚朴、川黄连、石菖蒲、制半夏、香豆豉、焦栀子、芦根组成。若患者兼见低热、头昏懵等症，可加生石膏、蒲公英、连翘等清宣郁热之品。若兼见胃脘部堵闷、纳呆、口干、口苦，可加郁金、厚朴花、茵陈、白豆蔻、生薏苡仁等。

（3）肝气郁滞证

症状：胃凉，胃脘怕冷，或伴手足不温，伴见胃脘痞满、胀痛，嗳气频作，得热则轻，喜热饮食，症状时轻时重，纳呆，反酸烧心，进食后则嗳气更甚，胁肋胀痛，急躁易怒，胸闷，善太息，大便不爽，舌淡红，苔薄白或薄黄，脉弦或弦滑或弦细。

病机：肝郁气滞，阳不外达，难暖胃腑。

治法：疏肝理气，开郁和胃。

方药：①柴胡疏肝散（《金匮翼》）加减，本方由柴胡、陈皮、川芎、白芍、枳壳、香附、炙甘草组成。②四逆散（《四逆散》）加减，本方由柴胡、白芍、枳实、炙甘草组成。若兼见食少纳呆等脾胃虚弱之症，可酌加炒白术、茯苓等药以健脾。若兼见胃脘胀痛、嗳气、胁肋胀痛等症，为防气郁日久伤阴，可加预知子、广木香、青皮、白梅花、香橼等理气解郁而不伤阴之品。若兼见舌暗红、脉弦细，恐气滞血瘀，可于治疗中酌加活血化瘀之品，如丹参、三七、当归等。

（4）胃络瘀阻证

症状：胃凉，胃脘怕冷，脘部触之发凉，胃脘满闷或刺痛拒按，痛有定处，按之加重，痛处喜温畏寒，甚至吃水果也需用热水加温，胸满口燥，或低热，或胃脘部有抽缩感，舌质紫暗或青紫，或有瘀斑，脉涩或沉涩。

病机：血行不畅，阳气被遏，胃失温养。

治法：化瘀通络，理气和胃。

方药：失笑散（《傅青主女科》）合血府逐瘀汤（《医林改错》）加减，失笑散由生蒲黄、五灵脂组成，血府逐瘀汤由当归、生地黄、桃仁、红花、枳壳、赤芍、柴胡、甘草、桔梗、川芎、牛膝组成。血得热则行，临证时可配伍辛温药以温通经脉，助胃络血行，如桂枝、肉桂、生姜、干姜、泡姜、葱、吴茱萸、附子、川椒、小茴香等。瘀血较甚者，可合用丹参饮（丹参、檀香、砂仁），或加延胡索、广木香、三七等理气活血以温胃。

（5）胃热炽盛证

症状：胃凉，胃脘怕冷、痞闷，伴胃脘部隐痛或灼痛，可伴见口干喜冷饮，或口臭不爽，口舌生疮，咽喉堵塞感或伴疼痛，或牙龈肿痛，口腔溃疡，或心烦不寐，大便秘结，小便短赤，舌红苔黄，脉滑或滑数。

病机：热邪内郁，损伤胃络。

治法：清胃泻热，降逆和中。

方药：清胃散（《医方集解》）加减，本方由生地黄、当归、牡丹皮、黄连、升麻、石膏等组成。若兼见口干喜冷饮或口臭不爽，可加沙参、麦冬。若兼见口舌生疮、小便短赤，可加蒲公英、白花蛇舌草。若兼见咽喉疼痛、牙龈肿痛，可加金银花、连翘以清热解毒。若兼见恶寒怕风，可加防风。

三、历代医家经验

1. 张仲景　张仲景在《伤寒论》中多次提到"胃中冷""胃中虚冷""胃中寒冷"等，如《伤寒论》"病人有寒，复发汗，胃中冷，必吐蛔""病人脉数，数为热，当消谷引食，而反吐者，此以发汗，令阳气微，膈气虚，脉乃数也，数为客热，不能消谷，以胃中虚冷，故吐也""若胃中虚冷，不能食者，饮水则哕""伤寒，大吐大下之，极虚，复极汗者，其人外气怫郁，复与之水，以发其汗，因得哕，所以然者，胃中寒冷故也。"张仲景所处年代，皆用竹简著书，故行文中多处省略。依据条文推测，因胃中寒冷而致哕者，应伴随胃凉之症，或因大吐、大下等误治后，中阳受伤，胃气虚弱，先有胃凉，再误用发汗之法，致腠理空疏，阳愈外泄，中阳更伤，再发哕症。张仲景认为脾胃病症病因多为胃气不和，故在《伤寒论》中多次提到脾胃病症通治之法，即"令胃气和则愈""当和胃气""胃气因和"。其在具体应用中又列举了泻热祛实和胃的调胃承气汤、温肝以和胃的吴茱萸汤、辛开苦降以和胃的生姜泻心汤等，都为后世治疗脾胃病提供了思路。尤其《伤寒论》曰："少阴病，四逆，其人或咳，或悸，或小便不利或腹中痛，或泄利下重者，四逆散主之。"疏肝和胃，透达郁阳，治疗少阴病阳郁不伸的四逆散证，为胃凉证的辨证论治提供了新的思路。

2. 李东垣　李东垣认为脾胃同属中央，但其阴阳属性不同。脾属太阴湿土，喜润而恶燥；胃为阳明燥土，喜燥恶湿。李东垣在《脾胃论》中云："夫脾者，阴土也，至阴之气，主静而不动；胃者，阳土也，主动而不息。阳气在于地下，乃能生化万物。"即胃为腑，腑属阳，胃阳属于阳中之阳。阳性喜动而恶静，能够温暖胃腑，维持胃受纳水谷与通降的基本功能。同时，他首创了脾胃元气论，《脾胃论》云："真气又名元气，乃先身生之精气也，非胃气不能滋之。"脾胃滋养一身元气，起到温煦脏腑，激发推动脏腑、经络生理功能的作用。由此可见，胃凉之症，其责在胃，其治亦在恢复"胃为阳土"的生理功能。

李东垣生于战乱年代，百姓多遭受饥寒交迫之苦，他认为胃凉、胃部怕冷即是胃寒，胃寒日久又会作为病因，引发胃胀、胃寒痛、腹冷痛等症。《兰室秘藏》说："如或多食寒凉，及脾胃久虚之人，胃中寒则胀满，或脏寒生满病，以致寒胀，中满分消主之。"中满分消汤善治中满寒胀、寒疝、四肢厥逆、腹中寒等寒症，由川乌、泽泻、黄连、人参、青皮、当归、生姜、麻黄、柴胡、干姜、荜澄茄、益智仁、半夏、茯苓、木香、升麻、黄芪、吴茱萸、厚朴、草豆蔻、黄柏组成。此方升降兼顾以恢复脾胃中轴干旋之机，清温并用，治寒而不过温，免伤正气，通补兼施，祛邪不忘扶助胃气，对胃凉症的治疗思路及遣方用药影响深远。

3. 刘完素　刘完素认为脾胃属土，饮食入胃后，通过胃的消磨腐熟，脾的吸收运化，发挥营养五脏六腑、四肢百骸、五官九窍及固护根本的作用，所以在《素问玄机原病式》中指出"胃属土，土为万物之母，故胃为一身之本"，而他认为发挥这一作用要保持胃中润泽。同时，刘完素还根据其亢害承制理论，指出"脏腑经络不必本气兴衰而能为其病，六气互相干而为病也"。也就是说，脾胃之病，不仅本气湿化可致，还有阴阳虚实变化。如"假令胃寒为虚冷者，是胃中阴水实而阳火虚也，当以温补胃中阳火之虚，而退其阴水之实，非由胃土本虚，而补其湿也"。由此可见，刘完素启示我们面对脾胃疾病，除了考虑脾胃本土湿化太过或不及，还要通过其阴阳虚实变化来认识疾病。

刘完素虽未直接提出胃凉的论治，但在其著作中多次提到"内伤冷物"这一胃凉的病因，为我们后世辨治胃凉证提供了宝贵经验。如《素问玄机原病式》中指出："凡内伤冷物者，或即阴胜阳而为病寒者；或寒热相击，而致肠胃阳气怫郁而为热者；亦有内伤冷物，而反病热，得大汗热泄身凉而愈也。"以上论述提示我们，胃凉起病之因虽同为"内伤冷物"，发病机理却不相同，随患者体质及阴阳盛衰、正邪胜负的不同，或表现为阴胜于阳的实寒证，或表现为阳气郁闭不达于外的假寒证，或表现为寒随热化、胃火炽盛的热证。对于阳气怫郁的假寒证，刘完素明确指出"病热甚而反觉自冷，此为病热，实非寒也""所谓热甚则腠理闭密而郁结也""故热郁则闭塞而不通畅也"。而其治法在于"以使肠胃结滞开通，怫热散而和也"。

4. **朱丹溪**　朱丹溪临证重视从脾胃论治，尤倡重视胃气，包括胃凉的诊治亦可基于此观点，从调气和胃、顾护胃气出发。《丹溪心法》指出："恶寒久病，亦可解郁。"然解郁之法在于调理脾胃升降之机，即调和胃气。丹溪善用苍术配伍木香调气和胃以解郁，如六郁汤、越鞠丸等。其中苍术为阳明之药，气味雄壮辛烈，强胃健脾，开发水谷之气，其功最大。香附是阴血中快气之药，下气最速。两者相合，一升一降，可散郁结。此法适用于肝气郁滞所致胃凉证。又《丹溪心法》有言，"或胃虚过食冷物，抑遏阳气于脾土，火郁则发之。"宜用升阳散火汤，方由升麻、葛根、独活、羌活、防风、柴胡、生甘草、人参、白芍、炙甘草组成。其中生甘草与炙甘草同用，健脾益气护胃之功与清热解毒之用相辅相成，升郁滞之气，散内郁之火，为阳气郁滞日久化热之胃凉证的辨治提供了新的思路。

5. **李用粹**　李用粹为清代名医，著有《证治汇补》。李氏认为："土为生化之母……经曰营出中焦，又曰气因于中者。中者，脾胃也，为生气生血之乡，升清降浊之职。"脾胃居于中，担重任，一旦脾胃受伤，其他脏腑均受牵连。因此特别注重脾胃的调摄。李氏于《证治汇补》中指出"寸口脉微者，胃寒"，为胃凉证的辨证提供了脉象依据。他还于书中提出"伤食恶寒""劳倦畏寒"的观点，"伤食恶寒，由饮食过度，宿食内停，或食冷物所致，脉必沉滑，恶心头痛，饱闷咽酸，宜从消导，食化而寒自已。"若因食寒凉之物过甚而致胃凉者，可用消导之法，去其致病之因而安胃，如用保和丸、枳实导滞丸等治疗。"劳倦恶寒，脉必缓弱，或气口虚大无力，兼见倦怠，手心独热，此劳倦过度，脾胃不足，卫阳下陷。"劳倦过度可致脾胃不足、阳气下陷。因此，胃凉证属中阳不足者，需注意起居调护，避免过于劳累，必要时除温补之法外，还可用补中益气之法。同时，李用粹还强调："恶寒久不已，服诸药不效者，亦宜解郁。"若胃凉日久，当考虑因郁致凉，适当应用解郁之法。

6. 叶天士　叶天士虽未详论胃凉之证，却详细阐述了湿邪致阳郁的机理，并在《外感温热论》明确提出了"通阳不在温，而在利小便"的治法，从通利小便的治则可推断出其阳气郁结的病因为湿邪阻滞所致。因此，湿邪阻遏，阳郁不达，胃失温煦亦是胃凉发病机理。同时，叶天士在《临证指南医案》中指出"数月久延，气分已入血分"，可见胃络乃传输气血之通路，胃络受损，阻碍胃阳的通达亦是胃凉的发病机理。叶氏还明确指出："因抑郁悲泣，致肝阳内动，阳气变化火风，有形有声，贯膈冲咽，自觉冷者，非真寒也。"提示后人情志所伤抑郁悲泣可导致"贯膈冲咽"之冷证，然此非真寒，如胃凉辨证属肝气郁滞之证者。再者，叶氏在脾胃分治的大框架下指出脾阳与胃阳之不同，脾阳虚则健运失常，胃阳虚则受纳失常。故在此理论指导下，即使是同患胃凉，辨证属于中阳不足者，亦须据其兼证，辨其偏属脾胃何方阳气虚损。因其偏属不同，治法有异，如《临证指南医案》姚亦陶按："若有胃阳虚者，参芩必进；脾阳衰者，术附必投。"

7. 吴鞠通　吴鞠通非常重视阳气对人体的重要作用，在治疗上扶助阳气，顾胃气，善用辛温药。其有言谓"补虚重阳者，为护胃气而然也"。他虽未曾明确论述关于胃凉的证治，但其"重阳气，护胃气"的观点，对胃凉的论治有诸多启示。胃凉之证，或发于阳不足，或发于络不通，胃不降，其病在胃，当以顾护胃气为要。吴氏在《温病条辨》中多次提到顾护胃气之法，或逐邪以承胃气，或清泻胃热以养胃气，或温中助阳以补胃气。若因实邪内阻，气机壅塞，胃失和降，阳郁不达而胃凉者，当首攻其邪；若因胃热炽盛，损伤胃络而胃凉者，当先清其热；若因中阳不足，失于温煦而胃凉者，当补阳以助胃气。吴鞠通还主张辛散芳化以醒胃气之法，善用生姜汁，以取其辛散之力宣通以醒胃气。他认为"微点姜汁，宣通胃气，代枳、朴之用，合人参最宣胃气……姜汁为宣气分之用"，以姜汁的辛温醒胃气，促进胃受纳腐熟、消化吸收功能的恢复，使药物得以发挥治疗作用。由此，不仅拓宽了姜汁的应用范围，还提示后人若药效不佳，可取辛散之法宣通胃气以助药效，推而广之，寒、热、虚、实等原因引起胃气受损，皆可适当配伍应用。

四、刘启泉教授经验

1. 论治特色　早在《内经》时代，已经认识到了五脏之间的紧密关系，同时，《内经》也昭示了五脏与脾胃之间的关系及病理时的相互影响，记载了通过调理他脏以治疗脾胃病症的案例。譬如《素问·示从容论》载："夫伤肺者，脾气不守，胃气不清。"说明肺病影响脾胃。《灵枢·杂病》载："哕，以草刺鼻，嚏，嚏而已。"此案通过取嚏治哕，体现了从肺治胃的思想。张景岳在《内经》的基础上多有发挥，提出"五脏之邪，皆通脾胃"的观点，在论治脾胃疾病时倡导考虑他脏对脾胃的影响。刘启泉教授在继承前人相关论述的基础上，创造性地提出了"通调五脏安脾胃"的观点，广泛应用于各类脾胃病症的论治过程中。以胃凉为例，刘启泉教授认为"不通则凉""不荣则凉"，如心火不降、灼烧胃腑而发为热邪内郁之胃凉，肝气郁滞、难以升发而发为阳郁不达之胃凉，脾胃阳气受损而发为温煦失养之胃凉。以此类推，胃凉之证受五脏的影响而发病，亦可通过调理五脏而治愈，具体治法如下。

（1）通心降气以清胃：心与胃关系密切，二者位置相邻，经脉相连，五行相关，功能相依。心起着主宰神明的作用，主宰全身脏腑官窍的生理活动，为生命的根本；胃为水谷之海，主受盛、腐熟水谷，喜润恶燥，以降为顺，其功能活动亦受心神的制约与调控。心、胃的协调配合在人体中起着重要的作用。在生理情况下，胃气和调，心脉通畅，则经气运行畅通，以维持人体的正常功能活动。心五行属火，胃五行属土，火生土，心为胃之母，胃为心之子。在病理情况下，按五行"母病及子"理论，心病可致脾胃气机失调。心神抑郁，郁久气滞，日久郁而化火，燥热内生，腑气不行，胃失和降，可致胃凉。

正如李东垣"安养心神调治脾胃"的观点，刘启泉教授认为只有心和志达，荣卫通利，阳明的气机才能恢复正常。心气郁结，心气不得下降，胃络闭塞不通则胃凉；心主血脉，心气不畅，血行受阻，瘀血内生，阻塞胃络则胃凉；心气郁阻，心气不得下，气逆化火，心火熏蒸胸腹，中焦郁热，中焦枢机功能失调，胃气不降，脾气不升，水谷气血布化失常，阳郁不达则胃凉；心阳不足，脾阳不振，脾困湿阻，痰湿内生，中阳不足则胃凉。故治疗过程中，强调单纯祛湿、化痰、活血是不够的，更需调畅心气，宁心安神，健脾运脾，使心气得降、脾气得升，心气降则胃络通，脾气升则水谷布，津液、血液运行得畅，则胃凉之证自消。在治疗方面，香附、郁金配伍，既可宁心解郁，又有行气活血之功，日久心血暗耗，予"功同四物"之丹参活血而不耗血，增强宁心安神之功，另配菖蒲宣心中气郁，开心窍；生山楂消食化滞，理气活血。若形体壮实、大便偏干者加柏子仁、川牛膝下通心气，通达胃络；若脾阳不足，肢冷畏寒，大便偏溏者加煨木香、炮姜等；若胃失和降，出现脘痞腹胀者可加入制半夏、佩兰之属。

（2）疏肝解郁以畅胃：肝喜条达，主疏泄，调节人体气机的升降出入，肝主疏泄功能正常，进而协调脾胃升清降浊；脾胃为人体后天之本，脾胃运化功能正常，则气血生化有源，肝得以濡养。肝气主升、主动，司一身气机之升降出入；脾主升清，胃主降浊，二者结合，为人体气机升降之枢纽。肝气太过与不及皆可致病，由于情志不遂，肝气过盛，横逆犯胃，致胃阳受损、阳气内郁、不得外达而致胃凉；肝木偏弱，肝气郁结，不能疏通脾土，亦可为病。

《丹溪心法》有云："郁者，滞而不通之义也"，诸郁之重，气郁为先，通常又指肝气郁结。肝气郁结，疏泄失职，土壅木郁，胃中阳气郁遏于内，不能温煦胃腑发为胃凉。临床常见患者因长期情志不畅而出现胃凉，手足不温，伴有胃脘痞闷、胀满、嗳气等症，临证时多以理气开郁为治则，正如清·尤在泾《金匮翼》曰："恶寒有阳虚阳郁之异，阳虚者，宜补而温之；阳郁者宜开发上焦，以升阳明之气，丹溪所谓久病恶寒，当用解郁是也。"在治疗方面，多用柴胡生发阳气、疏肝解郁，合用白芍养血敛阴柔肝，以补养肝血、调达肝气。另配甘草调和诸药、益脾和中；绿萼梅理气而不伤阴，正如《本草纲目拾遗》言其"开胃散邪，煮粥食，助清阳之气上升，蒸露点茶，生津止渴，解暑涤烦"。若两胁胀痛明显者，加香橼、延胡索增强疏肝理气之效；寐差者，配伍合欢皮、合欢花之属解郁安神。

（3）健脾化湿以和胃：脾胃升降，相互为用，相反相成。《四圣心源》曰："升则为阳，降则为阴，阴阳异位，两仪分焉。清浊之间，是为中气。中气者，阴阳升降之枢轴，所谓土也。"脾胃之气健旺，则气机畅达，不郁不滞，精血津液运行畅顺，痰饮水湿瘀血之邪不生，阴阳出入运行的道路畅通，阳气则可顺利转出而敷布温煦全身。《景岳全书》载："胃司受纳，脾主运化，一运一纳，化生精气。"虽然胃有受纳、腐熟水谷的功能，但必须与脾的运化功能相配合，方能使水谷转为精微物质，从而输送到全身，同时化生气血濡养机体，共为后天之本。若脾胃损伤，会导致诸多疾病的产生，即所谓"百病皆由脾胃衰而生也"。

人体脏腑功能的正常运行有赖于气之作用，若气机失常则阳气不能正常疏布，使阳郁于内而凉，正如《伤寒论》中四逆散所治之症，其凉为气机不得宣通也，而非阳虚不温。因此，治疗上重在调理脾胃气机，用药时多选用理气通阳药物，如荔枝核、乌药、木香之类。荔枝核不仅可以治疗脾胃气滞之胀满，大剂量应用时还可治疗下腹胀满。若气滞较重可见痞满、饮食不下者，常用枳实、青皮之属破气治疗。《素问·六元正纪大论》曰："太阴所至为湿生。"脾胃虚弱之人，运化功能下降，易化生湿邪。《温热论》载："湿胜则阳微也。"湿为阴邪，阻滞气机，易伤阳气，导致胃失温煦而出现胃凉。临证常用豆蔻、苍术、厚朴等擅入中焦脾胃之化湿药。若伴有肢体沉重、周身倦怠者，加防风、防己等解肌表之湿气；伴小便不利、水肿者，加泽泻、薏苡仁利水渗湿，使邪气顺势而去。

（4）肃肺生津以养胃：肺脏胃腑，系为母子，二者关系密切，生理上相互关联。在气的化生与组成方面，肺为气之主，胃为气血生化之源，二者与秉受父母的先天之气相互充养，相互影响，同主气之降也。正如《素灵微蕴》所说："胃降则肺气亦降，故辛金不逆。"《温病条辨》言："阳明温病，下之不通，其证有五……肺气不降者，宣白承气汤主之。"邪热深伏于内，炼津成痰，闭阻气机，阳气转运不畅，血脉不得通行，而出现胃凉等阴寒之象。肺为娇脏，水之上源，如"雾露之溉"，中焦胃如沤渍，赖胃液浸渍腐熟，二者既得阳性，必喜阴柔，母子相依，皆喜润恶燥，喜降恶升，如此升降相辅，阴津互用。若肺失宣肃，则脾胃不和，气机不畅，温煦失司，出现胃凉伴有阴津损伤之象。

"气主煦之"，肺主一身之气，气行则有形之物皆行，气滞则诸物皆停。肺之升清降浊可助脾胃之升降，若肺失宣肃则脾胃不和，患者出现胃凉，外感或受风时加重，自汗、体倦乏力等症状，临证常用陈皮、紫苏叶、杏仁等药疏利气机。同时阳明气机不降，邪热迫肺，可见气逆而喘，在治法方面泻腑通肺，反向调和，常用佛手、枳实、厚朴、大黄之类泻下行气，使得腑气通利，气道通畅。肺、胃喜恶相投，升降相因，阴津互用，故常配伍北沙参、麦冬、白芍等药使理气不伤阴，行气不耗气。由此可见论治胃凉之症，必当观其子脏，审证求因，裁选宜法。胃为多气多血之府，若病情迁延日久，胃络瘀阻，阳气不能随血液到达胃脘部，可见胃凉，胃脘刺痛，夜间加重，舌质紫暗或有瘀斑，多用当归、延胡索、丹参、莪术等。正如《本草述录》言莪术"此味能疏阳气以达于阴血，血达而气乃畅"。瘀血散，胃络通，阳郁解而胃凉除。

（5）固肾培元以暖胃：胃居中焦，作为阳土与肾的关系十分密切，在经脉循行上，肾、胃之间通过经脉相通联系在一起。肾为先天之本，主司藏精，精生髓，髓化血，胃为后天之本，气血生化之源，一腑一脏，在气血方面密切相关。《景岳全书》曰："命门为元气之根，为水火之宅。五脏之阴气非此不能滋，五脏之阳气非此不能发。"脾胃之中轴斡旋之动力在肾，指出了火生于土，肾阳对中焦阳气具有温煦作用。胃凉之病机，既有阳气不通之凉，又有阳气不荣之凉，其虚证为肾阳不足，不能温煦中焦，脾胃虚寒内生，所致阳气不荣之胃凉，此为真寒证，即《诸病源候论》所说："夫脏气虚，则内生寒也。"

在临床上多表现为胃畏凉、胃痛隐隐、手足不温、大便溏薄等，在治疗中多用黄芪、党参、桂枝、白术等药，肾阳温补脾阳，另加乌药、益智仁等发挥温中补虚之效。肾与脾胃为先后天关系，两者相互滋生，《素问·宣明五气》云："肾恶燥"，胃肾之病多从燥化，肾阴乃人身阴液之源，胃之所以维持其濡润之性，须赖肾阴以滋之，若脾胃阴虚日久则累及肾阴，加酒黄精、生地黄、女贞子等；《素问·水热穴论》："肾者胃之关也，关门不利，故聚水而从其类也。"脾肾阳虚，湿邪内生，患者可见胃凉，喜温喜按，腰膝酸楚沉重，舌淡红苔白腻，脉沉迟。此为阳虚真寒证，可加炮姜、补骨脂治疗。正如《玉楸药解》所载：补骨脂可"温暖水土，消化饮食，升达肝脾，收敛滑泄、遗精带下、溺多便滑诸证"。

2. 经验处方

（1）自拟化湿清胃方

组成：石菖蒲20g，郁金12g，预知子15g，香附20g，乌药6g，砂仁9g，佩兰12g，蒲公英15g，连翘10g，白豆蔻6g，芦根15g，白茅根10g，百合20g，广藿香15g，生地黄20g。

功效：化湿清热，理气和胃。

主治：胃凉湿热中阻证。

分析：湿热壅滞胃腑，阻滞气机，胃气郁滞，阳郁不达，致胃脘局部发凉。其中香附、乌药、预知子行气散郁，理气和胃；石菖蒲、郁金可除胃腑气血郁滞及湿浊，而无耗血伤液之弊；砂仁、白豆蔻、佩兰、藿香有化湿和胃之效；伍以蒲公英、连翘清热解毒；芦根入气分，白茅根入血分，清热化湿而不伤阴；百合、生地黄养阴清热。上药相合，湿热除，气郁开，胃凉去。

（2）自拟化瘀通络和胃方

组成：赤芍12g，姜黄6g，丹参9g，延胡索10g，莪术6g，九里香15g，三七粉 3g，麸炒枳壳 12g，木香 9g，三棱 9g，全蝎 3g，僵蚕 6g，山茱萸 20g，黄芪 6g。

功效：化瘀通络，理气和胃。

主治：胃凉胃络瘀阻证。

分析：《临证指南医案》有云："数月久延，气分已入血分。"胃络乃传输气血之通路，胃络受阻，阻碍胃阳之通达，发为胃凉。其中延胡索辛温通散，功能活血行气止痛，与赤芍、姜黄、丹参、三七粉合用借其活血养血止痛之功，对胃凉伴有胃黏膜糜烂出血者尤为适宜。瘀血初期往往在气滞基础上形成，根据气血关系常配伍枳壳、木香等理气药；九里香行于气分，入于血分，气血合和，通则不凉；三棱、莪术、全蝎、僵蚕均善破血调气，诸药相配有破血化瘀、消积止痛之效。瘀血发展到后期常与虚证并见，黄芪善于益气，以滋气血之源，山茱萸长于养阴，使化瘀不伤正，补血不留瘀，两药相合，一阴一阳，其效更著。

（3）自拟健脾温胃方

组成：黄芪 15g，桂枝 6g，白芍 12g，炙甘草 6g，炮姜 6g，党参 12g，茯苓 9g，白术 12g，益智仁 9g，乌药 6g，三七 3g，川芎 9g，补骨脂 10g，大枣 6 枚。

功效：温中补虚，健脾和胃。

主治：胃凉中阳不足证。

分析：脾胃阳虚，寒自内生，寒凝气滞，胃失温养，形成胃凉。方用黄芪建中汤加减。肾阳可温养脾阳，故多加入益智仁、乌药、补骨脂等温补肾阳之品；寒凝气滞，血行不畅，易致血瘀，常于方中加三七、川芎等活血化瘀之药；脾胃者，土也，土虚不能四布津液，水谷常留于胃而生湿矣，配伍白术、茯苓使湿去土强，脾能健运而敷化有权。

3. 用药经验

（1）对药

①桔梗、牛膝：《本草求真》曰：桔梗"可为诸药舟楫，载之上浮，能引苦泄峻下之剂，至于至高之分成功，俾清气既得上升，则浊气自克下降"。牛膝其性善降，通利血脉，引血下行。桔梗上提，牛膝下引，气机通畅，升降有常，瘀血易于消散，胃凉得以解除。

②黄芩、黄连：《本草经疏》云：黄芩"其性清肃所以除邪，味苦所以燥湿，阴寒所以胜热，故主诸热。诸热者，邪热与湿热也，黄疸、肠澼、泄痢，皆湿热胜之病也，折其本，则诸病自瘳矣"。《药类法象》记载："黄连，泻心火，除脾胃

中湿热，治烦躁恶心，郁热在中焦，兀兀欲吐。治心下痞满必用药也。"二药合用，清热解毒，适宜浊毒内蕴较盛者。

③砂仁、豆蔻：砂仁辛温，归脾、胃、肾经，具有化湿开胃、温脾止泻、理气安胎之功效，《本草经疏》谓其"气味辛温而芬芳，香气入脾，辛能润肾，故为开脾胃之要药，和中气之正品"。豆蔻辛温，归肺、脾经，具有行气暖胃、消食宽中之功，《本草图经》谓其"主胃冷"。二药合用，芳香化湿，治疗浊毒内蕴、脾虚湿困证。

④柴胡、香附：《读医随笔》云："凡脏腑十二经之气化，皆必藉肝胆之气化以鼓舞之，始能调畅而不病。"治胃病不理气非其治也，故常加用理气之品。浊毒内蕴，阳郁不达，气机不畅，故见胃脘部发凉。柴胡苦辛微寒，归肝、胆经，具有解表退热、疏肝解郁、升举阳气的功效；香附辛微苦微甘性平，归肝、脾、三焦经，具有疏肝解郁、调经止痛、理气和中功效，《本草纲目》谓其"利三焦，解六郁，消饮食积聚、痰饮痞满"。两药合用，治疗浊毒内蕴、肝郁气滞证。另外，《临证指南医案》言："郁证全在病者能移情易性。"故应同时嘱患者畅情志。

⑤姜黄、郁金：姜黄辛苦温，归脾、肝经，具有破血行气、通经止痛功效，《本草求真》云："既治气中之血，复兼血中之气耳。"陈藏器《本草拾遗》云："此药辛少苦多，性气过于郁金，破血立通，下气最速，凡一切结气积气，癥瘕瘀血，血闭痈疽，并皆有效，以其气血兼理耳。"郁金辛苦凉，入心、肺、肝经，具有行气解郁、凉血破瘀功效，《本草正》谓其"止吐血、衄血，单用治妇人冷气血积、结聚气滞、心腹作痛"。二药合用，理气活血化瘀，治疗浊毒内蕴、胃络瘀阻证。

（2）角药

①茵陈、砂仁、蒲公英：茵陈苦辛微寒，归脾、胃、肝、胆经，大量投之可荡涤致新，正如《本草经疏》载："茵陈……苦寒能燥湿除热，湿热去则诸症自退矣。除湿散热结之要药也。"砂仁辛温，归脾、胃、肾经，可升可降，化湿行气，用于湿阻中焦证，尤其偏于下焦者。蒲公英苦甘寒，归肝、胃经，有清热解毒利湿之效，《本草新编》言："蒲公英亦泻胃火之药，但其气甚平，既能泻火，又不损土，可以长服久服而无碍。"《素问·至真要大论》曰："湿淫所胜，平以苦热，佐以酸辛，以苦燥之，以淡泄之。"三药并用，使湿热去而阳气生。

②柴胡、郁金、预知子：柴胡辛苦微寒，归肝、胆、肺经，功在通阳解郁和胃，《神农本草经》谓柴胡"主心腹，去肠胃中结气，饮食积聚，寒热邪气，推陈致新"。郁金辛苦寒，归肝、胆、心、肺经，入气分以行气解郁，入血分以凉血消

瘀，为血中气药，因芳香宣达善解郁。预知子苦，性平，归肝、胃经，功在疏肝理气散结。《食性本草》曰："主胃口热闭，反胃不下食，除三焦客热。"三药联合入肝经而散郁滞，肝郁得疏，阳气得散，胃凉得通。

③延胡索、当归、赤芍：延胡索辛苦温，归肝、脾、心经，有活血行气止痛之功，《本草备要》言其"能行血中气滞，气中血滞……为治血利气第一药"。当归甘辛温，归肝、心、脾经，可补血活血，《景岳全书》言其"专能补血，其气轻而辛，故又能行血。补中有动，行中有补，诚血中之气药，亦血中之圣药也"。赤芍苦微寒，归肝经，有凉血散瘀止痛之效。《神农本草经》载："主邪气腹痛……止痛，利小便，益气。"苦与辛合，能降能通，行血滞，消血瘀，利小便，通阳气。

（3）去性存用：徐灵胎《医学源流论》曰："盖古人用药之法，并不专取其寒热温凉补泻之性也。或取其气，或取其味，或取其色，或取其形，或取其所生之方，或取嗜好之偏，其药似与病情之寒热温凉补泻若不相关，而投之反有神效。""去性存用"是通过某种方法以改变药物部分性能，从而选择性发挥或提高药物疗效的一种用药方法，通常包括中药炮制和药物配伍两种形式。刘启泉教授临证注重药味选择及其用量配比，善于方中酌以少量与病性一致的药味，通过同气相求、顺从病性，使全方药物更好地发挥作用，所谓"顺其性而折之"。气郁日久易伤阴液，临证慎用辛燥开破药物，多用预知子、佛手、香橼、绿萼梅等，理气而不伤阴。《本草纲目拾遗》言绿萼梅"开胃散邪，煮粥食，助清阳之气上升，蒸露点茶，生津止渴，解暑涤烦"。如胃脘部发凉，但舌暗红、有瘀斑、苔黄腻者，辨证当属胃热炽盛，浊毒瘀阻，乃气机不通，阳气不能温煦所致，故在化浊解毒、活血化瘀同时加用桂枝，以发挥其温通阳气之功，但用量宜小，以体现其去性存用的作用。若辨证属营卫不和，当佐以白芍、甘草，取桂枝汤之意，以调和营卫。

4. 典型病案

病案一 薛某，男，36岁。2020年6月20日初诊。主诉：胃脘部怕冷3年余。现主症：患者自觉胃脘部怕冷，必须用热水袋敷之稍减轻，移时胃冷如前，平素因工作压抑，心情不畅，喜叹息，偶口干，无胃痛，无嗳气、反酸、烧心，食欲正常，睡眠差，大便正常，每日一行，小便可，舌淡暗，苔薄白，脉细涩。查体：腹平软，腹部触诊皮温偏低。胃镜检查示：慢性非萎缩性胃炎。辨证为胃凉胃络瘀阻证。治宜化瘀通络，理气和胃。处方：赤芍12g，姜黄6g，丹参9g，延胡索10g，莪术6g，九里香15g，三七粉3g，麸炒枳壳12g，木香9g，川芎12g，桃仁15g，乌药10g，生地黄20g，山茱萸20g，黄芪6g，柴胡10g。7剂，水煎服，每日 1 剂，早、晚分服。

二诊：胃冷症状减轻，睡眠正常，感觉全身较为轻松，舌淡红，脉弦细。药已见效，治法同前，原方基础上桃仁减至 10g，加炒白术 15g。继服 7 剂后，胃冷症状消失，至今未作。

按语：该患者胃凉乃属因瘀致寒。肝喜调达而恶抑郁，足厥阴肝经夹胃两旁，患者平素心情抑郁，肝失调达，经脉阻滞，气滞血瘀，胃阳敷布不及，故出现胃部怕冷。如《血证论》所言："瘀血在此，伤荣气则恶寒。"此时的胃凉需与脾胃虚寒引起的胃凉鉴别，因瘀致寒者以瘀滞为突出表现，仅有胃脘局部的寒象，而全身性寒象无或不明显；脾胃虚寒者除胃凉外，可见喜热饮、口淡不渴、四肢及全身畏寒等全身怕冷的症状，而胃凉仅是全身寒象的一部分。方中赤芍、川芎、桃仁、莪术活血化瘀；瘀血内阻，新血不生，故用生地黄养血滋阴；柴胡、乌药疏肝行气；瘀血发展到后期常与虚证并见，加用黄芪、山茱萸益气养阴，化瘀不伤正，补血不留瘀。诸药合用，可化瘀，可通脉，可养血，可行气，则胃凉自除。

病案二 王某，女，53 岁。2020 年 8 月 12 日来本处就诊。主诉：胃凉、反酸半年余。现主症：胃凉，胃脘部如敷冰块，进食后加重，反酸，咽干，纳差，四肢怕冷，出汗，寐差，大便每日 2 次，排便不畅，舌暗红，苔黄厚腻，脉弦滑。查体：腹平软，腹部触诊皮温偏低。电子胃镜示：慢性萎缩性胃炎。辨证为胃凉湿热中阻证。治宜化湿清热，理气通阳。处方：预知子 15g，蒲公英 20g，砂仁 9g，郁金 10g，连翘 15g，白豆蔻 9g，茯苓 10g，石菖蒲 15g，芦根 20g，白茅根 15g，佩兰 12g，白术 9g，陈皮 10g，三七粉 3g，清半夏 9g，浙贝母 12g。7 剂，水煎服，每日 1 剂，早、晚分服。

二诊：患者胃凉、反酸均好转，大便偏干，舌暗红，苔黄腻，脉弦滑。上方加佛手 15g，大腹皮 10g，14 剂，煎服法同上。

三诊：患者自觉胃凉明显好转，反酸缓解，四肢怕冷感减轻，余症也均有好转，效不更方，继服 14 剂。

按语：患者为老年女性，素体虚弱使脾失健运，蕴生痰湿，疾病日久化热，湿热阻滞，阳气被遏故见胃凉；热邪耗伤津液故见咽干；湿热下注，肠道失司故排便不畅；舌暗红，苔黄厚腻，脉弦滑，皆为湿热中阻之象。方中石菖蒲、郁金芳香化湿醒脾，石菖蒲辛散温燥，祛脾胃湿浊之气，郁金辛散苦泄入气分，使湿化而无伤阴之弊；砂仁、白豆蔻辛温行气以助化湿醒脾；蒲公英、连翘、预知子清热解毒，既可使化湿药去性存用专于化湿，又可祛久病郁热之邪；芦根、白茅根二药合用善清胃中湿热；茯苓、白术益气健脾，燥湿和胃；病情日久，防止入络成有形之邪，故酌加三七活血化瘀。诸药合用，使化而不燥，邪正兼顾，截断病势，共奏清热化湿、理气通阳之功。

　　病案三　王某，女，47 岁。2020 年 8 月 10 日初诊。主诉：胃脘部怕凉半年余。现主症：患者过食生冷后出现胃畏凉，胃部喜温喜按，身体怕冷，胃隐痛，时胃脘胀满，乏力，无嗳气反酸，无口干口苦，纳差，睡眠可，大便偏稀，每日一行，舌淡，苔薄白，脉迟。2020 年 2 月胃镜检查示：慢性非萎缩性胃炎。辨证为胃凉中阳不足证。治宜温中补虚，健脾和胃。处方：黄芪 15g，桂枝 6g，白芍 12g，炙甘草 6g，炮姜 6g，党参 12g，茯苓 9g，白术 12g，益智仁 9g，乌药 6g，三七 3g，川芎 9g，补骨脂 10g，佛手 15g，姜黄 12g，麦芽 10g。7 剂，水煎服，每日 1 剂，早、晚分服。

　　二诊：患者胃畏凉好转，胃痛减轻，偶有饮食不适后胃胀明显，食可，无嗳气反酸，舌淡，苔薄白，脉迟。患者食后胃胀较显著，故上方另加枳实 10g，14 剂，煎服法同上。

　　三诊：患者胃畏凉较前明显减轻，身体怕冷缓解，已无胃痛、胃胀症状，原方稍作调整，调治 2 月余而愈。

　　按语：患者因过食生冷后耗伤阳气，脾胃阳虚，寒自内生，寒凝气滞，胃失温养，形成胃凉，正如《诸病源候论》言："夫脏气虚，则内生寒也。"中阳不足是全身性的，故中阳不足胃凉与身体怕凉同见；脾虚无力濡养经脉，故出现不荣则痛；脾虚不能运化，故见胃脘胀满；舌淡，苔薄白，脉迟，皆为中阳不足之象。治疗当以温中为主，肾阳可温养脾阳，故方中加入益智仁、乌药、补骨脂等温补肾阳之品；寒凝气滞，血行不畅，易致血瘀，故于方中加三七、川芎等活血化瘀之药；脾虚不能四布津液，水谷常留于胃而生湿，配伍白术、茯苓使湿去土强，脾能健运而敷化有权；加用姜黄、白芍、甘草缓急止痛，另予佛手、枳实调理脾胃气机，缓解胃脘部胀满不适感。诸药合用，温中补虚，健脾和胃，使得中焦阳气得复，胃凉自愈。

下篇　通调五脏治疗西医消化系统疾病经验

第十二章　慢性萎缩性胃炎

慢性萎缩性胃炎是消化系统常见的慢性炎症性疾病，是胃黏膜上皮遭受反复损害导致固有腺体的减少，伴或不伴肠腺化生和（或）假幽门腺化生的一种慢性胃部疾病。其临床表现为胃脘隐痛、灼痛或刺痛，胃脘痞塞满闷，嗳气，嘈杂，反酸，口干，咽干，纳呆，饥不欲食，面色晦暗，舌质暗红或淡暗，有瘀点或瘀斑，少苔或苔白或黄腻。慢性萎缩性胃炎归属于中医学"胃痛""痞满""嘈杂"等范畴。

一、病因病机

慢性萎缩性胃炎的病因较为广泛和复杂，主要有饮食不节、烟酒过度、情志不畅、外邪侵袭（幽门螺杆菌感染、药物损伤）、工作生活压力大等。《素问·痹论》曰："饮食自倍，肠胃乃伤。"《灵枢·论勇》曰："酒者，水谷之精，熟谷之液也，其气剽悍，其入于胃中，则胃胀，气上逆，满于胸中，肝浮胆横。"《脾胃论》认为，饮食不节则先及胃，胃伤而后脾病。慢性萎缩性胃炎发病缓慢，病程长，迁延难愈，易反复，其病机错综复杂，常虚实互见。刘启泉教授认为慢性萎缩性胃炎产生的基本病机是胃失和降，五脏失调。脾胃同居中焦，互为表里，共主升降，若脾气虚弱，运化失司，可导致气机不畅，胃失和降；肝主疏泄，具有疏土助运化的作用，若忧思恼怒，气郁伤肝，肝气横逆，势必犯克脾土，导致气机郁滞，胃失和降，出现慢性萎缩性胃炎常见的胃脘胀满堵闷、胁肋胀痛、口干口苦或心烦易怒等症状。"五气所病，心为噫……胃为气逆，为哕"，心、脾为火土相生的母子关系，心与脾胃关系密切，心气失调可导致慢性萎缩性胃炎常见的胃脘灼热、心悸气短、烦躁汗出、心神不定、夜寐不安等症状。肺主宣发肃降，肺的宣发功能可使胃津液敷布于周身，肺的肃降功能可助胃气和降，若肺气郁闭，失于宣肃，可致胃气上逆，出现胃胀、嗳气、疼痛加重等症状。肾阳虚衰，阳气不足，后天失养，导致脾胃运化失常，常见胃脘隐痛伴畏寒肢冷、大便溏泄等症状。若肾阴亏损则胃失濡润，可见胃脘隐痛伴口干咽干、潮热盗汗、大便秘结等。

二、辨证施治

1. 肝胃不和证

症状：脘腹满闷，胸胁胀满，嗳气频作，胸闷不舒，善太息，舌质淡红，苔薄白或白，脉弦。

病机：肝气郁结，横逆犯胃，气机阻滞。

治法：疏肝理气，和胃降逆。

方药：①柴胡疏肝散（《证治准绳》）加减，本方由柴胡、川芎、陈皮、香附、枳壳、芍药、甘草等组成。②四逆散（《伤寒论》）加减，本方由枳实、柴胡、白芍、甘草等组成。肝郁化火者，加牡丹皮、栀子清肝泻热；若兼见心火亢盛，心烦失眠，加连翘、淡竹叶。

2. 脾气虚弱证

症状：胃脘胀满，时轻时重，喜温喜按，食少纳呆，大便稀溏，倦怠之力，气短懒言，舌质淡，苔薄白，脉细弱。

病机：脾胃虚弱，健运失职，升降失司。

治法：补气健脾，升清降浊。

方药：①补中益气汤（《内外伤辨惑论》）加减，本方由黄芪、白术、陈皮、升麻、人参、当归、柴胡、甘草等组成。②四君子汤（《太平惠民和剂局方》）加减，本方由人参、白术、茯苓、甘草等组成。若肾阳不足，腰膝酸软，大便稀溏，加鹿衔草、肉豆蔻。

3. 脾胃湿热证

症状：胃脘胀闷，灼热嘈杂，恶心呕吐，口干不欲饮，口苦，口臭，大便黏

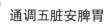

滞或稀溏，舌质红，苔黄腻，脉滑数。

病机：湿热蕴结，困阻中焦，气机不利。

治法：清热化湿，理气和胃。

方药：①连朴饮（《霍乱论》）加减，本方由黄连、厚朴、石菖蒲、半夏、淡豆豉、栀子、芦根等组成。②泻心汤（《金匮要略》）加减，本方由大黄、黄连、黄芩等组成。若热象较重，加半枝莲、白花蛇舌草。

4. 胃阴不足证

症状：胃脘痞闷或灼痛，嘈杂不适，饥不欲食，口燥咽干，大便干结，舌红少苔，脉细数。

病机：胃阴不足，胃腑失养，胃失和降。

治法：养阴和胃，理气止痛。

方药：益胃汤（《温病条辨》）加减，本方由沙参、生地黄、玉竹等组成。肺阴不足，干咳少痰，加百合；若肾阴亏虚，骨蒸潮热，五心烦热，加女贞子、墨旱莲。

5. 胃络瘀血证

症状：胃脘痞满或刺痛，痛有定处，按之痛甚，入夜尤甚，甚或出现黑便，面色暗滞，舌质暗红或有瘀点、瘀斑，脉涩。

病机：瘀血停胃，脉络壅滞。

治法：理气活血，化瘀止痛。

方药：①失笑散（《太平惠民和剂局方》）加减，本方由蒲黄、五灵脂等组成。②丹参饮（《时方歌括》）加减，本方由丹参、檀香、砂仁等组成。

三、历代医家经验

1. 张仲景　仲景将顾护脾胃的思想贯穿于整个六经辨证体系，正如徐汝元所说："汉仲景著《伤寒论》，专以外伤为法，其中顾盼脾胃元气之秘，世医鲜有知之者。"治法方面，仲景在继承前贤学术思想的基础上提出了寒热并用法，寒热并用法是仲景在《伤寒论》中运用较多的一种重要治疗方法，是其诊治脾胃相关疾病组方的一大特色。寒热并用法是将寒凉药与温热药配伍，可治疗寒热错杂病症，可泻热除寒，亦可防止药物与病格拒不入。如用三泻心汤治疗寒热错杂证，用附子泻心汤治疗表寒里热证，用黄连汤治疗寒热格拒证。

除此之外，仲景对泻心安胃、疏肝和胃等理论进行了明确阐述，均对后世产生了深远影响。《伤寒论》第76条云："发汗吐下后，虚烦不得眠，若剧者，必反复颠倒，心中懊憹，栀子豉汤主之。"第228条云："心中懊憹，饥不能食，但头汗出者，栀子豉汤主之。"结合临床，其症当有胃脘疼痛，嘈杂，饥不欲食，胸中满闷，心烦失眠，或发热汗出，舌苔黄或黄腻，脉数或弦数，证属热扰胸膈，胃失和降，故用栀子豉汤清心除烦，宣郁和胃。《伤寒论》第318条："少阴病，四逆，其人或咳，或悸，或小便不利，或腹中痛，或泄利下重者，四逆散主之。"症见胃脘胀满，胁肋胀痛，得嗳气或矢气则舒，或手足不温，排便不畅，舌淡红，苔白，脉弦。证属肝郁气滞，横逆犯胃。故用四逆散，以疏肝解郁，理气止痛。

2. 刘完素　寒凉派代表刘完素提出"土为万物之母，故胃为一身之本"，认为脾胃乃人一身之根本，并在治疗上强调顺从脾胃本身的生理特性，即"常令润泽"和"无使干涸"。作为火热论的倡导者，刘完素治疗疾病的突出特点是药用寒凉。治疗脾胃病，刘完素不仅强调了寒凉药物的应用，还注重兼顾脾胃，强调"寒温并用，顾护胃气"。如他所创立的名方防风通圣散，在大黄、栀子、芒硝、石膏等寒凉药物中加入生姜、甘草，既能调和诸药，又能防止寒凉药物损伤胃气。

润燥结合，补泻同用。吴崑言："顺其性为补，反其性为泻。"刘完素根据脾喜燥恶湿、胃喜润恶燥的生理特性，创造性地提出了温热燥湿为泻、寒凉润燥为补的新思路。于泽泻、石膏等清热之品中加入白术、茯苓、陈皮等甘温淡渗之类，用燥其湿为泻的方法加强清泻胃热的功效。

养阴清热，平衡阴阳。对于阴虚阳亢之证，刘完素善用养阴法退阴虚。如在治疗消渴病中消时，用知母、瓜蒌根、白芍、甘草养阴润燥，以达平衡阴阳的功效，刘完素谓"甘草，甘能缓急，湿能润燥……皆散结缓急、润燥除热之物"。

3. 李东垣　李东垣提出"内伤脾胃，百病由生""百病皆由脾胃衰而生"的学术观点，创立了脾胃学说，其治疗脾胃病的原则是培补脾胃。东垣认为脾胃为元气之本，脾胃位居中焦，是气机升降的枢纽，升则上输心肺，降则下归肝肾。脾胃健运，才能维持机体生理功能的正常。若内伤脾胃，升降失常，则机体的正常生理功能就会受到影响，从而表现出各种病症，即东垣所说"内伤脾胃，百病由生"。因此，东垣在治疗上强调补益脾胃、升举阳气、甘温除热等治疗大法。

《脾胃论》言："脾胃之气既伤，而元气亦不能充，而诸病之所由生也。"针对脾胃内伤的治疗，李东垣创立了补益脾胃、升举阳气的治疗原则。如用升阳益胃汤治肺与脾胃俱虚，用升阳除湿汤治疗泄泻，用半夏白术天麻汤治脾虚痰逆之头痛，用麻黄人参芍药汤治虚人感冒等，均以补益脾胃、升举阳气为治疗原则。《内外伤辨感论》曰："阴火上冲，作蒸蒸而躁热，上彻头顶，旁彻皮毛，浑身躁热。"针对阴火发热的治疗，李东恒创立了甘温除热的方法，"惟当以辛甘温之剂，补其中而升其阳，甘寒以泻其火，则愈矣。经曰：劳者温之，损者益之。又云：温能除大热。大忌苦寒之药损其脾胃。脾胃之证始得则热中，故制补中益气汤而除中热也。"其创立的名方补中益气汤便是以甘温之品补益脾胃，使阴火收敛的代表方剂。东垣寓补气升阳、兼泻阴火思想的另一名方即升阳散火汤。此方中柴胡、防风、羌活、独活皆味薄气轻之品，升发郁闭之阳气；人参、甘草意在用甘温补脾胃元气。"脾胃之气下流，使谷气不得升浮……寒热，此皆脾胃之气不足所致……当以辛甘温之剂，补其中而升其阳，甘寒以泻其火则愈矣。"芍药为佐使，酸敛甘缓，使全方散中有收，不致损伤阴气。全方升阳散火，补益脾胃，又收敛阴气，故使阴火得消，脾胃复健，清升浊降，岂不妙哉。

4. 叶天士　温病四大家之一的叶天士，不仅开创了卫气营血辨证理论，同时在脾胃病的治疗方面有诸多创建，为脾胃学说的传承和发展做出了卓越的贡献。叶天士继承了《内经》脾胃生理功能及特性方面的观点，以及《伤寒论》脾、胃分属太阴、阳明，亦推崇东垣的《脾胃论》，提出"脾胃为病，最详东垣"，叶氏在继承前贤的基础上，指出东垣的不足在于"详于治脾而略于治胃"。结合自己的临床经验，提出了"脾胃当分析而论"的观点。叶天士提出"运化主脾，纳食主胃，脾宜升则健，胃宜降则和"，他认为脾和胃虽然同居中焦，但其生理功能和生理特性各有差别，故当不同而治。并针对脾胃阴阳的不足，提出了温运脾阳、运化为主、濡养胃阴、养通结合等治法，尤以濡养胃阴阐述最为详尽。

《素问·至真要大论》云："燥者濡之。"《伤寒论》中用白虎加人参汤治疗阳明燥热伤津证，《金匮要略》中用麦门冬汤治疗肺胃津伤之虚火咳嗽。叶天士在秉承前人理论基础上，结合自身临床经验，提出了胃阴学说。叶氏认为，外感温热燥邪，或外邪入里化热，或五志过极化火，或饮食不节，或误治，或年老，均可导致胃阴亏虚。临床表现为胃脘部嘈杂不适，隐痛，饥不欲食，消瘦疲乏，大便秘结，舌红少苔，脉细数。根据胃喜润喜降的特点，叶氏多选用甘平或甘凉的药物，濡养胃阴，使津液来复，胃腑得降。根据仲景的麦门冬汤，叶氏创立了益胃汤，其组成为沙参、麦冬、生地黄、玉竹。本方用于治疗温病热邪虽解，但胃阴耗伤而出现的食欲不振、咽干口燥之症。方中重用生地黄、麦冬为君，味甘性寒，功擅养阴清热，生津润燥，为甘凉益胃之上品。沙参、玉竹为臣，养阴生津，增强生地黄、麦冬益胃养阴之力。冰糖为使，濡养肺胃，调和诸药。全方诸药皆为甘凉清润之品，清而不寒，润而不腻，药简力专，为叶氏滋养胃阴的代表方剂。

叶天士对于胃阴虚兼证的治疗也有特色，如肝胃阴虚者，取酸甘化阴之法，常以生地黄、白芍、五味子等药滋养肝阴，麦冬、知母、沙参、玉竹等药物濡养胃阴；肺胃阴虚者，用甘凉养胃法，常用麦冬、百合、知母、石斛等药；胃阴虚火旺者，用清养胃阴的方法，多用玉竹、北沙参、麦冬等；胃阴虚兼脾虚者，治以甘缓养胃，药用沙参、山药、茯苓等。

四、刘启泉教授经验

1. **论治特色**　脾胃对全身各个器官和组织都有灌输气血津液、供应营养物质的作用。五脏是一个内在相通的整体，生理状态下，人体处于阴平阳秘的调和状态，五脏之间通过相互资生、相互制约来体现脏器的相通相移。病理状态下，某个脏腑感受邪气或阴阳失调会形成疾病，而且该脏腑疾病的发生发展及传变均与其他脏腑有一定的联系。刘启泉教授认为脾胃是心、肺、肝、肾四脏生理活动的中心，心、肺、肝、肾的升降沉浮等生理功能多是以脾胃为枢纽，而其余四脏因感受邪气或五志过极等因素出现阴阳失调，亦能影响脾胃的生理功能，主张通过调理五脏的方法治疗脾胃疾病。正如张介宾所言："善治脾者，能调五脏。"亦如《景岳全书》云："脾胃有病，自宜治脾，然脾为土脏，灌溉四旁，是以五脏中皆有脾气，而脾胃中亦皆有五脏之气，此其互为相使，有可分而不可分者在焉，故善治脾者，能调五脏，即所以治脾胃也。"

刘启泉教授认为慢性萎缩性胃炎胃镜下所见的黏膜红白相间、血管纹理透见、黏膜呈红斑、粗糙不平出血点、黏膜水肿、渗出等表现，均与五脏失调、脏腑气机郁滞密切相关。气机郁滞日久，气血不通，胃腑失养，则易出现黏膜红白相间；阳气不足，脾肾虚寒，或津液亏虚，胃腑失养，则易出现黏膜呈红斑、粗糙不平；火热旺盛，或郁怒伤肝，郁而化火，则胃黏膜易见出血点。患者表现出的痞满、嗳气、反酸、恶心、呃逆等症状，均是由于气机不利、胃失和降所致。然慢性萎缩性胃炎的病位在胃，与五脏关系密切。脾气不升、脾运失常是发病的根本，肝失调达、木郁土壅是重要致病因素，心失调养、郁滞不通是主要病因，肺失宣肃、肺胃失和是重要诱因，先天不足、肾虚失养是日久难愈的关键。刘启泉教授结合多年临床经验，提出了通调五脏法治疗慢性萎缩性胃炎。

（1）从肝论治，调肝泄胃：肝属木，主疏泄；胃属土，主通降。生理上，肝升胃降，升降相因，肝的疏泄助胃的通降，胃的通降可以防止肝疏泄太过。叶天士认为"阳明胃土，独挡木火之侵辱，所以制其冲逆之威也""胃土大虚，中无砥柱，俾厥阴风木之威横冲震荡"，可见生理情况下，胃土可震慑肝木的冲逆。病理上，"肝为起病之源，胃为传病之所"。根据五行相克规律，肝气怫郁，气机不畅，肝的疏泄功能失常，木旺克土，便可影响胃的生理功能。胃以通为用，肝木克土，胃气不降反升，故而出现胃痛、胃脘胀满、嗳气、反酸烧心等临床表现。临床治疗肝胃不和型慢性萎缩性胃炎，多采用调肝泄胃的方法。

"凡醒胃必先制肝"，调肝之法在于疏肝、柔肝、敛肝。疏肝则肝气调畅、疏泄功能正常，慢性萎缩性胃炎患者常见的口干口苦、胃脘胀满、胁肋胀满疼痛等多由于肝失疏泄造成。疏肝之品多属辛温，临床可选用香橼、佛手、香附、九里香等疏肝理气药，佐以少量清热之品，如蒲公英、薄荷等，苦寒降胃而不伤胃，又可反佐理气药之温燥之性。次为柔肝，肝体阴而用阳，性刚而喜柔，此法适用于慢性萎缩性胃炎患者胃脘及胁肋部疼痛明显者，临床常选用酸味药如白芍、乌梅、绿萼梅、白梅花等，叶天士言"芍药酸寒，能泄土中木乘，又能和阴止痛"。敛肝之法适用于肝胃阴虚的患者，尤其是慢性萎缩性胃炎后期虚实错杂，既有土壅木郁又见胃阴不足之象的患者，多见胃中灼热、口干、大便干结等伤阴之象，药物多选用木瓜、预知子等，以不辛燥伤胃、不破气、不滋腻为原则，否则胃阴亏虚，正气虚衰，胃黏膜更易发生萎缩或萎缩的胃黏膜更难恢复。

（2）从心论治，养心安胃：心与胃位置相近，经络相连，生理联系密切。心主神明，为五脏六腑之大主。人体的各种情志活动都是心神活动的组成部分，胃的活动也受心神的制约与调控。心主一身之血，心血供养于胃以维持其正常运化功能。胃主受纳、腐熟水谷，可化生气血。紧密的生理联系使得心、胃在病理上亦相互影响。"主明则下安，主不明则十二官危。"心神失养，则心神受伤，神无所主，虑无所定则气乱，心气乱则肝脾之气运行不畅，滞而为病则伤胃。心主血脉，心气不畅，则血行受阻，日久则致瘀血停胃，亦可导致胃病的发生。慢性萎缩性胃炎常见的胃脘灼热、心悸气短、烦躁汗出、心神不定、夜寐不安等症状均与心密切相关。针对心胃相关型慢性萎缩性胃炎，提出了养心安胃治疗慢性萎缩性胃炎的方法。

慢性萎缩性胃炎的治疗应本着调心和胃原则，从清心火、通心窍、温心阳、养心阴等方面入手，调心的关键在于清心、养心。清心之法适用于慢性萎缩性胃炎患者胃脘部疼痛、灼热、口苦、舌尖痛、失眠多梦等症状，此因心火旺盛、心郁土滞所致。常用石菖蒲、栀子、淡竹叶等清心降逆之品。养心分为温补心阳与滋补心阴，心阳失养、心气不足之证，多用姜黄、丹参、郁金、甘松等温阳活血化瘀之品，而合欢皮、合欢花、百合、酸枣仁、石斛等药多用于滋阴降火、益气安神。石菖蒲，味辛苦性温，归心、胃经，化湿开胃，醒神益智，《本草备要》云其"补肝益心，去湿逐风，除痰消积，开胃宽中"。上述药物对慢性萎缩性胃炎胃黏膜充血、出血属于心火亢盛者均有良效。

（3）从脾论治，理脾和胃：脾与胃互为表里，同居中焦，脾主运化，胃主受纳，脾主升清，胃主降浊，中焦升降平衡，脾胃才能正常运行。《临证指南医案》曰："太阴湿土，得阳始运，阳明燥土，得阴自安。以脾喜刚燥，胃喜柔润故也。"指脾为阴脏，以阳气用事，脾阳健则能运化，故性喜温燥而恶阴湿。胃为阳腑，赖阴液滋润，胃阴足则能受纳腐熟，故性柔润而恶燥。燥湿相济，脾胃功能正常，饮食水谷才能消化吸收。胃津充足，才能受纳腐熟水谷，为脾之运化吸收水谷精微提供条件。脾健运不息，从而保证胃的受纳和腐熟功能不断地进行。

临床中应顺应脾胃的生理特性，脾宜升则健，胃宜降则和，既要和降胃气，又要升发脾阳、健运脾气。刘启泉教授把"升脾""运脾""健脾化湿"作为调脾的关键。脾升则清阳得升，胃气得降，纳化正常。慢性萎缩性胃炎患者伴泄泻便溏、头晕目眩等症状时，常用黄芪、山药、葛根等升脾助阳，黄芪等升脾之药少佐具有升发之性的柴胡、防风可增强脾升清阳之功。《药品化义》谓柴胡"性轻清，主升散……若少用三四分，能升提下陷，佐补中益气汤，提元气而左旋，升达参芪而补中气"。运脾之法强调脾贵在运而不在补，脾气得运则精微可得布散，多选用茯苓、党参、白术、薏苡仁、莲子等健脾益气之品。慢性萎缩性胃炎患者口中黏腻、口有异味、脘腹胀满、呕吐、泄泻、饮食停滞、大便不成形等症多为脾虚湿阻，此时多用健脾化湿之品，如佩兰、藿香、罗勒、砂仁、白豆蔻等，脾气得运则湿邪易去。

（4）从肾论治，调肾益胃：肾主纳气，胃气以降为顺，胃的通降须赖肾气的摄纳、温煦，才能使胃腐熟的食物下达小肠，确保胃肠的虚实交替。肾失摄纳，胃失和降，不能受纳，则产生胃气上逆诸症。除此之外，肾阴、肾阳的亏虚亦可导致慢性萎缩性胃炎的发生。胃阴者，胃之津液也，胃的受纳腐熟均依赖胃阴的濡润，胃的通降功能需要胃阴的滋润，胃黏膜护养亦离不开胃阴。若胃阴不足，胃黏膜失养，久而可导致黏膜萎缩异生，进而出现消化不良、痞满、气滞等症状。肾藏精，主水，受五脏精气的充养，可化生五脏之液。胃之阴液亦是由肾之阴精化生而成。若肾阴不足，胃阴化生乏源，则出现胃肾阴虚之证。胃受纳腐熟水谷需依赖火的温煦方可发挥作用。而此火除胃阳、心火、少阳相火之外，还与肾中命火密切相关。"盖脾胃之土，必得命门之火以相生，而后土中有温热之气，始能发生，以消化饮食。"慢性萎缩性胃炎属慢性病，病程绵长，久病胃阳不足，致肾阳虚衰，最终形成脾肾阳虚之证。

据此，提出调肾益胃法治疗慢性萎缩性胃炎。调肾之法在于通阳、滋阴，调肾和胃则有利于慢性萎缩性胃炎恢复。慢性萎缩性胃炎病程绵长，迁延日久致脾肾虚寒，肾阳不足则脾失运化、胃失腐熟，出现胃胀、纳呆、胃凉、便溏等症状，故应注重温补肾阳。结合现代人的饮食、情志、劳逸等生活习惯，以及阳明胃病多从燥化、热化的特点，在温补肾阳时常采取阴中求阳，而慎用大温大热之品，临证坚持"以平为期"的原则，常选用鹿衔草、山茱萸、肉桂、肉豆蔻、高良姜、补骨脂等益火培土之品，既可温补脾肾，又防燥热耗伤胃阴。而慢性萎缩性胃炎患者症见骨蒸潮热、五心烦热、盗汗、大便干结难下等，此为病久损耗肾阴，此时纯用养胃阴之法往往疗效欠佳，应适当加入滋肾养阴之品，如墨旱莲、山茱萸、女贞子、天冬、石斛等，多于甘寒之中加入咸寒之品，通过填补肾阴以达到滋补胃阴的效果。

（5）从肺论治，降肺安胃：脾、胃五行属土，土生金，故胃与肺为相生关系。肺与胃位置相近，经络相通，气血相关，喜恶相投，纳布相因。胃为水谷之海，变化糟粕，化生精微，灌溉四脏，其气熏蒸，上达于肺，进而周流内外，充润百骸。肺、胃不但参与人体精气的产生与输布，同时还参与体内浊气废物的排泄活动，助六腑泄浊。《血证论》曰："人之大便，所以不失其常者，以肺主传送，而肠不停，肝主疏泄，而肛不闭。"故肺主肃降有助于胃与大肠的降浊化物。《素问·咳论》云："皮毛者，肺之合也，皮毛先受邪气，邪气以从其合也。其寒饮食入胃……此皆聚于胃，关于肺。"由此可见，二者不仅生理上相互关联，发病上亦常相兼为之。"肺胃一家，一降俱降"，肺主宣发肃降，肺的宣发功能可使胃之津液敷布于周身，肺的肃降功能可助胃气和降。慢性萎缩性胃炎患者或因感受外邪，或因素体肺经郁热，导致肺失宣肃，从而影响胃的通降功能，致使胃气上逆，使胀满、嗳气、疼痛加重。因此，提出降肺安胃法治疗肺胃相关型慢性萎缩性胃炎。

刘启泉教授从宣肺、清肺、养肺三方面入手治疗慢性萎缩性胃炎。肺失宣降，则浊气不下，胃气上逆，临床症见胃脘自觉痞满，或伴恶风、呃逆、嗳气、反酸、咳嗽、恶心、呕吐，舌淡苔白，脉浮紧或浮滑。治以宣肺降胃，药选桑叶、紫苏叶等。若素体肺经郁热，可进一步导致肺胃郁热，胃气不降，临床症见胃脘灼痛，或伴嗳气，嗳腐吞酸，口干口苦，大便干，小便赤，舌红苔黄，脉数或滑数。临床治以清肺降胃，药用连翘、栀子、黄芩、石膏等。若慢性萎缩性胃炎后期，余邪未尽，肺燥津伤，损及胃阴，可表现为饥而不欲食，胃脘嘈杂，大便偏干，舌红少津，有裂纹，脉细数。此为肺胃阴虚，治以养肺和胃。药用天冬、麦冬、北沙参、石斛等。

2. 经验处方

（1）自拟解毒活血方

组成：当归 12g，赤芍 15g，延胡索 12g，莪术 6g，三七粉 3g，郁金 12g，预知子 20g，冬凌草 12g，连翘 20g，胡黄连 6g，蚤休 6g，蒲公英 20g，僵蚕 6g，柴胡 12g，佛手 12g。

功效：活血化瘀，清热解毒。

主治：慢性萎缩性胃炎胃络瘀血证。

加减：兼气虚者，加党参、白术健脾益气；兼血虚者，加红花、女贞子、熟地黄、山茱萸养血活血；疼痛较重者，加九香虫、徐长卿、仙鹤草通络定痛；伴异型增生，加莪术、白花蛇舌草。

分析：方中当归、赤芍、莪术等活血养血，促进胃黏膜修复，改善黏膜微循环，供给胃黏膜修复所必需的物质，并有免疫调节作用；三七粉既可活血又止血，止血而不留瘀，具有双相调节之功；延胡索活血、理气；蒲公英、连翘、蚤休、胡黄连等清热解毒，对幽门螺杆菌有抑杀作用；冬凌草清热的同时可促进异常细胞逆转；僵蚕清热散结；柴胡、佛手、预知子疏肝行气，取气行则血行之意；郁金活血行气，因芳香宣达，善解郁化浊。诸药合用，使瘀血消散，新血得生，热毒清而阴液复，病自愈。

（2）自拟滋肾消痞方

组成：墨旱莲 20g，女贞子 20g，枸杞子 15g，天冬 15g，麦冬 15g，石斛 12g，山茱萸 6g，熟地黄 12g，陈皮 6g，香附 10g，炒麦芽 12g。

功效：滋肾益胃，理气养阴。

主治：慢性萎缩性胃炎胃阴不足证。

加减：兼气滞，加香橼、预知子理气消痞；兼郁热未消，加蒲公英、芦根清热生津；胃酸缺乏者，加石斛、山茱萸、乌梅酸甘化阴；大便干结者，加柏子仁、瓜蒌；肠上皮化生，加败酱草、广木香、姜黄；伴异型增生，加莪术、白花蛇舌草。

分析：方中麦冬、天冬皆可养胃阴，清胃热，生津止渴，然天冬苦寒之性较甚，清火与润燥之力强于麦冬，又可入肾滋阴，两者共用，可使肾胃皆滋，胃阴得复；墨旱莲、女贞子是取二至丸滋养肝肾之意；山茱萸、熟地黄是取六味地黄丸滋养肾阴之效；枸杞子滋肝补肾；石斛益胃生津。诸药合用，发挥滋养胃肾阴之效。然养阴之品性多滋腻，用之日久有碍胃之嫌，故常在上方基础上加用陈皮、香附行气活血，加炒麦芽消食和胃。

（3）自拟清热化湿方

组成：石菖蒲 15g，郁金 12g，茵陈 12g，厚朴花 9g，蒲公英 20g，连翘 15g，枳壳 12g，芦根 20g，黄连 6g，豆蔻 15g（后下），薏苡仁 20g。

功效：化湿清热，和胃消痞。

主治：慢性萎缩性胃炎脾胃湿热证。

加减：伴有低热，加金银花、柴胡化湿清热；纳呆，加佩兰、炒谷芽、炒麦芽；恶心，加半夏、藿香化湿降逆；伴肠上皮化生，加败酱草、广木香、白花蛇舌草、仙鹤草。

分析：方中石菖蒲味辛性温，以芳香为用，和中开胃，但其性燥散，阴亏血虚者用之不宜；郁金性寒清热，入气分以行气解郁，入血分以凉血消瘀，为血中之气药。二者合用，既可除胃腑气血郁滞及湿浊，又无耗血伤液之弊。芦根、厚朴花、黄连是取连朴饮之意，清热化湿，理气和中；豆蔻、薏苡仁取三仁汤畅中、渗下之功，使胃气得疏，浊气得降；配伍蒲公英、连翘，加强全方清热之力。诸药合而用之，使湿化热清，病必除之。

3. 擅长用药

（1）对药

①沙参、石斛：慢性萎缩性胃炎后期由于余邪未净，郁而化热，易出现饥而不欲食、胃脘嘈杂、大便偏干、舌红少津有裂纹、脉细数的表现。此为肺胃阴虚，治应养肺和胃。临床常用甘寒之药以滋阴，如沙参、石斛。沙参味甘性微寒，《本草正义》谓其"体质轻清，气味俱薄，具有轻扬上浮之性，故专主上焦"，清肺胃之热，养肺胃之阴。石斛甘淡微寒，《本草纲目拾遗》言其"清胃除虚热，生津已劳损，以之代茶，开胃健脾"。二药合用，使得肺津输布有源，胃阴得润，肺胃同养。《临证指南医案》曰："所谓胃宜降则和者，非用辛开苦降，亦非苦寒下夺，以损胃气，不过甘平，或甘凉濡润，以养胃阴，则津液来复，使之通降而已矣。"

②延胡索、白芍：慢性萎缩性胃炎多伴有各种性质的疼痛，且疼痛常涉及多

个病机，但总不外"不通""不荣"两端。延胡索辛苦而温，功在活血行气止痛。《本草纲目》言其"专治一身上下诸痛，用之中的，妙不可言。……盖玄胡索能活血化气，第一品药也。"由此观之，延胡索长于治疗气血不通之疼痛。《神农本草经》云：白芍"主邪气腹痛……止痛，利小便，益气"。功于养血敛阴，柔肝止痛，故白芍擅于治疗气血不荣之疼痛。两药相配，延胡索得白芍，活血行气不伤阴；白芍得延胡索，养阴止痛不敛邪。相须为用，可治疗多种原因引起的胃痛症状。

③茵陈、佩兰：慢性萎缩性胃炎表现为胃脘堵闷，肢体困重，口中黏腻无味，大便溏或大便不爽，舌暗红苔腻者，当以化湿为先，化湿之品常用茵陈、佩兰为伍。佩兰气芬芳清香，长于醒脾，宣湿化浊，善能祛除中焦秽浊陈腐之气。"治湿不利小便，非其治也。"茵陈苦能燥湿，寒能清热，并善渗泄而利小便。《本草分经》言其"入膀胱经，发汗利水，以泄脾胃之湿热"。《本草述钩元》谓其"发陈致新，与他味之逐湿热者殊，而渗利为功者，尤难相匹"。两者合用，醒脾化湿，胃脘堵闷、肢体困重、口中黏腻无味等症自除。用于慢性萎缩性胃炎胃镜下胃内滞留液较多，黏液糊混浊，或见糜烂病灶者。对慢性萎缩性胃炎伴幽门螺杆菌阳性者亦有一定疗效。

④当归、三七粉：三七甘苦而温，既能止血，又能活血化瘀，止血而不留瘀。对于胃黏膜糜烂有出血及做完胃镜检查后胃脘不适者尤为适宜，借其活血化瘀之力，以起消肿止痛之功。张锡纯云："善化瘀血，又善止血妄行""化瘀血而不伤新血，允为理血妙品。"对于慢性萎缩性胃炎络伤血溢证，除了瘀血阻滞的血瘀征象，还有出血所致的血虚征象，故配以当归补血活血。《景岳全书》言其"能补血，其气轻而辛，故又能行血，补中有动，行中有补，诚血中之气药，亦血中之圣药也"。两药相伍，两药相伍，止血而不留瘀，活血而不伤正，补血而不碍胃。

（2）角药

①黄连、白芍、乌梅：黄连味苦性寒，归心、脾、胃、肝、胆、大肠经，具有清热燥湿、泻火解毒之功。《日华子本草》云："治五劳七伤，益气，止心腹痛，惊悸，烦躁，润心肺，长肉，止血，并疮疥，盗汗，天行热疾。"白芍味苦酸，性微寒，归肝、脾经，平肝止痛，养血调经，敛阴止汗。《医学启源》云："安脾经，治腹痛，收胃气，止泻利，和血，固腠理，泻肝，补脾胃。"乌梅味酸涩，性平，归肝、脾、肺、大肠经。具有敛肺涩肠、生津安蛔之功。《本草纲目》云："敛肺涩肠，治久嗽，泻痢，反胃噎膈，蛔厥吐利，消肿，涌痰。""凡六腑以通为补，黄连味苦能降。"黄连苦以泄热，白芍、乌梅养阴柔肝，三药合用，取叶天士酸苦

泄热法，对肝胃不和型慢性萎缩性胃炎疗效甚佳。《临证指南医案》云："芍药酸寒，能泄土中木乘，又能和阴止痛。……梅占先春，花发最早，得少阳生气，非酸敛之收药，得连、楝苦寒，《内经》所谓酸苦泄热也。"

②地榆、仙鹤草、三七粉：地榆味苦性寒，归肝、肺、肾、大肠经，具有凉血止血、清热解毒、消肿敛疮之功。《本草求真》曰："诸书皆言因其苦寒，则能入于下焦血分除热，俾热悉从下解。又言性沉而涩，凡人症患吐衄崩中肠风血痢等症，得此则能涩血不解。按此不无两歧，讵知其热不除则血不止，其热既清，则血自安，且其性主收敛，既能清降，又能收涩，则清不虑其过泄，涩亦不虑其或滞，实力解热止血药也。"仙鹤草收敛止血，截疟，止痢，解毒。现代药理研究发现，仙鹤草的多种化学成分具有抗肿瘤、止血、抗菌和杀虫等作用，临床上常用于治疗肿瘤、梅尼埃病、滴虫性阴道炎、咳血、吐血、腹泻、痢疾等。三七甘苦而温，既能止血，又能活血化瘀，止血而不留瘀。张锡纯云："善化瘀血，又善止血妄行。"故对于胃镜下黏膜有出血者尤为适宜。

③砂仁、白豆蔻、薏苡仁：砂仁味辛性温，化湿醒脾，行气和中。《药性论》谓其"消化水谷，温暖脾胃"。白豆蔻辛温而不燥，具芳香之气。《开宝本草》言其"主积冷气，止吐逆，反胃，消谷下气"。薏苡仁为淡渗之品，既能利水湿，又可顾护中焦、健脾运湿。《本草纲目》记载："薏苡仁属土，阳明药也，故能健脾益胃。……土能胜水除湿。"三者均可去脾胃湿浊，除脘腹痞闷、呕恶纳呆，使胃气得降，清阳可升。对于气滞湿阻、胃气上逆者，用之最宜。

（3）特殊剂量："胃不和则卧不安"，慢性萎缩性胃炎伴有睡眠不佳的患者，需宁心安神。茯苓，味甘淡，性平，归心、肺、脾、肾经，功能利水渗湿，健脾化痰，宁心安神。《本草纲目》言："茯苓气味淡而渗，其性上行，生津液，开腠理，滋水之源而下降，利小便……东垣谓其为阳中之阴，降而下，言其功也。"茯苓用至 15g，功善健脾渗湿；若取宁心安神之功，则需大量应用，临床上常用至30g，疗效显著。临床对于睡眠欠佳的治疗，亦可联合应用百合、合欢皮、酸枣仁等，根据各药性味归经的不同及临床的不同夹杂证候，适当选用，可收良效。

4. 典型病案

病案一 胡某，男，53 岁。2016 年 8 月 12 日初诊。主诉：间断胃脘胀满痞闷 10 年，加重 1 个月。患者 10 年前因情志不畅，出现胃脘胀满痞闷，食后尤甚，嗳气，偶有疼痛，无反酸烧心，曾就诊于当地医院，查电子胃镜示：慢性萎缩性胃炎。予胃复春及多潘立酮口服后，症状稍有改善。2 个月前复查电子胃镜示：

慢性萎缩性胃炎。病理示：胃窦部，慢性萎缩性胃炎（中度），中度肠上皮化生；胃体部，萎缩性胃炎（中度），轻度肠上皮化生。1个月前患者胃脘胀满加重，为求进一步系统治疗，就诊于我院门诊。就诊时症见：胃脘胀满痞闷，食后尤甚，嗳气，偶有胃脘部疼痛，口干口苦，无反酸烧心，易生气，纳少，不敢多食，寐差，大便干，1~2天一行。舌暗，苔黄腻，脉弦滑。辨证为肝胃郁热证，治以疏肝和胃，清热消痞。处方：柴胡6g，黄芩6g，石菖蒲20g，郁金12g，炒枳实15g，佛手15g，香附20g，当归12g，白芍30g，蒲公英30g，连翘20g，半枝莲15g，姜黄15g，炒麦芽20g，芦根20g，北沙参15g，合欢皮20g。7剂，每日1剂，水煎取汁300mL，分早、晚饭后2小时温服。

二诊：8月19日，患者胃脘胀满痞闷稍减轻，嗳气、口干、口苦均减轻，生气次数减少，纳食少，大便干，舌暗红，苔黄腻，脉弦滑。前方加瓜蒌30g，黄连6g，清半夏12g，增强清热消痞之功。7剂，每日1剂，煎服法同前。

三诊：8月26日，患者胃脘胀满明显减轻，偶有嗳气，口干、口苦减轻，纳食稍增，寐欠安，大便正常，舌暗红，苔薄黄，脉弦滑。在前方基础上去连翘，加炒酸枣仁30g。14剂，每日1剂，煎服法同前。

四诊：9月8日，患者诸症均有减轻，唯有多食及生气后症状仍会加重，守方治疗。

患者口服中药治疗3个月，查胃镜示：慢性萎缩性胃炎。病理示：胃窦部，慢性萎缩性胃炎（轻度），轻度肠上皮化生；胃体部，黏膜轻度炎症，个别腺体肠上皮化生。遂守方加减治疗。半年后于当地医院查胃镜示：慢性非萎缩性胃炎。病理示：胃窦部轻度慢性炎症。

按语：患者平素情志不畅，肝失疏泄，则气机失调。脾胃居中州，为气机升降的枢纽，肝气郁滞亦会影响脾胃的升降功能。胃气以下行为顺，今肝气不疏，导致胃气不降，可见胃脘胀满痞闷；胃气上逆见嗳气；胃失受纳，见纳少，不敢多食。"气有余便是火"，气滞日久，郁而化火伤阴，遂见口干、口苦、大便干；肝经郁而化火，心神受扰，故见寐差，心神被扰，胃的生理功能亦会受到影响，二者互为因果。气滞日久，可由气及血，故见舌质暗红。方中佛手、枳实疏肝理气；炒麦芽健胃消食，兼能疏理肝气；北沙参、芦根清胃热、养胃阴，以甘凉濡润之药助胃气下行；合欢皮解郁安神，此李东垣"安养心神调治脾胃"之应用。姜黄、郁金活血通络，二药一温一寒，一散一清，散郁滞，顺逆气，对慢性萎缩性胃炎胃黏膜充血、出血均有疗效。二诊中患者仍有胃胀、嗳气、易生气症状，方中重用瓜蒌以清热解郁，《重庆堂随笔》记载："瓜蒌实润燥开结，荡热涤痰，夫人知之，而不知其舒肝郁、润肝燥、平肝逆、缓肝急之功有独擅也。"黄连清热解毒，清半夏降逆消痞。三诊中患者症状明显减轻，寐差明显，遂加酸枣仁以宁心安神。治疗过程中，坚持一个"守"字而不乱更方，药既中病，当守方守法服用。正如岳美中所云"治慢性病要有方有守"，不可因短期疗效不显著而改弦易辙，而转去转远。本案针对其基本病机，选药精当，故能收效。

病案二　刘某，女，56 岁。2018 年 7 月 5 日初诊。主诉：嗳气 1 年，加重 1 个月。患者 1 年前因情志不畅出现嗳气、胃脘部烧灼感，电子胃镜检查诊断为慢性萎缩性胃炎，病理示胃窦部腺体中度肠上皮化生，腹部彩超示肝、胆、胰、脾未见明显占位性病变。口服西沙必利、多潘立酮、奥美拉唑等药，效果不明显。之后先后服用旋覆代赭汤、柴胡疏肝散、丁香柿蒂散等汤药加减治疗，症状缓解不明显，近 1 个月来症状加重。刻下症见：嗳气频发，伴胃脘部烧灼感，心烦易怒，失眠多梦，口干口苦，小便黄，大便偏干，每日 1 次。舌尖红，苔薄黄，脉弦细。辨证为火土之郁，胃失和降。治以清心解郁，和胃降逆。处方：石菖蒲 20g，郁金 12g，百合 20g，乌药 6g，香橼 15g，炒枳实 15g，茯苓 20g，白芍 20g，合欢皮 12g，生地黄 20g，香附 20g，连翘 15g，白茅根 15g，豆蔻 6g（后下），淡竹叶 9g。7 剂，每日 1 剂，水煎取汁 300mL，分早、晚饭后 2 小时温服。

二诊：7 月 12 日，患者诉嗳气较前缓解，胃脘部烧灼感减轻，大便较前通畅，夜寐转安，仍口干口苦，小便黄，前方加芦根 15g，麦冬 9g。7 剂，每日 1 剂，煎服法同前。

三诊：7 月 19 日，患者诉嗳气明显减少，无胃脘部烧灼感，口干口苦明显减轻，二便调，夜寐安。遂在前方基础上去生地黄，继服 14 剂，症状消失。6 个月后随访，嗳气未再复发。

按语：慢性萎缩性胃炎常见的临床表现为胃脘部饱胀不适、胃脘痛、嗳气等，嗳气为本病的常见症状之一。慢性萎缩性胃炎以嗳气为主要表现，且伴有心烦易怒、焦虑抑郁、夜寐不安等症状的患者，治疗时从清心火、通心窍、滋心阴等方面入手，收效显著。本案患者老年女性，有明显情志不畅史，气机郁滞，日久化火，火土郁结，导致胃失和降，发为嗳气。方中石菖蒲芬芳清扬，开心孔，通九窍，下气开郁；郁金芳香宣达，善散郁滞，二药相合，取菖蒲郁金汤之义，开心窍，散邪郁，共为君药。豆蔻芳香醒脾，消谷下气。百合归心、肺经，安心益智，滋养阴津；乌药开郁散寒，舒畅经气，二药一静一动，润而不滞。患者心烦易怒，口干口苦，心火旺盛，故加连翘泻心经客热，淡竹叶清心降火；合欢皮解郁安神，伍香橼、香附疏肝行气，枳实下气消痞。患者久病，病邪郁久化火伤阴，加生地黄、白芍以养阴清热；久病入络，白茅根清热凉血，配伍生地黄、白芍清热而不伤阴。二诊时患者仍有口干口苦、小便黄等症状，故加芦根、麦冬以达清热养阴利尿之功。三诊诸症明显改善，为防余邪留恋去生地黄。诸药合用，清心解郁，和胃降逆，嗳气自除。

病案三　李某，女，55岁。2018年9月10日初诊。主诉：间断胃脘隐痛、反酸2年。患者2016年因工作压力较大，出现间断性胃脘隐痛、反酸，未予重视。后于2018年4月20日常规体检，胃镜示：慢性萎缩性胃炎伴中度不典型增生、不除外癌变，建议1个月内复查胃镜。肠镜示：结肠息肉，病理示（肝区）结肠黏膜慢性炎，原有膜内淋巴组织增生。5月15日复查胃镜示：胃底黏膜糜烂性质待定、反流性食管炎（LA-B）、慢性萎缩性胃炎；病理示：胃（底）交界型黏膜慢性炎，部分腺体肠化、不典型增生。刻下症见：胃脘隐痛，焦虑紧张时加重，无他处放射痛，反酸，空腹时明显，无烧心嗳气，无口干口苦，纳可，寐欠安，大便正常。舌暗，苔黄腻，脉弦滑。辨证为湿热中阻、肝胃不和证。治以清热化湿，疏肝和胃。处方：柴胡6g，黄芩6g，茯苓20g，砂仁（后下）9g，石菖蒲12g，郁金9g，蒲公英15g，木香6g，香橼15g，延胡索15g，当归12g，白芍20g，浙贝母15g，炒僵蚕12g，藤梨根20g，炒酸枣仁15g。28剂，每日1剂，水煎取汁300mL，分早、晚饭后2小时温服。

二诊：10月15日，症见偶有反酸烧心，寐欠安，舌暗，苔黄腻，脉弦滑，余无明显不适。在前方基础上加合欢皮12g，改浙贝母20g。28剂，煎服法同前。

三诊：11月9日，诸症减，偶有口咽干燥，余无明显不适，舌暗红，苔黄，脉弦细。前方去柴胡、黄芩，加石斛15g，天冬15g。28剂，煎服法同前。

四诊：12月17日，患者12月14日复查胃镜示：胃底黏膜粗糙性质待定、非萎缩性胃炎伴糜烂、反流性食管炎（LA-A）；病理示：胃（底）交界型黏质慢性炎，部分腺体肠化、增生，局部腺体呈低级别上皮内瘤变。现症见：偶有嗳气，反酸，头痛头晕，睡眠欠佳，舌暗红，苔薄黄，脉弦。患者自诉可能与最近压力较大、生活不规律有关。前方去石斛、天冬，加炒蒺藜15g，天麻15g，冬凌草15g。28剂，煎服法同前。

五诊：2019年7月19日，患者诉因近期有事未能就诊，自行守方服药4个月，并于7月18日复查胃镜示：非萎缩性胃炎伴糜烂、反流性食管炎（LA-A）。

现症见：偶反酸烧心，舌暗红，苔黄，脉弦滑。余无不适症状。前方去炒蒺藜、天麻、炒酸枣仁、合欢皮，加煅牡蛎（先煎）15g。28剂，煎服法同前。

按语：本案患者系慢性萎缩性胃炎、肠上皮化生、异型增生和反流性食管炎合并发病患者，归属于中医学"胃痛""吐酸病"等病证范畴。该类病证发病因素多与气滞、湿阻、热郁、血瘀、阴虚有关。遣方用药上，既注重辨病与辨证相结合，又根据现代药理研究，选择针对性强的特色药物，从而改善患者临床症状，取得较好的治疗效果。本案患者为中年男性，平素工作压力大，思虑过度，致使气郁不畅，胃失和降，脾胃运化失常，水湿停留中焦，久积化热，致使湿热中阻，肝胃不和。湿热气郁，不通则痛，故见胃脘疼痛；肝气犯胃，胃气不降，故见反酸、嗳气；"胃不和则卧不安"，胃病患者多见睡眠质量低下。舌暗、苔黄腻、脉弦滑均为湿热气郁的表现。治疗过程既要兼顾胃底部腺体的肠化、不典型增生，又要治疗食管部位的炎症，既要清化中焦之湿热，又要疏解肝胃之枢机。方中石菖蒲、砂仁、蒲公英、冬凌草、藤梨根清热解毒化湿；木香、香橼、郁金、延胡索、当归、白芍疏调气机，和营止痛，标本同治；柴胡、黄芩二药相伍，既可疏调气机，又可清泻湿热；合欢皮、酸枣仁解郁养血安神；煅牡蛎、浙贝母、炒僵蚕制酸止痛，兼有散结通络之功；患者因压力过大导致头晕头痛，予天麻、炒蒺藜清利头目；咽属胃，胃阴匮乏，但有阳气熏蒸，则口咽干燥，予石斛、天冬益胃阴，滋肾阴。诸药合用，共奏和胃疏肝、清热化湿之功。

第十三章　胃　癌

　　胃癌，系指源于胃黏膜上皮细胞的恶性肿瘤，主要是胃腺癌，是最常见的恶性肿瘤之一。中医学无胃癌的病名，根据其临床表现可归于"伏梁""噎膈""反胃""癥瘕""胃脘痛"等范畴。本病病位在胃，与脾、肝等脏有关，既是脾胃系的疾病，又是涉及全身多系统的疾病。根据胃癌的进程，可分为早期胃癌和进展期胃癌。早期胃癌无明显体征，多无症状，部分患者可有消化不良症状。进展期胃癌在上腹部可扪及肿块，有压痛，多位于上腹偏右相当于胃窦处；可有上腹疼痛、恶心呕吐、食欲减退、呕血黑便、乏力及体重减轻等症状。

一、病因病机

　　正气存内，邪不可干；邪之所凑，其气必虚，因此正气内虚是各种疾病发生的关键因素，而胃癌的发生更是由于机体的正气不足，致病邪气亢盛所引起。《灵枢·五变》云："脾胃之间，寒温不次，邪气稍至，蓄积留止，大聚乃起。"《诸病源候论》云："积聚者，由寒气在内所生也，血气虚弱，风邪搏于腑脏，寒多则气涩，气涩则生积聚也。"六淫外邪，稽留不去，脏腑受损，气机阻滞，脾胃升降失常，成朝食暮吐，或暮食朝吐。《诸病源候论》将噎膈分为气、忧、食、劳、思五噎和忧、恚、气、寒、热五膈，指出情志因素对本病的影响甚大。情志不舒首先伤肝，肝为刚脏，喜条达而恶抑郁。在五行学说中肝属木，胃属土，故《金匮要略》说："见肝之病，知肝传脾。"《景岳全书》谓"饮食之滞，留蓄于中，或结聚成块，或胀满硬痛，不化不行，有所阻隔者，乃为之积"，体现出因饮食不节，滋生湿热之邪，更易导致脾胃疾病的发生。正如西医学认为湿热环境促进了幽门螺杆菌的生长，而幽门螺杆菌最终导致胃癌的发病率升高。《医林改错》曰："气无形不能结块，结块者必有形之血也。血受寒则凝结成块，血受热则煎熬成块。"气滞血瘀，痹阻脉络，故积而成块，而胃癌进展期也多有血液黏稠度增高的表现。癌病发病，多由于脏腑阴阳气血失调，六淫邪毒入侵，并与气、痰、湿、

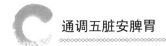

瘀、热等搏结而致癌毒蕴结。故胃癌发生、发展的主要病机可概括为脾胃虚弱、癌毒蕴结。

二、辨证施治

1. 单纯中药治疗

（1）肝胃不和证

症状：胃脘胀满疼痛，窜及两胁，吞咽困难，呕吐反胃，嗳气或呃逆，口苦心烦，食欲不振，舌淡红，苔薄白，脉沉或弦。

病机：肝气郁结，横逆犯胃。

治法：疏肝和胃，降逆止痛。

方药：逍遥散（《太平惠民和剂局方》）合参赭培气汤（《医学衷中参西录》）加减，逍遥散由柴胡、当归、白芍、白术、茯苓等组成，参赭培气汤由太子参、天门冬、清半夏、当归、炙甘草等组成。

（2）脾胃虚寒证

症状：胃脘隐痛，喜温喜按，朝食暮吐，或暮食朝吐，呕吐清水，面色㿠白无华，或四肢发凉，神倦乏力，浮肿便溏，苔白滑或白腐，脉沉无力。

病机：脾胃虚弱，寒犯中焦。

治法：温中散寒，健脾和胃。

方药：理中汤（《太平惠民和剂局方》）加减，本方由人参、白术、干姜、炙甘草等组成。

（3）痰瘀互结证

症状：膈满胸闷，心下结块，胃脘刺痛，或腹胀便溏，或呕血便血，舌紫暗或有斑点，苔腻，脉弦涩。

病机：气机郁滞，痰瘀交阻。

治法：化痰祛瘀，活血止痛。

方药：二陈汤（《太平惠民和剂局方》）合膈下逐瘀汤（《医林改错》）加减，二陈汤由法半夏、陈皮、茯苓等组成，膈下逐瘀汤由当归、川芎、牡丹皮、延胡索、香附等组成。

（4）胃热伤阴证

症状：胃脘灼热，干呕嘈杂，食后痛剧，口干欲饮，喜冷饮，五心烦热，大便干燥或便血，舌质红绛，或光红少苔，脉细数。

病机：热客胃腑，耗伤阴液。

治法：清热养阴。

方药：①麦门冬汤（《金匮要略》）加减，本方由麦冬、半夏、人参、甘草、粳米等组成。②竹叶石膏汤（《伤寒论》）加减，本方由竹叶、石膏、麦冬、半夏等组成。

（5）气血双亏证

症状：面苍无华，面目虚肿，畏寒身冷，全身乏力，心悸气短，头晕目眩，虚烦不寐，自汗盗汗，纳少乏味，形体羸瘦，上腹包块明显，舌质淡胖，苔白，脉虚细无力或虚大。

病机：久病伤正，气虚血亏。

治法：补气养血。

方药：十全大补汤（《太平惠民和剂局方》）加减，本方由人参、肉桂、川芎、地黄、茯苓、当归、白芍等组成。

2. 手术结合中药治疗

（1）气血亏虚证

症状：面色淡白或萎黄，唇甲淡白，神疲乏力，少气懒言，自汗，或肢体肌肉麻木，女性月经量少，舌体瘦薄或舌面有裂纹，苔少，脉虚细无力。

病机：久病伤正，气虚血亏。

治法：益气养血。

方药：①八珍汤（《正体类要》）加减，本方由人参、白术、茯苓、当归、川芎等组成。②当归补血汤（《内外伤辨惑论》）加减，本方由黄芪、当归等组成。③十全大补汤（《太平惠民和剂局方》）加减，本方由人参、肉桂、川芎、地黄、茯苓、当归、白芍等组成。

（2）脾胃虚弱证

症状：纳呆食少，神疲乏力，大便稀溏，食后腹胀，面色萎黄，形体消瘦，舌质淡，苔薄白。

病机：脾气虚弱，健运失职。

治法：健脾益胃。

方药：补中益气汤（《脾胃论》）加减。本方由黄芪、人参、白术、当归、陈皮等组成。

3. 放疗结合中药治疗

（1）热毒瘀结证

症状：发热，皮肤黏膜溃疡，胃脘灼痛，脘胀拒按，或有呕血、便血，肌肤甲错，舌质紫暗或见斑点，苔黄，脉沉弦、细涩或弦数。

病机：热盛酿毒，瘀阻经脉。

治法：清热解毒，活血化瘀。

方药：黄连解毒汤（《外台秘要》）合桃红四物汤（《医宗金鉴》）加减，黄连解毒汤由黄芩、黄连、黄柏等组成，桃红四物汤由当归、川芎、白芍等组成。

（2）气阴亏虚证

症状：胃脘疼痛，纳食后加重，神疲乏力，少气懒言，口干欲饮，面色淡白或晦滞，舌红或淡红，苔少或无苔，或有裂纹，脉细或细数。

病机：脏腑阴伤，气阴两虚。

治法：益气养阴。

方药：玉女煎（《景岳全书》）加减，本方由石膏、熟地黄、麦冬、知母等组成。

4. 化疗结合中药治疗

（1）脾胃不和证

症状：胃脘饱胀，食欲减退，恶心呕吐，腹胀或腹泻，舌体多胖大，舌苔薄白、白腻或黄腻。多见于化疗引起的消化道反应。

病机：升降失常，运化失司。

治法：健脾和胃。

方药：①旋覆代赭汤（《伤寒论》）加减，本方由旋覆花、人参、生姜、代赭石等组成。②橘皮竹茹汤（《金匮要略》）加减，本方由半夏、橘皮、枇杷叶、麦冬等组成。

（2）气血亏虚证

症状：疲乏，精神不振，头晕，气短，纳少，面色淡白或萎黄，或肢体肌肉麻木，女性月经量少，舌体瘦薄，或舌面有裂纹，苔少，脉虚细无力。多见于化疗引起的疲乏或骨髓抑制。

病机：久病伤正，气虚血亏。

治法：益气养血。

方药：①八珍汤（《正体类要》）加减，本方由人参、白术、茯苓、当归、川芎等组成。②当归补血汤（《内外伤辨惑论》）加减，本方由黄芪、当归等组成。

③十全大补汤（《太平惠民和剂局方》）加减，本方由人参、肉桂、川芎、地黄、茯苓、当归、白芍等组成。

（3）肝肾阴虚证

症状：腰膝酸软，耳鸣，五心烦热，颧红盗汗，口干咽燥，失眠多梦，舌红苔少，脉细数。多见于化疗引起的骨髓抑制或脱发。

病机：久病伤正，真阴不足。

治法：滋补肝肾。

方药：六味地黄丸（《小儿药证直诀》）加减，本方由熟地黄、山茱萸、山药、泽泻等组成。

三、历代医家经验

1. 张仲景　《伤寒杂病论》中提到与本病相关的病证有"脏结""积""聚""虚劳干血"等。第129条云："何谓脏结？答曰：如结胸状，饮食如故，时时下利，寸脉浮，关脉小细沉紧，名曰脏结。舌上白苔滑者，难治。"脏结证，顾名思义是邪结在脏，由脏气虚衰，阴寒凝结，气血阻滞而成。以胁下或腹部出现肿块、疼痛为主症，可伴有恶寒、下利、脉细沉紧等症。积聚见于《金匮要略·五脏风寒积聚病脉证并治》，"积者，脏病也，终不移；聚者，腑病也，发作有时，展转痛移，为可治。"此处指出积为脏病，推之不移，病属血分，病程较重；聚为腑病，聚散无常，病属气分，病程较短。虚劳干血可见于《金匮要略·血痹虚劳病脉证并治》，"五劳虚极羸瘦，腹满不能饮食，食伤、忧伤、饮伤、房室伤、饥伤、劳伤、经络营卫气伤，内有干血，肌肤甲错，两目黯黑。"本条论述五劳七伤是导致虚劳的病因，劳伤日久不愈，故身体极度消瘦。正气虚极，不能推动血脉正常运行，从而产生瘀血，瘀血日久者谓"干血"。

在治疗方面，仲景善于标本兼顾。《伤寒论》云："少阴病，吐利，手足逆冷，烦躁欲死者，吴茱萸汤主之。"全方四药相伍，共奏温中散寒、降逆止呕之功，适用于肝胃虚寒证。现代研究也表明吴茱萸汤具有调节胃肠、增强免疫系统功能及促进心血管功能等作用。《伤寒论》又云："伤寒发汗，若吐若下，解后心下痞硬，噫气不除者，旋覆代赭汤主之。"本方标本兼治，镇降痰气与补中养胃并行，降逆不伤正，补中不助痰。现代研究表明其可能降低食管黏膜一氧化氮浓度，减轻炎症反应，促进食管下括约肌功能的恢复，用于食管贲门失迟缓症、肿瘤化疗后呕吐等中虚痰阻气逆者。吴茱萸汤合旋覆代赭汤加减可治疗寒邪直中、胃中虚寒、浊阴上逆所致贲门癌术后吐涎。《金匮要略》论及虚劳干血一证，以缓中补虚为大法，大黄䗪虫丸主之。此方以祛瘀为主，辅以扶正之品，清瘀血兼有滋阴润燥之功，诸药合用，达到缓攻瘀血和扶助正气的目的，癥瘕得以祛除。现代研究表明大黄䗪虫丸能够增强巨噬细胞的吞噬作用，促进溶血素的生成，从而增强免疫力。

2. 孙思邈　药王孙思邈博采众长，发展了脾胃学说，系统论述脾胃的解剖生理，首开以脏腑分类论病之先河。痰饮是津液的病理产物，痰饮积聚是肺、脾、肾气化功能失常所致。脾喜燥恶湿，脾气散精的功能在痰饮的生成中至关重要。正所谓"脾胃之气，积聚之根也"。《备急千金要方》云："夫众病积聚，皆起于虚，虚生百病。积者，五脏之所积；聚者，六腑之所聚。"脾虚失运为痰饮积聚之根，治疗多以健脾助运之品。积聚之成，必因正气先虚所致，"养正积自除"，因此多配伍益气养阴之品。孙思邈认为水饮常与冷寒之气相合，或兼宿食不化，或与邪热为伍，或与瘀血相凝，总为诸邪杂至，绝少单独为患者，故痰饮积聚方常数法合用。如大五饮丸集大陷胸汤、十枣汤、三物白散于一方，主治由饮酒后及伤寒饮冷水过多后所致留饮、澼饮、淡饮、溢饮、流饮五饮。水为阴邪，其性为寒，需辛温之品鼓舞药力，故在破积乌头丸中辅以桂心以消阴霾。痰饮之积聚，必多时日，而正气之虚亦非一朝一夕，故多以丸散，取渐消渐化之意，亦有峻药缓图之功，而少用汤剂。

孙思邈专列"喉咙论"，指出喉咙者，脾胃之候也，主通利水谷之道，往来神气。由于胃脉循喉咙，发病则进食受到影响。治疗外来药毒引起的呕吐不止用小麦汤；呕逆用犀角人参饮子；噎塞用五噎丸，如干姜、蜀椒、茯苓、桂心、人参之属温中散寒，行气开结，主治气、劳、忧、食、思五噎。

3. 李东垣　李东垣在《脾胃论》中指出："内伤脾胃，百病由生。"由此可知，各种疾病的发生与脾胃功能状态密切相关。若脾胃功能虚弱，运化失司，气血无以生化，则易感受邪气而发生胃癌。胃癌虽本于脾胃不足，但不独责于脾胃。如《脾胃论》谓"脾胃兼化，其病治之，各从其宜，不可定体"，故与五脏密切相关。《脾胃论》又言："胃虚则五脏六腑、十二经、十五络、四肢，皆不得营运之气，而百病生焉。"从中可见胃的功能异常，可影响到全身的气血化生，并可损及五脏，而五脏虚损又可使疾病加重。故胃癌重在脾胃，涉及五脏；本于内虚，内外合邪。脾胃虚弱贯穿于各个阶段，因此益气健脾法是中医治疗胃癌的常用治法。

脾气虚弱型胃癌患者多以食欲不振、食后饱胀、面色不华、倦怠乏力、便溏为主要症状，临床多选用具有益气健脾、运化水谷之功的方药治之。常用方剂有升阳益胃汤、补中益气汤等，药物有人参、黄芪、白术、茯苓、甘草等。本类药物多为甘缓之品，柔而不烈，可大剂量应用。运用益气健脾方药，可收到改善症状、防止恶化、延长生存期、减轻放化疗毒副作用、提高生存质量的效果。已有研究表明，某些益气健脾方药能提高机体的免疫功能，增强机体应激能力，调整不正常的功能状态，亢进者减低，低下者提高。如人参、白术等可改善患者的免疫功能，降低免疫抑制因素，对预防术后复发和转移有重要意义。某些益气健脾方药本身具有一定的杀伤癌细胞的作用，或对化疗药物有增效减毒作用。如补中益气汤可显著提高环磷酰胺的抗癌活性，对环磷酰胺所致染色体畸变，红、白细胞减少均有对抗作用。

4. 朱丹溪　朱丹溪为金元四大家之一，其"阳有余阴不足论"和"相火论"奠定了滋阴降火的理论基础，为明清温病学说的形成和发展提供了理论基础。其就噎膈病机特点做了详细阐述。《格致余论》曰："其始也，胃液凝聚，无所容受；其久也，脾气耗散，传化渐迟。积而久也，血液俱耗，胃脘干槁。其槁在上，近咽之下，水饮可行，食物难入，间或可入，食亦不多，名之曰噎；其槁在下，与胃为近，食虽可入，难尽入胃，良久复出，名之曰膈，亦曰反胃，大便秘少，若羊矢。然名虽不同，病出一体。"概括而言，积热夹痰，瘀血凝滞，津血枯槁，是噎膈的基本病机。因此养血润燥就成为噎膈病的首要治法。同时在《金匮钩玄》中有言"粪如羊屎者断不可治，大肠无血故也"，依此来判断预后。

在此基础上提出血虚用药以四物汤为主，加陈皮、桃仁、红花、甘草，本方动静结合，刚柔相济，补而不滞，通而不破，主要用于营血虚滞证。现代研究证明，此方可明显改善血液的高黏状态，可促进细胞免疫，调节机体免疫功能。丹溪云："人身上中下有块者，多是痰。"胃癌形态似痰，其转移具有痰的特性，同时现代研究表明，化痰、软坚散结的药物具有较好的抗肿瘤作用，可以促进炎性渗出物及其病理产物的吸收。如山慈菇所含成分去乙酰基秋水仙碱具有很强的抗肿瘤作用，其成分秋裂碱胺可抑制细胞的有丝分裂；半夏对实验性动物肿瘤细胞有抑制作用，可减少或停止渗出，起局部清洁作用。

四、刘启泉教授经验

1. 论治特色　胃癌是在正虚的基础上，多种病理产物相互纠结，导致机体阴阳失调，脏腑、经络、气血功能障碍，日久引起病理产物聚结而发生质的改变，形成有形肿块。故其病理属性总属虚实错杂，同时鉴于其病理因素多重，多个脏腑相关发病，乃提出从五脏的角度论治胃癌。应用合方加减治疗本病，在不同治疗阶段，分别发挥增强体质、促进康复、协同增效、减轻不良反应、巩固疗效等作用。

（1）从脾论治，护胃健脾：脾脏之重，《素问·太阴阳明论》谓"脾者土也，治中央……脾藏者常著胃土之精也，土者生万物而法天地""足太阴者三阴也，其脉贯胃属脾络嗌，故太阴为之行气于三阴"，体现出脾属土、土主中的思想。脾胃功能主要体现在以下几个方面：①脾主运化与胃主受纳。脾胃运纳密切配合，才能完成纳食、消化、吸收与转输等一系列生理功能。②脾主升与胃主降。脾气升则水谷精微得以输布，胃气降则食糜及糟粕得以下行，一升一降保证了食物的正常消化。③脾喜燥与胃喜润。胃阳有助于脾阳，使脾不至于为湿所困；胃阴得脾阴之助，使胃不至于因燥而伤。《景岳全书》谓"凡脾肾不足及虚弱失调之人，多有积聚之病"，又《卫生宝鉴》谓"凡人脾胃虚弱，或饮食过度，或生冷过度，不能克化，致成积聚结块"，进一步阐明了扶正以祛邪治疗晚期胃癌的重要性。

脾虚贯穿了胃癌发生发展的整个病理过程，脾胃虚弱，不能荣肌肤分肉，病邪内注五脏六腑，则生癌毒，尤其在胃癌后期，正邪相争，正渐虚，邪渐实，脾虚更甚，患者可出现因肿瘤外侵、淋巴结转移及血行播散引起的包括胃酸低下或缺乏、腹泻或便秘、左锁骨上淋巴结肿大、腹水等症状及体征，加之手术和放化疗治疗，脾胃损伤更甚。脾胃虚弱，运化失司者常用茯苓、山药、砂仁、薏苡仁等健脾助运，配以陈皮、香橼、佛手增强理气健脾之效。脾虚不能为胃行其津液，加之毒邪入里，煎灼内耗，故每于方中加沙参、麦冬、天花粉之类养阴生津。现代研究也证实健脾类中药具有抑制癌细胞增殖、保护正常细胞及反突变作用。

（2）从肝论治，和胃调肝：《读医随笔》言："凡脏腑十二经之气化，皆必藉肝胆之气化以鼓舞之，始能调畅而不病。"肝疏泄功能正常，气机调畅，血运通达，藏血功能才有保障，同时肝藏血功能正常，肝体柔和，阴能制阳，肝阳不亢，才能保持全身气机疏通畅达，二者共同调节人体气与血的运行。肝胃之系，体现在：①肝与胃同位膈下，共居中焦，位置相邻，经络相系。《灵枢·经脉》曰："肝足厥阴之脉，起于大指丛毛之际……抵小腹，夹胃，属肝，络胆。"《灵枢·经筋》言："足阳明之筋，起于中三指……直上结于髀枢，上循胁，属脊。"经脉经筋间联络维系，互为影响，关系密切。②木土相关，系于气机。《灵枢·平人绝谷》有云："胃满则肠虚，肠满则胃虚，更虚更满，故气得上下。"胃以降为和，升降之间将精微物质布散全身，浊物得以排泄，同时肝有疏利调畅之功，助胃和降，使胃肠更虚更满，气机得通。

若肝气不舒致脏腑失和，气机阻滞，脉络受阻，瘀血阻滞，日积月累而成攻窜胀痛、时聚时散之聚证，甚则成为积块固着不移、胀痛并见之积证。可见调肝理气在胃癌的治疗中占有重要地位，故有"治胃病不理气非其治也"之说。肝是调畅气血、调节情志的重要脏器，与肿瘤发生发展存在密切的内在关联。由于肝、胃在生理病理上的密切相关性，从肝论治应占有一席之地。胃癌体现从肝论治之思想主要包括疏肝理气活血、疏肝解郁和胃、疏肝健脾柔肝等治法。情志不遂，气机郁结，久则导致气滞血瘀，渐而成块，正如《类证治裁》说："七情内起之郁，始而伤气，继必及血。"治疗上常用柴胡、黄芩升清降浊，调肝胆之气机，全蝎、醋莪术破血通络，藤梨根、野葡萄藤活血散结，配以香附、枳实行气解郁，共奏疏肝理气活血之功。气机失调是胃癌发生的重要因素，患者多有嗳气、呃逆等气滞症状，治疗上喜用延胡索、川楝子等疏肝理气，并酌情选用佛手、预知子等性平和缓之品；嗳气不舒者配木香、麸炒枳壳宽中下气，以发挥疏肝理气和胃之效。肝失疏泄，肝气郁结，脾气虚弱，引起五脏气血失调，故在治疗时从肝、脾同时入手，予黄芪、党参、太子参益气扶正，木香、预知子疏肝理气，丹参、莪术、白花蛇舌草解毒止痛抗癌，有疏肝健脾柔肝之功。

（3）从肺论治，安胃调肺：肺脏之重，《素问·灵兰秘典论》言："肺者，相傅之官，治节出焉。"肺主治节主要体现在治理调节呼吸运动、全身气机、血液运行、津液代谢四个方面。肺胃之系，主要体现在以下几个方面：①位置相关，经络相连。肺与胃一膜相隔，且与胃相连之食管也居胸中与肺系相邻，肺、胃生理病理相互影响。②气血化生。《素问·阴阳应象大论》云："天气通于肺，地气通于嗌。"由肺所吸入之清气和胃腑运化吸收之水谷精气组成宗气，宗气聚于胸中，出喉咙而司呼吸。血液主要来源于脾胃运化的水谷精微，同时血液的生成与运行还要通过肺气的宣发，天地之气经肺、胃共同作用才能化生有形之气血。③肺胃同降，母子相生。肺主肃降，胃主通降，二者的相互协助是全身气机调畅的重要方面，肺气下行可助胃气和降通顺，传送糟粕；胃气和顺通降，可以助肺气下行。降是气的主要运动形式之一，是维持人体新陈代谢的稳定与平衡的关键一环，无降无以升，无升无以降，升降相因，变化乃出。从五行来讲，胃属土，肺属金，二者为母子关系，纳布相助，阴液互滋。胃之水谷精微通过脾之散精作用而至于肺，肺始得水精滋润，其又通过宣降把精微气血散布至胃，胃始得精微滋养。两者互相维系，密不可分。《三因极一病证方论》言："癥瘕积聚，随气血以分门……癥瘕属肝部，积聚属肺部"，侧面指出从肺论治应作为治疗胃癌的主要治则之一。

基于肺、胃两者生理上相互关联，发病常相兼次之，论治胃癌必当虑其子脏，审证求因，选药适宜。《医原》谓"燥则血不流通而结，血结则不独血滞于中""五内有火而无水……诸燥病生矣"，指出积聚的形成与燥有密切的联系。肺为娇脏，其体清虚，性喜清润，故易受燥邪影响。燥邪伤肺，可见干咳无痰、口干鼻燥、舌干少苔甚至镜面舌等气阴两虚之症，多见于晚期胃癌，治疗多用石斛、玉竹之品滋养肺胃之阴，桑叶、石膏清泻肺胃之热，配以人参、甘草益肺胃之气，有益气养阴之效。《温病条辨》言："阳明温病，下之不通……肺气不降者，宣白承气汤主之。"胃癌化疗的患者，消化功能低下，蠕动缓慢，同时使用镇痛药物，使得胃肠道的平滑肌痉挛，引起胃排空延迟及排便频率下降，而出现下之不通的表现，加之胃与大肠同属阳明经，而肺与大肠相表里，可表现为痰涎壅滞、大便闭结等，多见于早期胃癌，治疗时应肺胃同调，予石膏、瓜蒌皮清肺化痰，大黄、郁李仁行通便之用，辅以杏仁调节肺之气机，有通腑化痰之能。

（4）从心论治，调胃养心：心脏之重，包括心脏推动血液在脉管中运行全身即心主血脉，心主宰人体精神意识思维活动及各脏腑组织器官的生理功能即心主神志两个层面。血液是神志活动的物质基础，心神必须依赖心血的濡养，同时心血的运行亦依靠心神的调控，心主神志正常则心气推动血脉流畅。心胃之系，主要体现在以下三个方面：①位置相邻，经络相连。心居于膈上，乃君主之官；胃居于膈下，乃水谷之海，两者仅以一膜相隔。即从心胃相关理论治疗脾胃病的理论基础之一。②气血相关，相互依存。胃是五脏六腑的营养来源，胃中所产生的水谷清气是心主血脉的基础，同时胃的腐熟水谷功能有赖于心的阳气温煦和推动作用。气血的正常运行需要心与脾胃的共同作用来完成。③神志相关，五行相生。《素问·举痛论》言："喜则气和志达，营卫通利。"心主神志功能正常，胃气畅达，其受纳腐熟水谷的功能方正常。从五行分析，心属火，脾胃属土，心与脾胃是母与子的关系，胃的腐熟水谷功能需要心火的温煦，两者相互滋生，相辅相成。正如《石室秘录》所说："况膻中为脾胃之母，土非火不生，心火不动，必得相火之往来以生之，而后胃气能入，脾气能出也。"《难经》"心之积名曰伏梁，起脐上，大如臂，上至心下，久不愈，令人病烦心"及《灵枢·邪气脏腑病形》"心脉……微缓为伏梁，在心下，上下行，时唾血"均暗含从心论治在治疗胃癌方面所占的重要地位。

麻醉与手术均可损伤人体正气，破坏脏腑阴阳气血的平衡，引发腑气郁滞，表现为胃肠道蠕动减弱，功能紊乱，导致脏腑滞结，通降失常，产生腹胀、嗳气等不适，患者易产生不良情绪，心理负担加重，出现失眠、健忘等症状。多用党参、炒白术、黄芪、甘草补益脾胃，合欢皮、酸枣仁养心安神，配伍厚朴、木香行气除胀，发挥调气安神之效。脾为阴脏，脾虚易湿盛；胃为阳腑，胃病多热盛。湿与热结，脾胃失于升降，日久上扰心神，症见胸胁胀满、心烦易怒、善太息、口苦等症，予连翘、栀子、黄连之品清泻心火，紫苏梗、木香调节气机；若兼有湿热，舌苔厚腻者加用藿香、佩兰等芳香化湿，共奏清化胃热、泻心安神之效。《类经》曰："心为五脏六腑之大主，而总统魂魄，并赅意志，故忧动于心则肺应，思动于心则脾应。"心为阳脏，胃癌病程迁延日久，导致心阳虚衰，心血瘀阻，母病及子，瘀血停胃，表现为胃脘刺痛、固定不移或有黑便等，治以丹参、当归、赤芍补血活血，姜黄、延胡索活血止痛，辅以郁金、甘松行气解郁，有活血化瘀之用。

（5）从肾论治，益胃补肾：肾脏之重，包括肾藏精，精化气，肾精与肾气主司人体的生长发育与生殖；肾气分阴阳，肾阴与肾阳是一身阴阳之根本，对脏腑功能的发挥具有促进与调节作用，并主司和调节人体的水液代谢；肾气的封藏与摄纳作用，维持呼吸的深度，以利气体交换。胃肾之系，主要体现在以下几个方面：①经脉相连。胃足阳明之脉，其支者，起于胃口，下循腹里，下至气街中而合；肾足少阴之脉，从肾上经幽门贯膈；任脉起于胞中，下出于会阴部与肾相关，上过三脘绕口唇达目与胃经相连；冲脉亦起于小腹内，下出于会阴部，与足阳明胃经会于气冲穴，又与足少阴肾经相并而行。故肾和胃通过经脉密切联系在一起，从肾治胃往往疗效显著。②相互滋养，相互依存。胃气强则五脏安，肾的精气有赖于水谷精微的培育和充养。同时脾胃转化水谷则必须借助于肾阳的温煦，正如《医贯》曰："饮食入胃，犹水谷在釜中……全藉少阳相火之无形者在下焦蒸腐，始能运化也"；肾阴为人体阴液之根，胃维持其濡润不燥之特性，须依赖肾阴滋润。故云："非精血无以立形体之基，非水谷无以成形体之壮。"《景岳全书》言："凡脾肾不足及虚弱失调之人，多有积聚之病。"五脏之病，穷必及肾，尤其中晚期肿瘤患者，经过手术、放疗、化疗后五脏俱虚，故从肾论治应是治疗胃癌的有效手段之一。

肾为先天之本，正气的盈亏有赖肾精、肾气充养，肾气亏虚，邪气乘虚而入，以致正气亏虚，邪气所凑，可致胃癌。从肾虚角度辨证论治胃癌病变，临床效果显著，故将其治疗原则做了以下总结：①顾护肾阳。多数胃癌患者经过多个疗程的治疗后，肾阳亏虚，命门火衰，进而中州失温，受纳受制，腐熟受限，出现胃胀、腰酸、背痛、四肢发凉、大便溏薄等症状，常用鹿衔草、杜仲、沙苑子等温补肾阳，伍以山茱萸、百合取阴中求阳之意。②滋养肾阴。癌毒郁滞日久耗伤阴液，可致胃肾阴亏，临床可见胃脘隐痛、腰膝酸软、眩晕耳鸣、口燥咽干等症状，多用墨旱莲、女贞子、熟地黄滋补肾精，石斛、麦冬养胃生津。诸药共用有滋肾养胃之效。若兼有头晕头蒙者，加入天麻、钩藤、白芍等养肝阴之物，使胃肾阴复，肝阴得养，肝阳得潜。③平补肾气。胃癌患者普遍年龄偏高，病情缠绵，反复难愈，其肾精肾气亏虚，表现为腰膝酸软、发脱齿摇、阳痿遗精等无明显阴阳偏向症状时常用山药、黄精、枸杞子平补肾之精气，少佐鹿衔草，取阴阳同调之意。《素问·至真要大论》有言："久而增气，物化之常也，气增而久，夭之由也。"故用药常以补中有行、药用平和为特点，以奏扶正不留邪、祛邪不伤正之功。

2. 经验处方

（1）自拟早期胃癌方

组成：佛手 20g，木香 6g，枳实 15g，柴胡 10g，黄芩 10g，冬凌草 15g，藤梨根 20g，白花蛇舌草 15g，白芍 20g，叶下珠 15g，当归 12g，野葡萄藤 20g。

功效：疏肝和胃，散结消肿。

主治：早期胃癌肝胃不和证。

加减：出现胃脘疼痛伴灼热感、口干口苦、牙龈肿痛者，常选石膏、蒲公英、芦根等甘寒清热生津之品；反酸烧心者伍以海螵蛸、瓦楞子制酸止痛；兼恶心不止者，可配以连苏饮辛开苦降，和胃降逆；伴夜寐不能安者，加合欢皮、酸枣仁养血安神。

分析：本方从肝入手，肝胃同调。其中柴胡、黄芩疏肝理气，二药相合，升清降浊，调和表里；伍以佛手、木香、枳实行气和胃降逆；藤梨根、野葡萄藤、当归活血散结；白花蛇舌草、冬凌草、叶下珠祛邪，控制癌细胞的发生与发展；肝体阴而用阳，故用白芍柔肝止痛。胃癌早期，邪盛而正不虚，故遵循"坚者消之，客者除之"的治则，诸药相合，疾病得消，积毒得除，正气存内，邪不可干，以平阴阳。

（2）自拟进展期胃癌方

组成：香橼 15g，香附 20g，石菖蒲 20g，郁金 12g，石见穿 15g，莪术 9g，茯苓 20g，白术 15g，白豆蔻 6g，薏苡仁 20g，红景天 20g，太子参 15g，半枝莲 15g，冬凌草 10g，水红花子 10g。

功效：行气解郁，化痰祛瘀。

主治：进展期胃癌气郁痰瘀证。

加减：痰涎壅滞明显者，加石膏、瓜蒌皮清肺化痰；症见呕血、黑便者，加三七粉、白及、仙鹤草化瘀止血；肿块明显者，加炮山甲、半夏、浙贝母、桃仁、土鳖虫破血逐瘀，软坚散结；疼痛加重者，加延胡索、姜黄以活血定痛；配合麦芽、莱菔子等辅助消化。

分析：方中香橼、香附辛能行散，味苦疏泄，调畅脾胃气机；石菖蒲、郁金、豆蔻、薏苡仁合用无耗血伤液之弊，可除胃腑气血郁滞及湿浊；石见穿、半枝莲、冬凌草清热解毒散结，有较明显的抗癌作用；胃癌进展期多有血液黏稠度增高的表现，加用莪术、水红花子活血药物，配以全蝎走窜入络，而起到破血逐瘀之效；顾护胃气的指导思想应贯穿治疗癌病的始终，故于方药中加入茯苓、白术、红景天、太子参之品调理脾胃，滋养气血生化之源，正气得复。诸药相伍，则使气血和调，浊毒得解，行气、化痰、活血、通络联用，以达抗癌之功，同时应调补后天脾胃，扶助正气，攻补兼施，从而提高患者生活质量，延长患者生存期。

（3）自拟晚期胃癌方

组成：茵陈 15g，红景天 10g，茯苓 15g，砂仁 10g，山药 30g，半枝莲 20g，薏苡仁 20g，藤梨根 20g，石见穿 15g，炒麦芽 10g，麦冬 20g，白花蛇舌草 20g，石斛 15g，沙参 20g，神曲 15g。

功效：健脾益胃，养阴扶正。

主治：晚期胃癌脾胃虚弱证。

加减：气血俱虚者，则予当归补血汤加山茱萸以益气养血；若虚弱至极，大汗出，脉微欲绝者，基于"有形之血不能速生，无形之气所当急固"，可配伍大剂量黄芪、龙骨、牡蛎，以收敛固涩、益气生血固脱；胃痛难止者，予失笑散加徐长卿以活血祛瘀止痛。

分析：晚期胃癌重调补，患者状况极差，不耐攻伐，又虚不受补，故重在调补，以期达到养正积自除的目的，需固护脾胃功能，扶助胃气。本方茯苓、山药、砂仁入药以健脾助运，配以麦芽、神曲以增强其助运消胀之功；毒邪内耗，伤灼津液，加之脾不能为胃行其津液，故胃癌患者常有胃阴亏虚，故加入麦冬、石斛、沙参养阴生津；伍以半枝莲、藤梨根、石见穿、白花蛇舌草解毒散结，且具有提高机体免疫力、防癌抗癌作用；脾虚不能运化水湿，故配以薏苡仁、茵陈化湿和胃，使湿去脾安。全方从脾论治，注重脾胃功能的保护，以充养人体元气。

3. 用药经验

（1）对药

①白芍、延胡索：白芍苦酸微寒，入肝脾血分，酸主收敛，苦凉泻热，而有养血敛阴、柔肝止痛之功。《神农本草经》曰："主邪气腹痛，除血痹，破坚积，寒热疝瘕，止痛。"常与延胡索相配。延胡索，味辛苦，能活血、行气、止痛，既治血瘀疼痛，又治气滞疼痛。《本草经疏》言延胡索"温则能和畅，和畅则气行；辛则能润而走散，走散则血活。血活气行，故能主破血及产后诸病因血所为者"。现代有研究证明，延胡索粉末可抑制荷瘤小鼠肝癌 H22 细胞，提高胸腺及脾脏系数，同时产生大量的 T 淋巴细胞，并增强其活性，使得肿瘤细胞变性坏死。延胡索总碱及延胡索酸亦对癌细胞有抑制作用。二者配合，一动一静，动静结合，对于气滞络瘀导致的胃脘疼痛有较好疗效。

②白花蛇舌草、半枝莲：白花蛇舌草，微苦甘寒，功能清热解毒，消痈散结，利尿通淋。《广西中药志》云："治小儿疳积，毒蛇咬伤，癌肿。"现代药理研究表明，其有抗癌活性的主要成分为蒽醌类、黄酮类、萜类及甾体类中的某些化合物。这些抗癌活性成分主要通过调节机体免疫功能、抑制肿瘤组织血管及淋巴管生成、诱导肿瘤细胞凋亡、调控相关信号通路、抗氧化等途径发挥对肿瘤细胞的抑制作用。临床常与半枝莲配伍用于肿瘤的防治。半枝莲，味辛苦性寒，有清热解毒、利尿消肿、散瘀止血之效。《本草纲目拾遗》载："性寒，消痈肿，治湿郁水肿。"现代研究发现，半枝莲乙醇提取物对人胃腺癌细胞 MKN-45 表现出一定的细胞毒性，并能促进其凋亡；半枝莲总黄酮亦能抑制人脐静脉内皮细胞的增殖与迁移，下调其血管内皮生长因子的表达，从而抑制肿瘤血管生成。二药合用，改善胃黏膜血流及微循环，可抑制癌细胞的扩散，延长生存期。

③麦冬、沙参：麦冬味甘微苦，性微寒，有养阴润肺、益胃生津、清心除烦之功。《名医别录》记载："疗虚痨客热，口干燥渴……定肺气，安五脏。"现代药理研究证明，麦冬多糖可以促进体液免疫和细胞免疫，并诱生多种细胞因子，通过增强免疫系统功能发挥抗癌作用。沙参味甘微苦，性微寒，有养阴清热、润肺化痰、益胃生津之效。《饮片新参》谓其"养肺胃阴，治劳咳痰血"，《名医别录》云其"疗胃痹心腹痛，以安五脏"。胃癌病程迁延日久，多表现为阴液亏虚，阳明燥土，得阴自安，故以甘寒柔润之品入胃，既能除肠胃之燥，又可济津液

之枯。二药相须为用，使胃得阴液之濡润而复其通降。

（2）角药

①全蝎、蜈蚣、僵蚕：全蝎色青褐黑，味辛甘性平，善走窜，《玉楸药解》谓其"穿透筋骨，逐湿除风"，其药力作用极强。蜈蚣味辛性温，通达内外，《神农本草经》载其"主啖诸蛇、虫、鱼毒"，《本草纲目》则云其可"治小儿惊痫，风搐……蛇伤"。两药相须为用，有"不可离之性"，共同发挥息风止痉、通络止痛、攻毒散结之功。正如张锡纯在《医学衷中参西录》中所言："全蝎，其性虽毒，转善解毒，消除一切疮疡，为蜈蚣之伍药，其力相得益彰也。"僵蚕味咸辛性平，具有息风止痉、祛风止痛、化痰散结之效。《本草纲目》载其"散风痰结核、瘰疬、头风、风虫齿痛……一切金疮，疔肿风痔"。三药相合，散结止痛之力尤著。现代研究证明，全蝎、蜈蚣、僵蚕均对消化道肿瘤有明显的抑制作用，对内脏痛有显著的镇痛作用，并能抗惊厥，改善微循环，抑制血小板形成等。

②海螵蛸、瓦楞子、浙贝母：海螵蛸，味咸涩，性微温，具有制酸止痛、收湿敛疮、收敛止血之效。《本草纲目》言："诸血病皆治之。"瓦楞子，味咸性平，具有消痰化瘀、软坚散结之功。《药性切用》曰："甘咸性平，消老痰血块。"《本草备用》载其"消血块，散痰积……治一切气血癥瘕"。研究表明，海螵蛸、瓦楞子的主要成分碳酸钙能中和胃酸、改变胃内 pH 值，降低胃蛋白酶活性，从而促进溃疡面愈合。浙贝母，味苦性寒，具有清热化痰、散结解毒之用，《本经逢原》云其可治一切痈疡，其成分之一贝母甲碱有制酸止痛的功能。浙贝母还具有抗幽门螺杆菌、抗溃疡和镇痛抗炎的作用。幽门螺杆菌感染是胃癌的重要病因之一，对于有癌前疾病如胃溃疡等，根除幽门螺杆菌可能部分预防胃癌的发生。三药合用，常治疗肝胃不和、气滞化火或胃中湿热所致的胃脘灼热疼痛、吞酸等症。

③石菖蒲、郁金、砂仁、白豆蔻：石菖蒲，味辛性温，有开窍豁痰、醒神益智、化湿开胃之效，《神农本草经》言其"主风寒湿痹，咳逆上气，开心孔，补五脏，通九窍，明耳目，出声音。久服轻身，不忘不迷，或延年"。砂仁，味辛性温，可化湿开胃，温脾止泻，理气安胎。《药性论》曰："消化水谷，温暖脾胃。"白豆蔻，味辛性温，有化湿行气、温中止呕、开胃消食之功。《开宝本草》载其"主积冷气，止吐逆，反胃，消谷下气"。三者为辛温之品，可去脾胃湿浊，然辛温燥散，有耗血伤阴之弊。郁金，味辛苦性寒，功能活血止痛，行气解郁，清心凉血，利胆退黄。《本草求真》云："其气先上行而微下达，凡有宿血凝积，及有恶血不堪之物，先于上处而行其气。"四药合用，使胃气得降，清阳可升，对气滞湿阻、胃

气上逆且阴血不足者，用之最宜。

（3）谨守药性，把握用量："脾胃虚弱，癌毒蕴结"是贯穿胃癌始终的主要病机，应以"健脾和胃，解毒散结"作为基本治则。正所谓"病有久新，方有大小"，应小制其剂，缓中补虚，故在应用健脾类中药治疗胃癌时药量适宜方有立竿见影之效。如白术苦温燥湿，能健脾益气，燥湿利水，适用于脾阳不振，以致里湿不化，水湿停留之证。然白术生用与炒用功效略有差异，胃癌患者多因使用化疗药物出现脾虚有湿之便秘，常用生白术至 30～60g，起通便之效；然辨证为中虚有湿之便溏或泄泻时则用炒白术小剂量，以增强补气健脾之功。

4. 典型病案

病案一 田某，男，79 岁。2020 年 7 月 15 日初诊。主诉：反酸烧心 5 年余。患者近一月来反酸烧心加重，饭后胃胀明显，偶胃痛，怕冷，身体消瘦，纳差，寐可，大便干，4～5 日一行。舌红，苔黄腻，脉弦细。胃镜检查示：近端胃术后表现、吻合口炎症表现；残胃胃体黏膜病变；胆汁反流性胃炎。病理检查示：（胃窦、胃体）腺上皮低级别上皮内瘤变、局灶腺体高级别上皮内瘤变。既往贲门癌切除术后 4 年余。辨证为胃癌湿热郁毒伤阴证。治宜清热化湿，养阴和胃。处方：石菖蒲 12g，郁金 12g，柴胡 6g，黄芩 6g，蒲公英 30g，香橼 15g，茯苓 15g，麸炒枳实 15g，炒麦芽 20g，酒黄精 15g，酒萸肉 15g，醋延胡索 15g，石见穿 15g，藤梨根 30g，徐长卿 15g，白花蛇舌草 15g，浙贝母 20g，酒大黄 10g，炒僵蚕 12g，全蝎 6g。14 剂，水煎服，每日 1 剂，分 2 次服用。

二诊：反酸、胃痛减轻，烧心稍好转，仍食后胃部胀满，口有黏痰，纳差，大便质黏，2～3 日一行，原方基础上减僵蚕、全蝎，加炒鸡内金 12g，继服 14 剂。

三诊：反酸、胃痛好转，烧心较前减轻，胃胀稍好转，纳食较前增加，上方加野葡萄藤 20g，全蝎 6g。继服 14 剂，不适随诊。

按语：患者贲门癌切除术后，久病伤正，加之年老体衰，正气内虚，阴阳失衡，脏腑失调，外邪易乘虚而入，客邪留滞不去，又脾虚不能运化，水湿内停，日久则易酿生湿热，阻滞气机，出现饭后胃胀、偶有胃痛；气机不畅，肝胆疏泄失职，横逆犯胃，可见反酸烧心；胃癌本于脾胃虚弱，消化功能低下，故纳差、身体消瘦；湿热伤阴表现为便秘。本方从肝脾论治，其中石菖蒲味辛性温，善化湿浊之邪，并能和中开胃，与性寒清热之郁金相伍，取菖蒲郁金汤之义，合用无耗血伤液之弊；柴胡、黄芩相配，既可疏调气机，又能清泻湿热，对反流有较好疗效；蒲公英、石见穿、藤梨根、白花蛇舌草清热解毒散结，可抑制肿瘤细胞的生长和增殖，加僵蚕、全蝎增强通达走窜之力，疏达人体血脉；香橼、枳实行气消胀，配伍炒麦芽消食健脾；酒黄精、酒萸肉之品养阴和胃；佐以徐长卿、延胡索行气止痛，酒大黄行通便之用。诸法并用，诸药相合，达到驱邪抗癌、通调正气的作用。

病案二 李某，女，45 岁。2020 年 9 月 16 日初诊。主诉：胃癌术后调理。现胃脘无明显不适，气短乏力，少食多餐，有食欲，寐差，大便不成形，1 日一行，舌红少苔，脉细。既往近端胃大部切除术后 1 年余。胃镜检查示：胃恶性肿瘤。辨证为胃癌气血双亏证。治以益气养血，扶正抗癌。处方：当归 12g，白芍 20g，合欢皮 20g，石见穿 15g，冬凌草 15g，太子参 15g，炒僵蚕 12g，白花蛇舌草 10g，预知子 15g，红景天 20g，仙鹤草 30g，炒酸枣仁 15g，北沙参 20g，石斛 15g，酒黄精 20g，酒萸肉 15g，蒲公英 20g，茯苓 15g，醋延胡索 12g。7 剂，水煎服，每日 1 剂，分 2 次服用。

二诊：服药后气短较以前减轻，纳食稍增加，但仍觉乏力，纳可，寐差，大便稀，每日 1～2 次。在原方的基础上加黄芪 15g，7 剂，煎服法同上。

三诊：诸症好转，大便稍不成形，1 日一行，入睡较困难。患者症状减轻，在上方基础上稍有微调，茯苓改为 30g，太子参改为 30g，继服 7 剂，不适随诊。

按语：患者既往近端胃大部切除术后 1 年余，在术前有癌组织慢性失血的情况，术后创伤和术后渗血等也导致气血亏虚，出现气短乏力之症；脾胃气虚，无力运化，可出现少食多餐；血虚则不能濡养心神，故寐差；脾虚健运无权，水谷不化精微，湿浊内生，混杂而下，表现为大便不成形。方中白芍味苦酸，性微寒，功能养血调经、柔肝止痛；当归补血活血、调经止痛，可改善黏膜微循环，供给胃黏膜修复所必需的物质，并有免疫调节作用，两药相伍取当归芍药散之义。石见穿、蒲公英、预知子、白花蛇舌草发挥清热解毒之效，与冬凌草配合有明显的增效抗癌作用；黄芪甘温，可健脾益肺、升阳举陷；酒萸肉味酸涩，有补益肝肾、收涩固脱之功，二药相互为用，养阴益气固脱之力增强。仙鹤草味苦涩，能收敛止血、补虚强壮，现代研究也表明其有抗肿瘤的效果；红景天味甘涩，既可益气健脾，又可活血化瘀，使得补益之中加祛邪之力，相伍可补脾之不足。另加延胡索增强活血行气之用。津血同源，气血不足同样会引起津液缺乏，加太子参、石斛、北沙参之类养阴生津。寐差，配以合欢皮、酸枣仁起安神之效。肝藏血，脾统血，全方以理肝脾为主，兼养心、滋补肺肾，从五脏调补，疗效颇著。

第十四章　溃疡性结肠炎

溃疡性结肠炎是一种原因不明的慢性非特异性炎症性肠病。以大便次数增多、腹痛、里急后重、便下黏液脓血为主症。溃疡性结肠炎属于中医肠澼、痢疾、滞下等范畴。

一、病因病机

本病病位在大肠，与脾胃关系最为密切，与外感时邪、内伤饮食、情志失调等因素有关。《素问·太阴阳明论》载："食饮不节，起居不时者，阴受之……入五脏则䐜满闭塞，下为飧泄，久为肠澼。"《难经》有"无湿不成泻"之说。《景岳全书·泄泻》曰："泄泻之本，无不由于脾胃……若饮食失节，起居不时，以致脾胃受伤，则水反为湿，谷反为滞，精华之气不能输化，乃至合污下降，而泻痢作矣。"溃疡性结肠炎病因繁杂，病位在肠，同脾、肝、肾关系密切，脾虚、肾虚为本，气滞、湿热、痰浊、瘀血为标。盖脾胃虚弱，运化失职则水湿内生，蕴久化热，下注肠腑，致使邪留肠间，气血壅滞，传导失司，脂膜血络受损，化腐成脓而为痢。本病源于脾虚肝郁，以标实为主，虚实夹杂，湿热蕴结日久，伤及阴分，阴损及阳，脾肾阳虚，正气亏虚，病程迁延难愈，治疗以调理气血、清热化湿法贯穿始终，同时临证以顾护胃气为要。

二、辨证施治

1. 大肠湿热证

症状：腹泻，便下黏液脓血，腹痛，里急后重，肛门灼热，腹胀，小便短赤，口干，口苦，舌质红，苔黄腻，脉滑。

病机：湿热熏蒸，壅滞肠道，损伤血络。

治法：清热化湿，调气和血。

方药：芍药汤（《素问病机气宜保命集》）加减，本方由白芍、黄连、黄芩、木香、炒当归、肉桂、槟榔、生甘草、大黄等组成。脓血便明显，加白头翁、地锦草、马齿苋等；血便明显，加地榆、槐花、茜草等。

2. 热毒炽盛证

症状：便下脓血或血便，量多次频，腹痛明显，发热，里急后重，腹胀，口渴，烦躁不安，舌质红，苔黄燥，脉滑数。

病机：热毒蕴结，损伤血络，迫血妄行。

治法：清热祛湿，凉血解毒。

方药：白头翁汤（《伤寒论》）加减，本方由白头翁、黄连、黄柏、秦皮等组成。血便频多，加仙鹤草、紫草、槐花、地榆、牡丹皮等；腹痛较甚，加徐长卿、白芍、甘草等；发热者，加金银花、葛根等。

3. 脾虚湿蕴证

症状：黏液脓血便，白多赤少，或为白冻，腹泻便溏，夹有不消化食物，脘腹胀满，腹部隐痛，肢体困倦，食少纳差，神疲懒言，舌质淡红，边有齿痕，苔薄白腻，脉细弱或细滑。

病机：脾为湿困，邪滞肠道，腑气壅滞。

治法：益气健脾，化湿和中。

方药：参苓白术散（《太平惠民和剂局方》）加减，本方由党参、白术、茯苓、甘草、桔梗、莲子肉、白扁豆、砂仁、山药、薏苡仁、陈皮等组成。大便白冻黏液较多者，加苍术、白芷、仙鹤草等；久泻气陷者，加黄芪、炙升麻、炒柴胡等。

4. 寒热错杂证

症状：下痢稀薄，夹有黏冻，反复发作，肛门灼热，腹痛绵绵，畏寒怕冷，口渴不欲饮，饥不欲食，舌质红或舌淡红，苔薄黄，脉弦，或细弦。

病机：湿热蕴结，寒热错杂。

治法：温中补虚，清热化湿。

方药：乌梅丸（《伤寒论》）加减，本方由乌梅、黄连、黄柏、桂枝、干姜、党参、炒当归、制附子等组成。大便稀溏者，加山药、炒白术等；久泻不止者，加石榴皮、诃子等。

5. 肝郁脾虚证

症状：情绪抑郁或焦虑不安，常因情志因素诱发大便次数增多，大便稀烂或黏液便，腹痛即泻，泻后痛减，排便不爽，饮食减少，腹胀，肠鸣，舌质淡红，

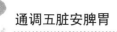

苔薄白，脉弦或弦细。

病机：肝失疏泄，横逆犯脾，湿热蕴结。

治法：疏肝理气，健脾化湿。

方药：痛泻要方（《丹溪心法》）合四逆散（《伤寒论》）加减，痛泻要方由陈皮、白术、白芍、防风组成，四逆散由柴胡、炒枳实、炙甘草组成。腹痛、肠鸣者，加木香、木瓜、乌梅等；腹泻明显者，加党参、茯苓、山药、芡实等。

6. 脾肾阳虚证

症状：久泻不止，大便稀薄，夹有白冻，或伴有完谷不化，甚则滑脱不禁，腹痛喜温喜按，腹胀，食少纳差，形寒肢冷，腰酸膝软，舌质淡胖，或有齿痕，苔薄白润，脉沉细。

病机：脾肾两虚，固摄无力。

治法：健脾补肾，温阳化湿。

方药：附子理中丸（《太平惠民和剂局方》）合四神丸（《证治准绳》），附子理中丸由制附子、党参、干姜、炒白术、甘草组成，四神丸由补骨脂、肉豆蔻、吴茱萸、五味子组成。腰酸膝软，加菟丝子、益智仁等；畏寒怕冷，加肉桂等；大便滑脱不禁，加赤石脂、禹余粮等。

7. 阴血亏虚证

症状：便下脓血，反复发作，大便干结，夹有黏液便血，排便不畅，腹中隐隐灼痛，形体消瘦，口燥咽干，虚烦失眠，五心烦热，舌红少津或舌质淡，少苔或无苔，脉细弱。

病机：病久伤阴，肠络失养。

治法：滋阴清肠，益气养血。

方药：驻车丸（《备急千金要方》）合四物汤（《太平惠民和剂局方》）加减，驻车丸由黄连、阿胶、当归、干姜组成，四物汤由当归、地黄、白芍、川芎组成。大便干结，加麦冬、玄参、火麻仁等；面色少华，加黄芪、党参等。

三、历代医家经验

1. 张仲景　张仲景对下利病的病因病机认识详尽，从寒、热、虚、实四端论，病理因素又最重视湿邪。

寒者，多为寒邪内迫，伤及中焦，甚及心肾，脾胃、肠腑失于健运则下利。

寒伤肠腑者，《金匮要略》言："大肠有寒者，多鹜溏……小肠有寒者，其人下重便血。"大肠者，传导之官，大肠有寒则水谷杂下而为鹜溏；小肠者，受盛之官，小肠有寒则阳虚气陷、摄血不能，故见下重便血。

热者，多为感受湿热邪气，蕴结肠道，气机不利，升降失司，发为下利。热邪易动血，湿热腐破血络，多见下利黏液脓血；湿热黏滞难去，气郁难疏，故多见里急后重症状。《金匮要略》言："（大肠）有热者，便肠垢""下利，脉数而渴者，今自愈；设不瘥，必清脓血，以有热故也""下利，寸脉反浮数，尺中自涩者，必清脓血。"所以多见"清脓血"者，尤在泾在《伤寒贯珠集》中指出："以强阳而加弱阴，必圊脓血。""强阳"亦即热邪亢盛也。

虚者，多为脾肾阳气虚衰。脾者，仓廪之本，主运化、升清；肾者，先天之本，藏命门之火，主气化，主水。脾肾阳气虚衰，一则水谷腐熟不能，清浊不分，并行肠间发为下利；二则固摄不能，滑脱不禁，发为下利，甚为久利。《金匮要略》言："下利，脉沉而迟，其人面少赤，身有微热，下利清谷者，必郁冒，汗出而解。病人必微热，所以然者，其面戴阳，下虚故也。"

实者，一者为胃肠宿食，燥屎停滞，阻于肠道，热结旁流。如《金匮要略》"下利谵语者，有燥屎也""下利，脉迟而滑者，实也。利未欲止，急下之"，此皆为有形之实滞内结下利，积滞不消，腑气难和，则下利难止，仲景多用承气汤类。二者为水饮偏盛，内停胃肠，不走前阴，偏渗谷道，水谷不分，清浊不别，发为下利。《金匮要略》言："病者脉伏，其人欲自利，利反快，虽利，心下续坚满，此为留饮欲去故也，甘遂半夏汤主之。"

2. 刘完素　金元之前，对于痢疾下脓血，以白为寒，以赤为热，刘完素鉴于时代环境的变化，力倡火热病机，将痢疾同归于湿热。他在《素问玄机原病式》中说："然诸泻痢，皆兼于湿，今反言气燥者，谓湿热甚于肠胃之内，而肠胃怫热郁结，而又湿主乎痿，以致气液不得宣通，因以成肠胃之燥，使烦渴不止也。假如下痢赤白，俗言寒热相兼，其说尤误。"刘完素认为后重里急的性质为火。《素问玄机原病式》云："下迫，后重里急，窘迫急痛也，火性急速而能燥物故也。"同时还指出，里急后重的原因不仅有里热甚，有物结坠，而且还有寒在内而气散，并指出了脉象与治法。如他在《素问病机气宜保命集》中说："里急后重，脉大而洪实，为里热甚而闭，是有物结坠也。若脉浮大甚，不宜下。虽里急后重，而脉沉细弱者，谓寒在内而气散也，可温养自愈。里急后重闭者，大肠经气不宣通也，宜加槟榔、木香，宣通其气。"

3. **李东垣** 李东垣承前贤所论，结合临床实际，提出了"求其所因"的治疗原则。在《东垣试效方》中指出："假令伤寒饮食䐜满而传飧泄者，宜温热之剂以消导之；伤湿热之物而成脓血者，宜苦寒之剂以内疏之；风邪下陷者升举之；湿气内胜者分利之；里急者下之；后重者调之；腹痛者和之；洞泄肠鸣，无力不及拈衣，其脉弦细而弱者，温之收之；脓血稠黏，数至圊而不能便，其脉洪大而有力者，寒之下之。大抵治病，当求其所因，细察何气所胜，取相克之药平之，随其所利而利之，以平为期，此治之大法也。"

4. **朱丹溪** 朱丹溪从病因病机、症状、治疗多方面辨析了泄泻与痢疾的区别，是中医学对痢疾认识的一个飞跃。在《格致余论》中指出："夫泄者水谷，湿之象；滞下者，垢瘀之物，同于湿热而成，治分两歧而药亦异。若淡渗之剂，功能散利水道，浊流得快，便泄自止。此有无之形，岂可与滞下混同论治，而用导滞行积可乎？其下痢出于大肠传送之道，了不干于肾气。所下有形之物，或如鱼脑，或下如豆汁，或便白脓，或下纯血，或赤或白，或赤白相杂。若此者，岂可与泻混同论治，而用淡渗利之可乎？"

朱丹溪遵循《内经》运气之说，提出了"至秋阳气始收，火气下降"的观点，强调自然气候在痢疾发病中的作用。《金匮钩玄》云："尝原其本，皆由肠胃日受饮食之积，余不尽行，留滞于内，湿蒸热瘀，郁结日深，伏而不作。时逢炎暑，不行相火司令，又调摄失宜，复感酷热之毒，至秋阳气始收，火气下降，蒸发蓄积，而滞下之证作矣。以其积滞之滞行，故名之曰滞下。其湿热瘀积，干于血分则赤，干于气分则白，赤白兼下，气血俱受邪矣。"

5. **张子和** 张子和在《儒门事亲》中说："凡下利脓血、腹痛不止者，何也？诸痛痒皆属于心火也，可用通解丸加减泻之，量其虚实用之；次用消湿散，加生姜、大枣、芍药服之，泻讫，又用新水调五苓散服之。"作为金元医家攻下派之首，张子和善用寒凉，其结合《内经》"诸痛痒疮，皆属于心"的论述，强调心火，将腹痛与下脓血表现统归于热，认为下利脓血、腹痛皆属于心火。张子和对于里急后重的治法为："夫里急后重，数至圊而不能便，先宜清剂寒剂夺之，后以淡剂甘剂分之。或茎中痛亦同。"张从正不同于刘完素以气分、血分分赤白，指出了痢疾的赤白是新旧积之别，他认为："设若赤白痢，赤者新积也，从心火；白者旧积也，从肺金。故赤白痢不可曲分寒热，止可分新旧而治之。"

6. **叶天士** 叶天士治疗痢疾重视湿邪致病因素。"痢证古名滞下，夏秋暑湿夹积者居多""夏季痢症，多是湿热食积""痢症湿热，皆是夏令伏邪"，指出了该病的季节性，且夏季湿热实证者为多，而暑湿、湿热又是重要的致病因素。"滞下湿热内蕴，中焦痞结""湿热下痢，必用苦辛寒为治"，指出湿热为患，中焦易痞结，治以苦辛寒，明确提出了辛开苦降法。其认为"辛以开之，苦以降之"，并提出"苦降能驱热除湿，辛通能开气宣浊"。本法不仅起调和寒热、散结降逆的作用，其主要作用还在于调畅脾胃气机升降，促进运化水湿，而气行则湿行，气化则湿化，故能收到较好效果。叶天士认为暑湿、湿热致痢最广，针对暑湿热痢，暑热易致津气耗伤，故予甘酸之品以益气敛津，酸苦之品以泄热生津，方以连梅汤为代表。酸苦泄热可清有余之热，补不足之阴。针对湿热痢，叶氏取黄芩汤、芍药汤、乌梅丸之意。以黄芩、黄连苦寒清热燥湿，芍药调和营血，共奏酸苦泄热之功。针对温邪致痢，邪伏厥阴，易致变痉，常以苦寒酸黄芩、黄连、白芍泄热生津。有研究表明酸苦味之品合用，既泻相火及脾胃之火，降肝中阳热，以降热盛之气，又能坚阴生津。故叶天士常采用酸甘化阴、补益脾胃之品以收敛固涩，益气生津，使津液代谢恢复正常，达到止泻养阴的目的。

《临证指南医案》详细描述了酸甘化阴法的运用，认为泻痢日久必阴损液耗，可出现阴液不能上承而唇燥舌干、口渴微咳、阴伤腹痛、肛门坠胀等症状。叶氏择其不腻滞者调之，采用酸甘化阴法，予以人参、生地黄、白芍、甘草、乌梅等酸甘化阴救阴为务。

四、刘启泉教授经验

1. **论治特色** 心、肝、脾、肺、肾五脏及其相应的六腑、四肢、皮毛、筋、脉、肉、五官、七窍等组织器官，分别组成五个脏腑系统。各脏腑之间在生理上相互依存，病理上相互影响。对于溃疡性结肠炎来说，脾虽为主病之脏，但其他脏腑的疾患也会成为病因或病理产物而戕伐及脾。

（1）从脾论治，健脾止泻：溃疡性结肠炎病位虽然在肠，但与脾胃的关系十分密切。脾主运化，胃主受纳，两者互为表里，为中焦气机升降之枢纽。小肠接受经胃腐熟及初步消化的食糜后，进一步消化，泌别清浊。清者，上输于脾，经脾输布转化，滋养全身；浊者，食物的糟粕下达于大肠，经大肠的传导排出体外。而当今溃疡性结肠炎的常见病因如思虑过度、情志不遂、工作压力大、暴饮暴食、烟酒过量等，虽与东垣时代的饥寒交迫、劳役过度等已不尽相同，但脾胃受损的病理基础仍是一致的，这些病理因素可单独致病，也可相互掺杂，共同损伤脾胃功能，最终导致脾胃虚弱，元气不充，气火失调，阴火内生，血中伏火进入肠道，损伤肠络。《脾胃论》谓"损伤脾胃，真气下溜，或下泄而久不能升"，是脾胃虚弱、清阳下陷所致，与溃疡性结肠炎缓解期见大便溏薄、次数增多等症状相似。《兰室秘藏》谓"一日大便三四次，溏而不多，有时作泄，腹中鸣，小便黄"，是脾胃虚弱、迁延日久、正虚邪恋所致，也是阴火病证的临床表现，与溃疡性结肠炎发作期和缓解期下利时作时休等症状相似。

临床诊治溃疡性结肠炎，应在健运脾胃的基础上辨证治疗，同时把握溃疡性结肠炎不同阶段湿、热、瘀、虚的病变表现。刘启泉教授认为脾胃虚弱是溃疡性结肠炎的发病基础，脾胃为气机升降枢纽，脾虚百病诸生，"脾虚湿胜""湿胜则濡泻"，治疗采用健运脾气，常使用薏苡仁、砂仁、鸡内金、茯苓、泽泻等健脾化湿药物。治疗溃疡性结肠炎急性期以葛根芩连汤为主方加减，由黄芩、黄连、甘草、赤芍、苍术、白术、陈皮、厚朴等药物组成。但苦寒燥湿之药有伤阴之弊，妨碍脾胃运化，刘启泉教授常将芳香化湿的苍术、砂仁与淡渗利湿的茯苓、泽泻、薏苡仁等配伍使用，保证祛邪不伤正，常加用党参、山茱萸、山药、白术等。

（2）从肝论治，疏肝解郁：溃疡性结肠炎患者情志不畅致肝失疏泄，肝气郁结，木郁不达，进而导致脾失健运，出现肝脾不和，以致泄泻。肝属木，脾属土，肝气条达，肝之疏泄有度，脾胃功能得以正常升降，水谷精微才能正常输布全身，糟粕始得正常下传；肝失疏泄，乘脾侮土，可致脾虚健运失司，临床见腹痛、便溏之症。本病因脾胃本虚，又情志不畅，肝失调达，横逆犯脾，致脾胃枢机不利，水谷运行停滞，水湿不化，积滞内停，蕴久化热，湿热内蕴。湿热内蕴肠腑，气机运行不畅出现腹痛；湿热下注，大肠传导功能失司，清浊不分则腹泻。湿热内蕴肠中，肠络、气血瘀滞，脂膜受损，血败肉腐而罹患黏液脓血便。同时湿浊为病，黏腻滞涩，重浊稠厚，终使胃热阴伤，气滞络阻，肠络瘀滞，气不布津，血不养经，湿浊与气血相胶结也是溃疡性结肠炎经久不愈之关键。痢疾迁延不愈，见于脾阳运化不足，命门火衰，正虚邪恋，又因饮食或情志变化而反复发作。

治疗时要病证结合，基础治疗同阶段治疗结合，无论患者处于发作期还是缓解期，都要加用清热化湿、疏肝健脾之品，之后随证加减，方可气血调和，诸症可愈。临床上多选用疏肝理脾的痛泻要方合四逆散加减，方用柴胡、枳实、白芍、白术、陈皮、香附等。若情志不畅者，加用木香、乌药行气；腹痛剧烈者，加用延胡索、徐长卿、川楝子疏肝止痛。常加用神曲、茯苓、泽泻、陈皮、砂仁等运脾和胃化湿的药物，健脾运脾以助湿化。此外，节气变化对溃疡性结肠炎患者亦有明显影响，临床上溃疡性结肠炎易在秋季复发，按照五行相克顺序，秋天金气旺盛，制约肝木而不侵犯脾土。若肝木过旺，肺金不能相制，反侮肺金，失其清肃，金木相争，湿热蕴结，气血凝滞，血败肉腐发为本病。临床上常在节气变化之时加用桔梗、紫苏梗、紫苏叶助肺肃降以复升降。

（3）从肺论治，调气调肠：肺与大肠通过经脉相互络属而构成表里关系。生理上，肺主宣发肃降，大肠主传化糟粕，肺气肃降，散气布津，以促进大肠传导与通降；大肠之气通降，则腑气通畅，糟粕下行，亦助肺清肃下降。正如《医经精义》注曰："大肠之所以能传导者，以其为肺之腑。肺气下达，故能传导。"病理上，肺与大肠互相影响，若肺失通调，津液代谢失常，则大肠失于燥化，易出现泄痢不止等症状；反之，大肠功能失司，影响气机升降，或久病伤气，亦会影响肺之宣肃。因此，在临床中常能见肺病及肠，肠病及肺，表里合病的症状。

溃疡性结肠炎病理性质为本虚标实，既有湿热蕴肠，气血不调，久病又可累及肺、脾、肝、肾诸脏，肺脏多表现为肺气不足、失于宣降、肺气壅滞，复而影响肠络的气血运行，使本病缠绵难愈。刘启泉教授认为溃疡性结肠炎病位在肠，根源于肺，治疗时决不能仅仅着眼于胃肠，要从整体观念出发，注意与其他脏腑的联系，注重从肺论治，往往会有良好的效果。治疗上提出疏利、宣泄肺气，使郁于肺和肌表之热未传大肠之时，截断病势，如常用金银花、连翘、菊花、桑叶、蝉蜕、薄荷等，入肺经，疏散风热，透热达表。常用宣降肺气之药如陈皮、枳壳、桔梗等。另外，治肺还可以助脾气运化水湿，肺气宣则水津四布，痰湿自去。

（4）从肾论治，补肾固涩：肾为先天之本，脾胃为后天之本，二者相济为用，肾脏健盛则能司开合而主二便，合则能固摄阴精，开则小便能利，大便通调。久痢营血渐亏，伤及脾阴，累及肾阴。肾开窍于二阴，主司二便，肾阴为一身阴液之根本，肾阴不足，肾精亏虚，下不能封藏固摄，而致大便泄泻，阴愈伤而泄愈加。赵献可云："治阴虚而肾不能司禁固之权者，峻补其肾而愈也。"肾失温煦，摄纳失司，如肾阳虚衰，脾失温煦，水液气化无权，可致泄泻，肾气不固，可致久泄、滑脱。《景岳全书》载："肾为胃关，开窍于二阴，所以二便之开闭，皆肾脏之所主。"若肾阳不足，则表现为腹泻，完谷不化，甚则虚脱不禁，或五更肠鸣腹泻，腹痛喜暖喜按，食少神疲，腰酸肢冷，舌淡苔白，脉沉细。常治以温肾健脾，固脱止泻，方用四神丸合附子理中汤。临床表现除大便溏泄之外，有口干、手足心热、舌红少苔少津、脉细等，为阴虚内热型，用滋阴固摄法效果理想。常治以滋阴补肾为主，臣以甘凉滋润，佐以酸甘化阴。阴虚常伴有气虚，单以滋阴补肾易滋腻碍胃，故须佐以益气健脾、醒脾助运。常以黄精、百合、山药、莲子肉、玉竹、乌梅等滋阴清热生津，并加木香、砂仁等醒脾助运之品。

2. 经验处方

（1）发作期：自拟疏肝清热利湿方

组成：地榆 20g，黄连 6g，黄芩 9g，败酱草 20g，葛根 20g，赤芍 20g，仙鹤草 20g，合欢皮 20g，白术 10g，薏苡仁 20g，茯苓 20g，柴胡 9g，枳实 20g，木香 9g，炮姜 6g，党参 12g。

功效：清热化湿，疏肝健脾。

主治：溃疡性结肠炎发作期大肠湿热、肝脾不调证。

分析：方中黄芩、黄连清热燥湿解毒；赤芍行血和营，以治脓血；木香、枳实行气导滞，以除后重；败酱草增强清热解毒、祛瘀排脓之效；加以葛根升清阳以止泻；仙鹤草、地榆凉血止血，兼以酸涩止泻；茯苓、白术、薏苡仁、党参健脾祛湿；柴胡、合欢皮疏肝行气、解郁安神；少佐炮姜辛温止血通结。诸药合用，以达清热化湿、疏肝健脾之效。

（2）缓解期：自拟健脾益肾止泻方

组成：茯苓 20g，白术 12g，党参 15g，黄芪 15g，薏苡仁 20g，蒲公英 15g，白头翁 15g，地榆 20g，砂仁 9g，葛根 20g，柴胡 6g，墨旱莲 20g，仙鹤草 30g，秦皮 12g，鹿衔草 15g。

功效：健脾化湿，益肾止泻。

主治：溃疡性结肠炎缓解期余毒未清、脾肾两虚证。

分析：白术、茯苓、薏苡仁、砂仁同用健脾化湿，党参、黄芪、鹿衔草温中补肾，并配秦皮、蒲公英清热解毒，地榆、仙鹤草凉血止血，兼可补虚酸涩止泻。可根据季节变化调整处方，加入升阳除湿之桑叶、紫苏叶，疏肝理气之预知子、香附、木香，清热化湿之白茅根、芦根，配以少量白花蛇舌草以增清热解毒之力。

3. 用药经验

（1）对药

①败酱草、诃子肉：败酱草味辛苦，性凉，入胃、大肠经，擅长荡涤肠胃湿热，又有活血消痈之效。现代药理表明，败酱草具有消除局部炎症、改善病变部位微循环、促进溃疡修复的作用。诃子肉酸涩收敛，入肺、大肠经，涩敛大肠，制止泻痢。诃子集通涩于一身，故通而不过，涩而不壅，药性平和。二药相伍，以败酱草为主，用量一般为 15～20g，诃子肉为佐，6～9g 为宜，一散一敛，一走

一守，相反相成，以达湿热得苦寒则清化，下痢得酸涩则收敛之效，用于湿热稽留肠间所致泻痢臭秽、泻下不爽、脘腹疼痛等症。若湿热瘀毒伤及血络，而见脓血便，用之亦恰，使诸症得寒则止，得苦则涩，得温即散，得酸即敛；而在溃疡性结肠炎缓解期，病势减退，而泻痢不歇，败酱草可减量至 12g，诃子肉可增至 15～20g，收敛固涩，以免正气溃散。

②红藤、仙鹤草：红藤，又名大血藤，味苦性平，归大肠、肝经，长于清热解毒，祛风止痛，善散肠络瘀滞，乃治疗肠痈要药。《闽东本草》言其"治心腹绞痛，赤白痢疾"。仙鹤草又名泻痢草，以凉血止血止痢为其所长，还能健脾补虚和中，相关研究显示具有免疫调节作用。红藤易散易泻，仙鹤草善补善敛，清解消痈中兼具固本，苦寒沉降中亦有健中之效，二者合用散中寓补，补中兼疏，清湿热，涤瘀毒，补中虚，安肠络，以期止痢制痛而不伤正。对于湿、热、郁、瘀之邪留恋不去，而正气已伤之虚实夹杂证者，常以二者为用，并指出此阶段不可纯补、纯泄，当攻补兼施，但亦不可妄补、妄泄，当以平为期。

③秦皮、木香：秦皮，性味苦寒，入大肠、肝、胆经，苦可坚肠，寒能胜热，功善清热燥湿，解毒止痢。《本草汇言》曰："秦皮，味苦性涩而坚，能收敛走散之精气。"苦降清泄之义中又寓有收敛补涩之功，更合溃疡性结肠炎病机。而苦寒药物久用易损脾阳，脾阳一虚，运化不利，有助湿酿邪之势，此时伍用辛温行散之品，防苦寒太过，共复升降，调和阴阳。木香，气味芳香，能升散诸气，尤善行胃、大肠壅塞阻滞之气，并有止痛之用。《本草会编》言木香"与补药为佐则补，与泄药为君则泄也"。与苦寒沉降之秦皮相用，下行理滞之效佳，常用至 12～15g，但其味苦性燥，久用其气愈以纷乱，要斟酌减量，可减至 6～9g。二药合用，秦皮长于清热燥湿，木香长于行气解郁，一寒折，一辛散，调升降，理寒热，共奏解毒止痢、行气化滞之功。二者相伍常用于溃疡性结肠炎症见脘腹胀痛、泻痢不止、大便黏如胶冻等气滞、湿热、瘀毒壅滞肠腑而气机不通者。

④枳壳、葛根：《景岳全书》云："凡里急后重者，病在广肠最下之处，而其病本则不在广肠，而在脾肾。"脾胃升降失司，运化失职则生湿蕴热，湿热下注，壅滞肠络，血败肉腐，酿化成脓，而发为痢，故恢复脾胃升降之功能亦为关键。枳壳，辛行苦降，长于行滞气，除痞塞，为脾胃气分之要药。枳实、枳壳虽归同物，但枳实味厚性烈力猛而治下入里，然病久必虚，故常用性缓之枳壳治疗溃疡性结肠炎，正如《本草纲目》载："诸方治下血痔痢，大肠秘塞，里急后重，又以枳壳为通用"。《素问·阴阳应象大论》云："清气在下，则生飧泄。"葛根轻扬升

发，善鼓舞脾胃阳气上升，有止泻之效。二药参合，一主升发，一主下行，既能轻清展气，又能下沉降气，上行下达，彻内彻外，升降调和，又无破气之患，用于溃疡性结肠炎症见大便次频、便质稀溏、黏液量多、肛门下坠、腹胀满闷者，气利则后重除也，即是此意。

⑤凤尾草、罗勒：溃疡性结肠炎病位在大肠，大肠在里合于肺，欲调整大肠传导功能，需兼顾肺脏宣降之职。相关实验研究显示，从肺论治法可以显著下调大鼠结肠组织中血管活性肠肽，降低血管通透性，改善黏膜充血和水肿，为治疗难治性溃疡性结肠炎提供了新思路。在临床中肺肠并治，刘启泉教授喜用此二者相伍。凤尾草味微苦性凉，归大肠经，长于直折大肠湿热毒邪，亦有凉血止血止痢之效。《广西药用植物图志》称其"清大肠、肺热，治热性赤痢及齿痛，止吐血"。罗勒入肺、脾、大肠经，辛香走窜，善解在表之风寒，宣肺通腑，通调水道，助脾散湿化浊。《医学入门》云："痰留肺中，以致大肠不固。"罗勒芳香，又能化在里之痰浊。两者合用，一上一下，一走一守，表里相合，调肺理肠，亦不忘和脾运脾，罗勒有佐使药之用，药性轻灵，少少投之，便可奏效，用于溃疡性结肠炎缠绵难愈，溏泄难调，便垢不爽，伴见脘腹满闷、舌苔厚腻者，用之颇效。

⑥胡黄连、乌梅：胡黄连，入肝、胃、大肠经，苦寒而降，功善荡涤肠胃湿热，治疗湿热泻痢。《本草正义》载："盖苦降直坠，导热下趋，最为迅疾，且不致久留中州，妨碍脾胃冲和之气耳。"乌梅味酸涩而偏温，涩肠止痢之用佳。二药相伍以胡黄连为主，乌梅为佐，湿热得苦寒则清化，下痢得酸涩则收敛，两者一收一散，一开一合，相反相成，邪可祛，泻可敛，又可固阴。对于湿热蕴结肠腑所致下痢不止，热毒壅滞肠道，损伤肠络，见大便大量脓血、腹坠痛或灼痛、苔黄腻、脉滑数者尤为适宜，使诸症得寒则止，得苦则泄，得温即散，得酸即敛。

⑦败酱草、仙鹤草：败酱草性凉，味辛苦，入胃、大肠经，擅长清热解毒，活血消痈。现代药理表明，败酱草具有消除局部炎症、改善病变部位微循环、促进溃疡修复的作用。仙鹤草除凉血止血止痢外，还有健脾补虚之效，相关研究显示具有免疫调节作用。败酱草易散易泻，仙鹤草善补善敛，清解行瘀中兼具涩性，苦寒沉降中亦能健中，攻补兼施，清湿热，涤瘀毒，补中虚，安肠络，二者合用一无败胃伤正之妨，二无闭门留寇之嫌。用于湿热逗留肠间所致泻痢臭秽等症。若湿热瘀毒伤及血络，而见脓血便，用之亦恰。对于患痢日久，仙鹤草用量可至30g，以增强健脾固泄之力。

⑧白头翁、木香：二者相伍常用于溃疡性结肠炎症见腹痛拒按、腹泻、大便黏如胶冻、腹满、腹胀等湿热壅滞大肠兼夹气机不通者。白头翁，性味苦寒，入大肠、肝、胃经，苦可坚肠，寒能清热，功善清热凉血，解毒止痢。《本草正义》云："气质轻清，为升散肠胃郁火之良药。……升举脾胃清气，使不陷下，则里急后重皆除，确是此药之实在真谛。"苦降之义中又寓有升散之功，苦寒药物久用易损脾阳，脾阳一虚，有助湿之势，此时伍用辛温行散之品，共复升降，和阴阳。木香，辛苦温，善行导大肠壅塞阻滞之气。与苦寒沉降之白头翁伍用，下行理滞之效佳。二药合用，白头翁长于苦寒清热燥湿，木香长于辛散行气解郁，寒热共用，辛开苦降，解毒止痢，行气化滞，以达湿热去则气机自行，气机和则湿热自消之效。

⑨凤尾草、陈皮：二者相伍寒温并用，辛开苦降，通调肺、脾、肠，共复气血津液调和。因溃疡性结肠炎病位在大肠，大肠在里合于肺，肺纳清气而排浊气，大肠排浊气而升清气，在临床中肺肠并治，喜用此二者相伍。凤尾草性凉，味微苦，归大肠经，功善清热利湿，解毒止痢，亦有凉血止血之效。《广西药用植物图志》称其"清大肠、肺热，治热性赤痢及齿痛，止吐血"，功专直折大肠湿热浊毒。现代药理研究表明，凤尾草有抗炎、抗肿瘤作用，治疗溃疡性结肠炎疗效确切。陈皮辛苦温，入肺、脾经，辛香走窜，宣发肺气，通腑气机。肺气宣，水精四布，助脾散湿化浊。《症因脉治》谓："又有痰积在肺，肺移于大肠，清肺经之痰，则大肠之泻自止。"陈皮温通苦燥，可燥化脾肺之痰浊。两者合用，一上一下，一走一守，清肃肺肠之邪，兼顾和脾化湿，用于溃疡性结肠炎典型症状伴见胸脘困闷不舒、舌苔厚腻者，每每获效。

⑩预知子、赤芍：溃疡性结肠炎病久多有血分瘀滞之象，临床上单纯血瘀证少见，往往是在气滞基础上兼见血瘀之征，从而表现为气滞血瘀证。预知子味甘性寒，善走气分，长于理气止痛，又无苦寒败胃之忧，气为血之帅，气行则血行，血行则瘀滞散，本品兼有清热活血之功，《本草汇言》言其"以蜜水煮食之，治噤口热痢"，临床用之有一箭双雕之意。赤芍专入血分，善除血分郁热，且能散血中之瘀，有凉血泻热散瘀的作用。赤芍有酒、炒之别，炒后药性偏于缓和，活血止痛而不伤中，为治疗溃疡性结肠炎常用药物之一。两者参合，一气一血，能行能清，能泻能散，相济配合，气行助瘀滞散，血通助气机行。适用于肠镜示黏膜血管纹理模糊、紊乱，色暗，肠腔狭窄或纤维化。对于大便滞下不爽，赤白相间，痢下色暗，伴脘胀腹满、腹痛拒按者，常收桴鼓之效。

（2）角药

①柴胡、白芍、川芎：此组角药出自《景岳全书》柴胡疏肝散，其中柴胡苦辛而微寒，气味俱轻，入肝经，调达肝主疏泄之气，为疏肝解郁要药。白芍酸苦，微寒，归脾、肝经，养血柔肝，缓中止痛，能补肝之体。川芎辛温，《本草述》言其擅治"阳陷于阴中及阳不能畅阴之证"，药理学研究证实川芎具有抗血小板凝集、扩张血管、改善血液粘稠度的作用。三药合用，动静相伍，辛酸相合，调气和血，使木气舒达而无克伐中土之弊，使中气随肝气而升则泄痢易止。

②白术、藿香、茯苓：白术被誉为"脾脏补气健脾第一要药"，《药征》言"术主利水也，故能治小便自利、不利，旁治身烦疼、痰饮、失精、眩冒、下利、喜唾"。藿香，辛微温，气芳香，为祛湿除浊、醒脾快胃、振动清阳之佳品。茯苓甘淡，性平，归心、肺、脾、肾经，具有利水渗湿、健脾宁心之力。三药同用补而不滞，泻而不剧，既可渗利水湿，泻浊清肠，又能健脾益气，托肠止泻。

③生姜、黄连、乌梅：生姜味辛微温，归肺、脾、胃经，《本草经集注》中记载其具有主治"肠澼下利"的功效。黄连味苦，为治痢之要药，《神农本草经》云其"味寒，治热气、肠澼、腹痛下痢"。乌梅味酸而涩，其性收敛，主入大肠经，有良好的涩肠止泻痢作用。此三味同用，其中乌梅酸涩收引，急止泻痢，塞其流；黄连、生姜苦辛并用，燥湿温中安肠，澄其源，可达标本兼治之目的。

（3）谨守药性，巧用风药：风药其性轻灵且具辛散香燥之性，故李东垣在《脾胃论》中言"诸风药，皆是风能胜湿也"。刘教授常在健脾化湿药的基础上配伍应用诸如防风、秦艽等风药，取"地上淖泽，风之则干"之妙。《医方集解》认为防风"风能胜湿，为理脾引经要药"。秦艽辛苦平，辛散风，苦燥湿，质偏润而不燥，为"风药中之润剂"，无论湿热、寒湿皆可用之。但溃疡性结肠炎患者下痢日久，脾虚运化失常，加之湿邪未尽，在应用时当中病即止，且量宜小，常用量防风为6g，秦艽为6～9g。

4. 典型病案

病案一　李某，男，40岁。2020年7月5日初诊。主诉：腹痛、腹泻反复发作3年余。泻后痛减，便中夹有脓血，血色鲜红，结肠镜检查提示肛门以上15～30cm段多发性溃疡病灶，诊断为溃疡性结肠炎。就诊于多家医院，服用美沙拉嗪等药物，病情控制尚可，但每遇饮食不慎或着凉受寒即复发。刻诊：腹泻，大便每日7～8次，大便溏薄夹黏液脓血，白多赤少，腹胀腹痛，乏力，纳谷不香，舌暗红，边有齿痕，苔黄腻，脉弦滑。于河北省中医院复查电子结肠镜，诊断为溃疡性结肠炎活动期。中医诊断：久痢，证属脾虚气滞，湿热蕴结。治宜健脾行气，清肠化湿。处方：茯苓 20g，炒白术 9g，炒山药 15g，炙甘草 6g，白芍 15g，砂仁 6g，木香 9g，乌药 6g，罗勒 15g，预知子 12g，枳壳 12g，败酱草 20g，地锦草 15g，红藤 20g。7 剂，水煎服，每日 1 剂。同时嘱患者忌食辛辣油腻刺激之品，注意防寒保暖。

二诊：大便次数减少，每日 4~5 次，仍有脓血黏液，腹胀缓解，腹痛明显，纳增。加赤芍 12g，徐长卿 15g。14 剂，煎服法同前。

三诊：腹痛明显缓解，大便每日 1~2 次，偶有黏液，未见脓血，周身乏力明显，怕凉喜温。上方败酱草、红藤减至 15g，加黄芪 12g，山茱萸 12g，鹿衔草 15g。14 剂，煎服法同前。

四诊：大便每日 1~2 次，质稀，每于受凉后大便次数增多，未见黏液脓血，无明显腹痛、腹胀，上方加葛根 15g，仙鹤草 15g。服药 28 剂，随访 6 个月，未再复发。

按语：本例患者腹痛、腹泻反复发作，就诊时泻痢不止，夹黏液脓血，白多赤少，乃湿热蕴结、气机郁滞之候，同时伴有乏力、纳呆脾虚不运之象，治疗上要攻补兼施，分层次用药，清解湿热、行气理肠之际不忘调脾安中之举。气机阻滞，久则致瘀，故二诊时加赤芍、徐长卿，与原方行于气分之预知子、木香、乌药等相伍气血并治，增强止血止痛之力。病程迁延，邪势不足，正气既虚，三诊时酌减祛邪力度，佐以养阴益气固本之品。四诊时少佐健脾升提之品，与沉降下行之属相配，升降有司，助中州复运。诸药共用，共奏清热和血、行气健脾之效。

病案二　刘某，男，49 岁。2019 年 3 月 20 日初诊。5 年前大量饮酒后出现黏液脓血便，于当地医院行电子结肠镜检查，诊断为溃疡性结肠炎。间断口服美沙拉嗪肠溶片、醋酸泼尼松片及中药（具体方药及剂量不详），间断服用近 1 年，症状未见明显缓解，10 天前因与人吵架后生气，上述症状加重，遂来诊治。刻诊：黏液脓血便，每日 5~6 次，腹痛，泻后痛减，每逢情绪激动时发作加重，身体消瘦，乏力食少，周身困倦，发热，头晕，纳一般，寐安，舌质红，苔黄腻，脉弦滑。于我院复查电子结肠镜，诊断为溃疡性结肠炎活动期。中医诊断：久痢，证属肝郁气滞，湿热内蕴。治宜疏肝健脾，清热化湿。处方：茯苓 18g，麸炒白术 12g，柴胡 12g，泽泻 12g，薏苡仁 20g，黄连 6g，黄芩 9g，砂仁 9g（后下），秦皮 9g，地榆 15g，枳壳 12g，神曲 20g，仙鹤草 24g，当归 15g，白芍 12g，党参 9g。共 14 剂。同时嘱患者忌食辛辣油腻刺激之品，注意保暖。

二诊：14 剂后，患者精神尚可，便质成型，夹有少量脓血，每日 3～4 次，腹痛减轻，乏力较前减轻，无发热、头晕，纳可，寐安，舌红较前减轻，苔黄薄腻，脉弦滑。茯苓加至 30g，加香附 15g，桂枝 6g。患者服用后诸症减轻，便中无脓血，每日 2 次。本病易反复，嘱患者依照上方随症加减服用 3 个月。随访 6 个月，未再复发。

按语：溃疡性结肠炎主要病机为肝郁脾虚，致水湿不化，蕴久化热，湿热下注肠腑。本案针对主要病机用黄连、黄芩清热解毒，茯苓、泽泻、薏苡仁利小便而实大便，白术、柴胡、枳壳、神曲行气健运脾胃，当归、白芍、党参补气养血，秦皮、仙鹤草清热化湿解毒，地榆凉血止血。二诊，患者诸症减轻，故茯苓加量以除湿渗水暖脾，香附以调血中之气，桂枝以温通之性防寒凉之弊。诸药合用，共奏疏肝健脾、清热化湿之效，选方治疗针对主要病机，同时根据病情变化随症加减，使得用药各司其力，纲举目张，药力直达病所，事半功倍。

病案三 患者，女，58 岁。因腹泻、腹痛伴黏液脓血便间断发作 10 年，加重 1 个月就诊。患者缘于 10 年前因饮食不节后出现腹泻、腹痛，伴黏液脓血便，遂就诊于河北某三甲医院，电子结肠镜示：溃疡性结肠炎。10 年来患者每逢天气变化，症状加重，患者于 1 个月前因着凉后症状加重。现主症为腹泻，腹痛，每日行 10 余次黏液血便，喜温喜按，食少纳差，舌淡胖，苔薄白，脉沉细。中医诊断：痢疾。证型：脾肾阳虚证。处方：白头翁 15g，茯苓 20g，白术 12g，党参 15g，黄芪 15g，薏苡仁 20g，墨旱莲 20g，蒲公英 15g，砂仁（后下）9g，葛根 20g，诃子肉 15g，柴胡 6g，地榆 20g，仙鹤草 30g，秦皮 12g，鹿衔草 15g。每日 1 剂，水煎取汁 400mL，分早、晚 2 次口服。

二诊：14 剂后，患者诉大便次数减少，每日 3 次，成形软便，食后多有便意。茯苓改为 15g，加醋香附 15g，山药 20g，炒鸡内金 15g。

三诊：14 剂后，诸症减轻，继服原方用药 2 周以巩固疗效，同时嘱患者注意保暖。考虑溃疡性结肠炎具有反复发作的特点，嘱患者坚持服药 2 年。2 年后复查肠镜结果示：慢性结肠炎。

按语：患者久病脾肾两虚，固摄无力，治当健脾益肾，理肠止泻。予白术、茯苓、薏苡仁、砂仁等健脾化湿，党参、黄芪温中补肾，并配秦皮、蒲公英清热解毒，地榆、仙鹤草凉血止血，兼可补虚酸涩止泻。二诊时于初诊方基础上加用升阳除湿之桑叶、紫苏叶，疏肝理气之八月札、香附、木香，三诊时处方中加清热化湿之芦根、白茅根，配以少量佩兰、白花蛇舌草以增清热解毒之力。

第十五章 肠易激综合征

肠易激综合征是消化系统常见的功能性疾病，占肠道门诊患者的 20%～50%，我国肠易激综合征的发病率高达 12%。研究发现，肠易激综合征患者以中青年阶段为多，男、女发病比例约为 2∶1。其主要病因及发病机制尚未完全阐明，但已明确内脏超敏反应和胃肠动力紊乱是其主要的病理生理基础。肠易激综合征的症状主要表现为反复的消化道不适，如腹胀腹痛，伴大便频次、性质等改变，或伴随焦虑、恐惧等精神症状。根据患者大便形状、排便习惯等，临床上把肠易激综合征分为腹泻型、便秘型、交替型、混合型等 4 种类型。

一、病因病机

肠易激综合征是以腹痛、腹泻、便秘等为主要特征的慢性非器质性肠道疾病，属于中医"泄泻""便秘""肠郁""腹痛"等范畴。中医认为肠易激综合征的发病基础多为先天禀赋不足和（或）后天失养，情志失调、饮食不节、感受外邪等是其主要的发病诱因。脾胃虚弱和（或）肝失疏泄是肠易激综合征发病的重要环节，肝郁脾虚是导致肠易激综合征发生的重要病机，脾肾阳虚、虚实夹杂是导致疾病迁延难愈的关键因素。诸多因素导致脾失健运，运化失司，形成水湿、湿热、痰瘀、食积等病理产物，阻滞气机，引发肠道功能紊乱；肝失疏泄，横逆犯脾，脾气不升则泄泻；若腑气通降不利则腹胀腹痛；肠腑传导失司则便秘；病久则脾肾阳虚，虚实夹杂。此病初期，多为肝气郁结，失于疏泄，肝气横逆乘脾；继则脾失健运，湿从中生；脾虚日久而致脾阳不足，继则肾阳受累。归纳而言，此病以湿为中心，以肝气郁结贯穿始终，气机失调为标，而脾肾阳虚为本。在整个发病过程中，肝失疏泄，脾失健运，脾阳及肾阳失于温煦。此外，肺失宣降、心神受扰亦可导致肠易激综合征。诸多因素兼杂最终导致肠易激综合征的病机转归由实转虚，虚实夹杂。

本病病位在肠，主要涉及肝、脾（胃）、肾等脏腑，与肺、心亦有一定的关系。

肝郁脾虚是导致肠易激综合征发生的重要因素。

二、辨证施治

在我国临床上以腹泻型肠易激综合征最为多见，便秘型、混合型和不定型肠易激综合征则相对较少。《肠易激综合征中医诊疗专家共识意见（2017）》指出肠易激综合征发病的关键是肝失疏泄及脾失健运，肝郁脾虚是腹泻型肠易激综合征的基本病机。将腹泻型肠易激综合征分为肝郁脾虚、脾虚湿盛、脾肾阳虚、脾胃湿热、寒热错杂 5 个证型；便秘型肠易激综合征分为肝郁气滞、胃肠积热、阴虚肠燥、脾肾阳虚、肺脾气虚 5 个证型。

1. 腹泻型肠易激综合征

（1）肝郁脾虚证

症状：腹痛即泻，泻后痛减，急躁易怒，两胁胀满，纳呆，身倦乏力，舌淡胖，或有齿痕，苔薄白，脉弦细。

病机：肝郁不达，横逆乘脾，运化失司。

治法：抑肝扶脾，调理气机。

方药：痛泻要方（《丹溪心法》）加减，本方由炒白术、生白芍、陈皮、炒枳壳、制香附、煨木香、防风、柴胡、生甘草等组成。腹痛甚者，加延胡索、香附；嗳气频繁者，加佛手、豆蔻；泻甚者，加五倍子、乌梅、葛根；腹胀明显者，加木香、大腹皮；烦躁易怒者，加牡丹皮、连翘。

（2）脾虚湿盛证

症状：大便溏泻，腹痛隐隐，劳累或受凉后发作或加重，神疲倦怠，纳呆，舌淡，可边有齿痕，苔白腻，脉虚弱。

病机：湿邪困脾，脾失健运，清浊不分。

治法：健脾益气，化湿止泄。

方药：参苓白术散（《太平惠民和剂局方》）加减，本方由炒薏苡仁、炒扁豆、党参、茯苓、白芍、山药、莲子、炒白术、炒陈皮、木香、甘草、砂仁等组成。舌白腻者，加厚朴、藿香；泻下稀便者，加苍术、葛根；夜寐差者，加炒酸枣仁、合欢花。

（3）脾肾阳虚证

症状：腹痛即泻，多晨起时发作，腹部冷痛，得温痛减，腰膝酸软，不思饮食，形寒肢冷，舌淡胖，苔白滑，脉沉细。

病机：命门火衰，脾失温煦。

治法：温补脾肾。

方药：附子理中汤（《太平惠民和剂局方》）合四神丸（《内科摘要》）加减，附子理中汤由附子、人参、干姜、甘草、白术组成；四神丸由补骨脂、肉豆蔻、吴茱萸、五味子组成。忧郁寡欢者，加合欢花、玫瑰花；腹痛喜按、怯寒便溏者，加重干姜用量，另加肉桂。

（4）脾胃湿热证

症状：腹中隐痛，泻下急迫或不爽，大便臭秽，脘闷不舒，口干不欲饮，或口苦，或口臭，肛门灼热，舌红，苔黄腻，脉濡数或滑数。

病机：湿热壅滞，损伤脾胃，传化失司。

治法：清热利湿，健运脾胃。

方药：葛根黄芩黄连汤（《伤寒论》）加减，本方由葛根、甘草、黄芩、黄连组成。苔厚者，加石菖蒲、豆蔻；口甜、苔厚腻者，加藿香、佩兰；腹胀者，加厚朴、陈皮；脘腹痛者，加枳壳、大腹皮。

（5）寒热错杂证

症状：大便时溏时泻，便前腹痛，得便减轻，腹胀或肠鸣，口苦或口臭，畏寒，受凉则发，舌质淡，苔薄黄，脉弦细或弦滑。

病机：久病脾虚，正虚邪恋，寒热夹杂。

治法：平调寒热，益气温中。

方药：乌梅丸（《伤寒论》）加减，本方由党参、炒白术、乌梅、黄柏、茯苓、炮姜、煨木香、当归、黄连、甘草、炒川椒、细辛、炒白芍等组成。少腹冷痛者，去黄连，加小茴香、荔枝核；胃脘灼热或口苦者，去花椒、干姜、附子，加栀子、吴茱萸；大便黏腻不爽、里急后重者，加槟榔、厚朴、山楂炭。

2. 便秘型肠易激综合征

（1）肝郁气滞证

症状：排便不畅，腹痛或腹胀，胸闷不舒，嗳气频作，两胁胀痛，舌暗红，脉弦。

病机：肝气失调，腑气不通。

治法：疏肝理气，行气导滞。

方药：四磨汤（《严氏济生方》）加减，本方由枳壳、槟榔、沉香、乌药等组成。腹痛明显者，加延胡索、白芍；肝郁化热见口苦或咽干者，加黄芩、菊花、

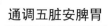

夏枯草、木蝴蝶；大便硬结者，加火麻仁、杏仁、生地黄、玄参。

（2）胃肠积热证

症状：排便艰难，数日一行，便如羊粪，外裹黏液，少腹或胀或痛，口干或口臭，头晕或头胀，形体消瘦，舌质红，苔黄少津，脉细数。

病机：胃热津伤，肠腑燥结。

治法：泻热清肠，润肠通便。

方药：麻子仁丸（《伤寒论》）加减，本方由火麻仁、白芍、枳实、大黄、厚朴、杏仁等组成。便秘重者，加玄参、生地黄、麦冬；腹痛明显者，加延胡索，原方重用白芍。

（3）阴虚肠燥证

症状：大便硬结难下，便如羊粪，少腹疼痛或按之胀痛，口干少津，舌红苔少根黄，脉弱。

病机：阴津不足，肠腑失润。

治法：滋阴泻热，润肠通便。

方药：增液汤（《温病条辨》）加减，本方由生地黄、北沙参、麦冬、当归、白芍、玄参、川楝子等组成。烦热，或口干，或舌红少津者，加知母；头晕脑胀者，加枳壳、当归。

（4）脾肾阳虚证

症状：大便干或不干，排出困难，腹中冷痛，得热则减，小便清长，四肢不温，面色白，舌淡苔白，脉沉迟。

病机：阳气虚衰，阴寒凝结，腑气不通。

治法：温润通便，益肾补脾。

方药：济川煎（《景岳全书》）加减，本方由当归、牛膝、肉苁蓉、泽泻、升麻、枳壳等组成。舌边有齿痕、舌体胖大者，加炒白术、炒苍术；四肢冷或小腹冷痛者，加补骨脂、肉豆蔻。

（5）肺脾气虚证

症状：大便并不干硬，虽有便意，但排便困难，便前腹痛，神疲气怯，懒言，便后乏力，舌淡苔白，脉弱。

病机：肺脾气虚，传送无力。

治法：益气润肠，补肺健脾。

方药：黄芪汤（《金匮翼》）加减，本方由黄芪、陈皮、白蜜、火麻仁等组成。

气虚明显者，可加党参、白术；久泻不止、中气不足者，加升麻、柴胡、黄芪；腹痛喜按、畏寒便溏者，加炮姜、肉桂；脾虚湿盛者，加苍术、藿香、泽泻。

三、历代医家经验

1. 腹泻型肠易激综合征

（1）张仲景：张仲景对泄泻的病因病机并无专门的论述，而散见于相关方证的论述中。概而言之，大致有以下几种情况：一是体虚感邪。如《伤寒论》第 191 条"阳明病，若中寒者，不能食，小便不利，手足濈然汗出，此欲作固瘕，必大便初硬后溏。所以然者，以胃中冷，水谷不别故也"，《金匮要略·腹满寒疝宿食病脉证治》中"中寒，其人下利，以里虚也，欲嚏不能，此人肚中寒"，即为里虚感寒所致。二是表邪入里，下迫大肠。如《伤寒论》第 32 条"太阳与阳明合病者，必自下利"等。三是误用攻下，使大肠传导功能失常。如《伤寒论》第 139 条"太阳病，二三日，不能卧，但欲起，心下必结，脉微弱者，此本有寒分也。反下之，若利止，必作结胸；未止者，四日复下之，此作协热利也"，即为表寒兼有里饮，反复误下致里虚兼表热下利。四是久病脾肾虚寒。如《伤寒论》第 273 条"太阴之为病，腹满而吐，食不下，自利益甚，时腹自痛"，第 282 条"少阴病，欲吐不吐，心烦，但欲寐。五六日自利而渴者，属少阴也，虚故引水自救，若小便色白者，少阴病形悉具。小便白者，以下焦虚，有寒，不能制水，故令色白也"。《金匮要略·水气病脉证并治》亦说："趺阳脉伏，水谷不化，脾气衰则鹜溏。"五是水饮内停，浸渍肠道。如《伤寒论》第 356 条"伤寒，厥而心下悸，宜先治水，当服茯苓甘草汤，却治其厥。不尔，水渍入胃，必作利也"，即为胃虚水停误治，水气下渍下利。六是下焦虚寒，固摄失常。如《金匮要略·五脏风寒积聚病脉证并治》言："下焦竭，即遗溺失便，其气不和，不能自禁制。"其他如胃肠实热、宿食停滞、肝脾不调、肝胃不和等也可导致泄泻。其病位涉及脾胃、肾、肝、肺、小肠、大肠等，但总缘于小肠分清别浊及大肠的传导功能失常。故《金匮要略·五脏风寒积聚病脉证并治》说："大肠有寒者，多鹜溏；有热者，便肠垢。小肠有寒者，其人下重便血。"

（2）刘完素：刘完素在《素问病机气宜保命集·泻痢论》中将泄泻、痢疾合称为"泻痢"，提出"脏腑泻痢，其证多种，大抵从风湿热论"，并且在《黄帝素问宣明论方》中将《内经》湿病的病机解释为"湿本土气，火热能生土湿，故夏热则万物湿润，秋凉则湿复燥干也。湿病本不自生，因于火热怫郁，水液不能宣行，即停滞而生水湿也。凡病湿者，多自热生"。刘完素认为脏腑泻利从风湿热论，且病湿者又多自热生，故可看出对于泄泻认为多因火热而起。《素问玄机原病式》中言："暴注，卒暴注泄也。肠胃热甚而传化失常，火性疾速，故如是也。下迫，后重里急，窘迫急痛也。火性急速而能燥物故也""吐下霍乱，三焦为水谷传化之道路，热气甚则传化失常而吐泻霍乱，火性躁动故也。"亦印证了刘完素对于泄泻的病机大多从热论治。因此，刘完素的治方多以清热利湿为主，《黄帝素问宣明论方》中有"葶苈木香散，治湿热内外甚，水肿腹胀，小便赤涩，大便滑泄……大橘皮汤，治湿热内甚，心腹胀满，水肿，小便不利，大便滑泄……"葶苈木香散组成为葶苈、茯苓（去皮）、猪苓（去皮）、白术、木香、泽泻、木通、甘草、辣桂、滑石。大橘皮汤组成为橘皮、木香、滑石、槟榔、茯苓（去皮）、木猪苓（去皮）、泽泻、白术、官桂、甘草。泄泻一病，刘完素或以清热利湿为主，或方中虽无寒凉之药，他也会适当加一些寒凉之药，如芍药，得以充分体现刘完素治病的特点。

（3）朱丹溪：朱丹溪的《丹溪心法·泄泻》中主张湿邪为盛而致泄泻，"凡泻水腹不痛者，是湿；饮食入胃不住，或完谷不化者，是气虚；腹痛泻水肠鸣，痛一阵泻一阵，是火；或泻时或不泻，或多或少，是痰；腹痛甚而泻，泻后痛减者，是食积。"湿邪蕴久，气虚，食滞均可化热伤阴。丹溪于《金匮钩玄·泄泻》中针对泄泻的治法，提出"世俗类用涩药治痢与泻，若积久而虚者或可行之，而初得之者恐必变他疾，为祸不小矣。殊不知多因于湿，惟分利小水，最为上策……故凡泄泻之药，多用淡渗之剂利之"的总体方针。朱丹溪治疗泄泻所用的方药非常多，止泻方、理中丸、平补五苓散、脾泄丸、止泄丸、四苓散、胃苓汤、术附汤、感应丸、保和丸、痛泻要方、五味子散、椒附丸、二神丸、清六丸、温六丸、桂苓甘露饮、补脾丸、附子理中丸、香豆理中汤、香砂理中汤、沉香补中汤、养气丸、参苓壮脾丸、木香顺气散、养脾丸等。其中最著名的为《丹溪心法》中记载的保和丸与痛泻要方。痛泻要方由芍药、白术、陈皮、防风4味药组成，芍药药性苦酸微寒，养血泻肝以敛阴。可见丹溪在治泻的同时依然注重养阴。

（4）李东垣：李东垣对于泄泻的认识主要从三方面阐述。一是长夏湿热困胃，他在《脾胃论·长夏湿热胃困尤甚用清暑益气汤论》中论述道："时当长夏，湿热大胜，蒸蒸而炽，人感之多四肢困倦，精神短少，懒于动作，胸满气促，肢节沉疼，或气高而喘，身热而烦，心下膨痞，小便黄而数，大便溏而频……其天暑湿令则一也。宜以清燥之剂治之。"治以香薷汤、五苓散、益元散、理中汤、清暑益气汤等。二是形体劳役损伤脾胃，东垣在《脾胃论·脾胃胜衰论》中指出："形体劳役则脾病，脾病则怠惰嗜卧，四肢不收，大便泄泻……如脉缓，病怠惰嗜卧，四肢不收，或大便泄泻，此湿胜，从平胃散。若脉弦，气弱自汗，四肢发热，或大便泄泻，或皮毛枯槁，发脱落，从黄芪建中汤。"三是饮食伤脾，东垣在《脾胃论·饮食伤脾论》中曰："夫脾者，行胃津液，磨胃中之谷，主五味也。胃既伤，则饮食不化，口不知味，四肢倦困，心腹痞满，兀兀欲吐而恶食，或为飧泄……"在《脾胃论·脾胃损在调饮食适寒温》中曰："夫脾、胃、大肠、小肠、三焦、膀胱，仓廪之本，营之所居，名曰器，能化糟粕转味而出入者也。若饮食热无灼灼，寒无怆怆，寒温中适，故气将持，乃不致邪僻。或饮食失节，寒温不适，所生之病，或溏泄无度……"病因虽然有三个方面，但东垣认为泄泻归根结底为脾胃受损所致，由此可看出东垣对于脾土的重视程度。

2. 便秘型肠易激综合征

（1）张仲景：仲景在《伤寒论》中将便秘大致分为五类：一是阳明腑实证，予以泻下通便法治疗，《伤寒论》第 207 条"阳明病，不吐，不下，心烦者，可与调胃承气汤"，第 208 条"阳明病，脉迟，虽汗出，不恶寒，其身必重，短气，腹满而喘，有潮热者，此外欲解，可攻里也。手足濈然汗出者，此大便已硬也，大承气汤主之。若汗多，微发热恶寒者，外未解也，其热不潮，未可与大承气汤。若腹大满不通者，可与小承气汤，微和胃气，勿令至大泄下"，指出根据痞满、燥、实的不同而分别选用调胃承气汤、小承气汤及大承气汤攻下实热，荡除燥结。二是阳明兼少阳证，予表里双解法施治，宜用小柴胡汤和解少阳枢机，通畅三焦气机，以下大便，即《伤寒论》第 230 条所云："阳明病，胁下硬满，不大便而呕，舌上白苔者，可与小柴胡汤。上焦得通，津液得下，胃气因和，身濈然汗出而解。"三是脾约证，予以润肠通便法，根据《伤寒论》第 247 条"趺阳脉浮而涩，浮则胃气强，涩则小便数，浮涩相搏，大便则硬，其脾为约，麻子仁丸主之"，可予麻子仁丸润下通便。四是阳虚寒凝证，予以温阳通便法化解，予桂枝附子汤加减化裁。正如《伤寒论》第 174 条"伤寒八九日，风湿相搏，身体疼烦，不能自转侧，不呕不渴，脉浮虚而涩者，桂枝附子汤主之；若其人大便硬，小便自利者，去桂加白术汤主之"。五是失治误治，耗伤津液亦可引起便秘，如《伤寒论》"太阳病，重发汗而复下之，不大便五六日（137）""发汗利小便已，胃中燥烦实，大便难是也（179）""太阳病，若发汗，若下，若利小便，此亡津液，胃中干燥，因转属阳明。不更衣、内实、大便难者，此名阳明也（181）"等，为后世医家治疗便秘相关疾病提供了临床诊疗思路。

（2）张景岳：张景岳将便秘称为秘结，分为虚秘、风秘、气秘、热秘、寒秘、湿秘等。《景岳全书·杂证谟·秘结》云："则凡云风秘者，盖风未必秘，但风胜则燥，而燥必由火，热则生风，即阳结也。岂谓因风而宜散乎？有云气秘者，盖气有虚实，气实者阳有余，阳结也。气虚者阳不足，阴结也，岂谓气结而尽宜破散乎？至若热秘、寒秘，亦不过阴阳之别名耳。再若湿秘之说，则湿岂能秘，但湿之不化，由气之不行耳，气之不行，即虚秘也，亦阴结也。总之，有火者便是阳结，无火者便是阴结。以此辨之，岂不了然？余故曰：凡斯二者，即秘结之纲领也。"强调阴结与阳结为秘结之纲领，同时认为便秘与肾主二便的生理功能密不可分。"秘结之由，除阳明热结之外，则悉由乎肾。盖肾主二阴而司开阖，故大小便不禁者，其责在肾，然则不通者，独非肾乎。故肾热者，宜凉而滋之。肾寒者，宜温而滋之。肾虚者，宜补而滋之。肾干燥者，宜润而滋之。经曰：肾苦燥，急食辛以润之，开腠理，致津液通气也，正此之谓。"

（3）叶天士：叶天士认为"肠痹"与"便闭"属于异名同病，均表现为大便不下的临床症状，与肺、脾、胃等脏腑相关，主张开上窍以利下窍、调脾胃以通肠腑。《临证指南医案·肠痹》云："肠痹本与便闭同类，今另分一门者，欲人知腑病治脏，下病治上之法也。盖肠痹之便闭，较之燥屎坚结欲便不通者稍缓，故先生但开降上焦肺气，上窍开泄，下窍自通矣。若燥屎坚闭，则有三承气、润肠丸、通幽汤及温脾汤之类主之。"《临证指南医案·便闭》言："阳气郁勃，腑失传导，纳食中痞，大便结燥，调理少进酒肉坚凝，以宣通肠胃中郁热可效。"

四、刘启泉教授经验

1. 论治特色

（1）土虚湿盛，运脾为要：脾胃为后天之本，气血生化之源，肠易激综合征的形成与脾胃功能关系密切。脾与胃同居中焦，且互为表里，为气机升降之枢纽，二者一脏一腑，脾主升，胃主降，脾气升则精津布输，胃气降则浊气得泄。六腑以通为用，以降为和，大肠的传导功能是胃通降功能之延伸，胃气通降，腑气才能通畅。若脾气虚弱，失于运化，则泄泻或便秘。

腹泻型肠易激综合征：丹溪所著《金匮钩玄》及其门人整编的《丹溪治法心

要》《丹溪心法》《丹溪手镜》等均设泄泻专篇予以讨论。《金匮钩玄》有言，"泄泻者……皆能动乎脾湿"，明确了泄泻多由外感或内因触动脾湿引发。《内经》所言之泄，总不脱离中焦湿盛为害。此外，《素问·脏气法时论》曰："脾病者……虚则腹满肠鸣，飧泄，食不化。"由此确立了泄泻从脾湿论治的理论基础。戴思恭在《金匮钩玄》附录中详述了脾湿泄泻的5种具体分型："夫泄有五，飧泄者，水谷不化而完出，湿兼风也；溏泄者，所下汁积黏垢，湿兼热也；鹜泄者，所下澄澈清冷，小便清白，湿兼寒也；濡泄者，体重软弱，泄下多水，湿自甚也；滑泄者，久下不能禁固，湿胜气脱也。"在丹溪"泄泻由湿"的基础上，戴思恭进一步提出泄泻有湿兼风、湿兼热、湿兼寒、湿自甚、湿胜气脱之别，但无论是飧泄、溏泄、鹜泄、濡泄、滑泄，病邪总以湿邪为根本，湿邪困脾是泄泻的主要病机。脾主运化水谷，喜燥恶湿。脾虚失运，运化无权，水谷精微不得输布，水谷糟粕混杂而下，遂成泄泻；又或脾本不虚，湿邪太重，克制脾土，脾胃功能失调，运化失常，清浊不分，泄泻乃生。

便秘型肠易激综合征：湿秘是由于湿邪阻滞大肠而导致大便黏滞不爽、排出不畅的病症，属于便秘的一种。湿秘病名首见于宋代严用和《重订严氏济生方·大便门》，"夫五秘者，风秘、气秘、湿秘、寒秘、热秘是也。"而究其病因，诸家各有论述，最早可追溯至《素问·至真要大论》，曰："太阴司天，湿淫所胜，则沉阴且布，雨变枯槁……大便难。"《景岳全书·杂证谟·秘结》云："再若湿秘之说，则湿岂能秘，但湿之不化，由气之不行耳。气之不行，即虚秘也，亦阴结也。"清代吴鞠通在《温病条辨》中言："湿温久羁，三焦弥漫，神昏窍阻，少腹硬满，大便不下""湿凝气阻，三焦俱闭，二便不通。"脾虚湿盛之肠易激综合征，运脾为要，运脾之法，《本草纲目·十剂》言："风药可以胜湿，燥药可以除湿，淡药可以渗湿……湿而有热，苦寒之剂燥之；湿而有寒，辛热之剂燥之。"故风药、燥药、淡渗药在祛湿中扮演重要角色。此外，根据湿邪的热化与寒化，予以苦温燥湿、苦寒燥湿治法，并佐以芳香化湿、淡渗利湿之品；同时对于兼夹气滞、脾虚、化热的不同而予以理气、运脾、清热之法治疗。

（2）肝郁脾虚，抑木扶土：腹泻型肠易激综合征表现为腹痛即欲泻，泻后痛可缓，丹溪谓之"痛泄"，是泄泻病中非常重要的一型。《丹溪心法》中载："治痛泄，炒白术三两，炒芍药二两，炒陈皮两半，防风一两。"本病病机属肝气乘脾，肝脾不和是痛泻之主因。生理上，肝主疏泄，调畅气机，能协调脾胃升降，利于脾的运化转输；而脾气健旺则能濡养肝气，使之疏泄调达。一旦肝脾不和，肝疏泄太过，"气有余，则制己所胜"，出现木旺乘土，泄泻则生；或脾失健运，清阳不升，"其不及，则己所不胜侮而乘之"，出现土虚木乘，发为泄泻。后世《医方考》也指出，"泻责之脾，痛责之肝；肝责之实，脾责之虚，脾虚肝实，故令痛泻"，是对肝脾不和病机的经典概括，历来为大家所公认。而痛泄病机虽为肝脾不和，但以肝旺为主，与脾虚为主之泄泻不同，前者当以柔肝和脾为主，后者治宜健脾化湿为要。从药物比重来看，丹溪治痛泄方全方4味药，扶土作用的药物少，抑木作用的药物多，唯有白术一味有补脾之功，其他三味均为柔肝散肝之品，故此方立意当为抑木为主，扶土为辅。临床每遇因忧思恼怒或情绪紧张时所引发的泄泻，或兼见胸胁满闷者，常辨为肝旺乘脾，在用药上常于痛泻要方基础上酌加疏肝柔肝之品，如柴胡、白芍、白残花、合欢花等；若兼见胸脘痞闷、嗳气食少者，是为肝旺脾虚夹湿之象，可加用茯苓、扁豆、山药、薏苡仁等以健脾化湿止泻。

便秘型肠易激综合征症见大便干结，或不甚干结，欲便不得出，或排便不畅，每于情志不调时诱发或加重，肠鸣矢气，腹中胀痛，胸胁满闷，嗳气频作，纳呆，舌淡红，舌苔薄腻，脉弦。刘启泉教授指此多因气机不利使腑气郁滞，脾胃升降失常，导致糟粕内停而成，如《金匮翼·便秘》所言："气秘者，气内滞而物不行也。"肝主疏泄，肝气条达则气机调畅，大肠传导、魄门的启闭正常。《素灵微蕴·噎膈解》云："饮食消腐，其权在脾；粪溺疏泄，其职在肝。"若肝失条达，气机郁滞，肠腑通降受阻，则大便秘结，而成气秘。明·王肯堂《杂病证治准绳·大便不通》曰："气秘，由气不升降，谷气不行，其人多噫……有气作痛，大便秘塞，用通剂而便愈不通。又有气秘，强通之虽通，复秘。或迫之使通，因而下血者，此当顺气。"刘启泉教授常选用柴胡疏肝散、逍遥丸、四逆汤等疏肝解郁之辈升发肝气，以通肠腑。

肝木条达则枢机调畅，外可温卫气司腠理，内能舒达脾土以助运化，下可调畅肠腑以助传导。肝为将军之官，主疏泄，与情绪变化关系最为密切，情志失调会使肝气郁结，失于疏泄，因此肝极易为情志所伤，肝是机体调节心理应激反应的核心。当情志怫郁或恼怒伤肝，则会使肝气不疏、气失调达而壅滞，进而使脾气不畅，升降失调而导致腹胀。肝失疏泄，气机闭阻，大肠传导不利则成便秘；又如忧思不解，损伤脾胃，使脾失运化，气机失于升降，亦可导致大肠传导失职而形成便秘。反之，若肝木疏泄太过，则常亦导致腹泻的发生。

（3）脾肾阳虚，温肾暖土：腹泻型肠易激综合征。《丹溪心法》中指出脾肾虚寒，清浊不分，亦可致泻，"虽省节饮食忌口，但得日间，上半夜无事，近五更其泻复作，此病在肾，俗呼为脾肾泻，分水饮下二神丸及椒朴丸，或平胃散下小茴香丸。病久而重，其人虚甚，宜椒附汤。"脾主运化水液，须借助肾之温煦；肾主水，为水之下源，须赖脾之制约。若肾阳不足，下焦不暖则蒸化失司，火不生土则脾阳不运。当黎明阳气未复，阴寒乘隙而动，夹寒水下泛肠间，腹痛随发，泄泻始作。《丹溪心法》二神丸，组成为：炒破故纸四两，生肉豆蔻二两，大肥枣四十九个，生姜四两。破故纸即补骨脂，能温肾阳、补脾阳、止泻；肉豆蔻能温脾暖胃、涩肠止泻；大枣补脾气、护胃气；生姜温中散寒、和胃运脾，全方共奏温补脾肾、涩肠止泻之功。椒朴丸在《博济方》和《苏沈良方》中均有记载，主治脾胃虚冷。平胃散主治湿滞脾胃证。小茴香丸出自《秘传证治要诀及类方》卷四引《普济本事方》，主治脾肾两虚五更泄泻。常以四神丸作为以黎明腹泻、完谷不化为主要表现的肾阳虚衰证泄泻的基础方，即补骨脂、肉豆蔻、五味子、吴茱萸。肾阳虚衰明显时，常少佐附子、肉桂等温肾之品；脾阳不足可加炮姜、山药等暖脾之味；内寒腹痛可加乌药、荔枝核等散寒药；泻次频多者可加石榴皮、芡实等酸涩之品。

便秘型肠易激综合征常表现为大便艰涩，腹部拘急冷痛，喜温喜按，得温痛减，口淡不欲饮水，手足不温等，此即阳虚秘。《圣济总录·大便秘涩》云："大便秘涩，盖非一证，皆荣卫不调，阴阳之气相持也。"寒凝胃府，脾胃阳气被遏，致大肠气机郁滞，传导不利，糟粕内停。刘启泉教授常用温肾暖土之法以温里散寒，润肠通便，选用济川煎类加减，常以炮姜温补脾肾之阳，肉苁蓉温肾益精、暖腰润肠，当归、瓜蒌、火麻仁和血养血、润肠通便，佐酒大黄以缓其泻下。《本草正义》有载："大黄欲速者生用，泡汤便吞，欲缓者熟用，和药煎服。"枳壳下气宽肠而助通便，以加强通便之效，为使药。诸药合用，使肾阳复，冷积去，则诸症消。

（4）魄门不通，宣肺降腑：便秘型肠易激综合征亦与肺密切相关，《中藏经》云："大肠者，肺之腑也，为传送之司，号监仓之官。肺病久不已，则传入大肠。"《医经精义》曰："大肠之所以能传导者，以其为肺之腑，肺气下达，故能传导。"魄门是肺气下通之门户，肺上窍开于鼻，下施于魄门，而肺主一身之气，若肺不得宣，则气不能下，肠腑不通，或肺失肃降，则津液不能下达，均可导致便秘型肠易激综合征。此类患者大多有便意，但排便困难，便前腹痛，或伴神疲气怯，乏力懒言。刘启泉教授认为此类患者多有旧疾，导致外感症状并不明显，如咳嗽、喷嚏、流涕等，却因肺气郁闭而导致胃气上逆，腹胀、嗳气、疼痛等症状增加。

临床上，对于肺气不利而引起的便秘型肠易激综合征，常治以宣降肺气，润肠通腑。临床上，见便秘型肠易激综合征兼有胸部憋闷、喘咳者，常用紫菀、杏仁、桔梗等宣利肺气；若大便干结，肺胃热盛，口渴引饮，津液大伤，辅以酒大黄泻热攻积，清上焦火热；配合北沙参、麦冬、石斛等增水行舟。

（5）心扰致泄，抚心安神：脑肠轴是连接胃肠道和中枢神经系统的传导通路。刘启泉教授结合临床经验，将心主神志与脑肠轴学说相结合，认为心神受扰亦可导致肠易激综合征。人的精神、思维、意识、情志等精神活动统称为神志，总属于心，分属五脏，又皆与脑相关。张锡纯在《医学衷中参西录》中提出："人之神明，原在心与脑两处""盖神明之体藏于脑，神明之用发于心也。"故刘启泉教授认为脑肠轴亦存在"心肠轴"的方面，《类经》言"五神藏于五脏而心为之主"，情志失调不仅与肝、脾有关，且与心神息息相关，情志不畅导致心主神明功能异常，心神失调、思虑过度使脾气郁结，碍其运化水湿，水湿并走大肠则发生腹泻型肠易激综合征；使脾胃升降失常，魄门不得开，则见便秘型肠易激综合征。

《名医类案》言："火生土，脾之旺，赖火之燥；心气不足，则火不燥，脾土受湿，故令泄泻。"《诸病源候论》云："心劳者，忽忽喜忘，大便苦难。"气血是神的物质基础，肠道功能失司，气机升降失常，使脾阳不升，水谷精微无以散布滋养心脉，血脉不充，心神失养，又会出现不寐、困倦、情绪不安等神志异常。故刘启泉教授主张心肠同治，抚心安神以调肠，药用合欢花、合欢皮、酸枣仁等。

2. 经验处方

（1）自拟疏肝扶脾方

组成：炒白术 12g，茯苓 30g，防风 6g，陈皮 10g，佛手 6g，生山药 20g，炒薏苡仁 20g，芡实 20g，合欢皮 20g，合欢花 12g，柴胡 9g，白芍 20g，当归 15g。

功效：疏肝解郁，健脾止泻。

主治：腹泻型肠易激综合征肝郁气滞、脾虚湿盛证。

加减：胁痛明显者，加川楝子、醋延胡索；腹胀明显者，伍用木香、枳实；肝郁化火者，加黄连、牡丹皮。

分析：中医学认为肝主疏泄，调畅情志，若肝气郁滞，气机不畅，往往导致情志不舒、焦虑烦躁、睡眠障碍等。方中以合欢花、合欢皮为组合，二者一气一血，合欢花轻清走上，合欢皮和血下行，入肝经的同时又入心经，既可解郁又可安神，乃治疗虚烦不安、调心安神之佳品。二者合用，对腹泻型肠易激综合征患者具有良好效果。脾主运化，为气血生化之源，后天之本，故脾胃虚弱为本病发病之本，治疗上应健脾化湿，调畅气机。方中以茯苓、薏苡仁为健脾化湿主药，二者性平，补虚而不敛邪，祛邪而不伤正，可利水渗湿，健脾除痹，宁心安神，而无滋腻碍脾之虞。《本草正》言茯苓"能利窍去湿，利窍则开心益智，导浊生津；去湿则逐水燥脾，补中健胃；祛惊痫，厚肠藏，治痰之本，助药之降。"肠易激综合征久病者多为久泄或顽固不愈的泄泻，久病伤阴，阴亏则病难愈，故方中以山药益气养阴、补脾固肾，芡实益肾固精、健脾止泻，二者均性平，且功效相似，山药养阴之力大，芡实固涩之性佳，山药养阴而不碍脾，芡实收敛而不生痰，二者合用，健脾养阴，固肾收涩，对肠易激综合征久病者疗效显著；白术苦甘而温，苦燥湿，甘补脾，温和中，故补脾燥湿健运，实土以御木乘。《本草汇言》曰："白术，乃扶植脾胃、散湿除痹、消食除痞之要药也。脾虚不健，术能补之；胃虚不纳，术能助之。"现代研究表明：白术对胃肠道平滑肌有兴奋和抑制双向调节作用，白术可兴奋胃肠道 M 受体和乙酰胆碱受体，促进胃肠蠕动与排空，还可抑制胃肠运动和治疗脾虚证。方中白术炒用可增强健脾止泻之功；柴胡、佛手疏肝解郁，条达气机；当归、白芍养血活血，柔肝止痛；陈皮理气健脾燥湿；防风属中医学风药的范畴，其概念的提出最早见于李东垣的《脾胃论》，其性温，其味辛，具有升、散、动、窜的特点，有辛散、升阳、举托、燥湿、引经之效。风药性多苦温，温能散寒，苦可燥湿，湿去则脾健；又风药性轻气灵，善行走窜，可行气祛湿解表，脾困除而健运复；又风药味辛香，性善升浮，可升提下陷之清气，斡旋中气，调畅中焦气机，使脾胃健运，复其升清降浊之功，泄泻自止。防风为风药中之润剂，搜肝气而疏肝，升阳气而醒脾，取风能胜湿之意。于此处佐用，既可疏散肝郁，又起胜湿止痛、止泻的作用。

（2）自拟温肾固本方

组成：茯苓 30g，陈皮 15g，麸炒枳壳 15g，徐长卿 15g，葛根 30g，诃子肉 20g，防风 10g，砂仁 10g，升麻 6g，炮姜 6g，醋五味子 6g。

功效：温肾助阳，健脾益气。

主治：腹泻型肠易激综合征脾肾阳虚证。

加减：食欲不振者，加焦三仙助消化；若脾阳虚衰，阴寒内盛，腹中冷痛，手足不温，宜加吴茱萸、肉桂温中散寒；若久泻不止、中气下陷而致脱肛者，可用补中益气汤，健脾止泻。

分析：脾肾阳虚证的病因病机多由脾肾久病耗气伤阳，或久泄久痢，或水邪久踞，导致肾阳虚衰不能温养脾阳，或脾阳久虚不能充养肾阳，终则脾肾阳气俱伤而成。脾为后天之本，肾为先天之本。脾主运化水谷精微，须借助肾阳的温煦，肾脏精气亦有赖于水谷精微的不断补充与化生。脾与肾，后天与先天是相互资生、相互影响的。《医宗必读》曰："脾肾者，水为万物之元，土为万物之母，二脏安和，一身皆治，百疾不生。夫脾具土德，脾安则肾愈安也。肾兼水火，肾安则水不挟肝上泛而凌土湿，火能益土运行而化精微，故肾安则脾愈安也。"方中以茯苓、炮姜、升麻温肾健脾为主药，以诃子肉、葛根、醋五味子益气养阴，补脾固肾止泻；陈皮、枳壳、砂仁健脾燥湿，行气和胃；徐长卿、防风升托清阳，行气达表。

（3）自拟疏肝通便方

组成：柴胡 10g，黄芩 10g，佛手 12g，醋香附 15g，白芍 15g，枳实 15g，陈皮 12g，白术 20g，生地黄 15g，玄参 10g，麦冬 15g，酒大黄（后下）6g，瓜蒌 20g。

功效：疏肝行气，润肠通便。

主治：便秘型肠易激综合征肝郁气滞证。

加减：肝郁日久、气郁化火者，加栀子、龙胆草清肝泻火；气逆呕吐者，加清半夏、生姜降逆止呕；忧郁寡言、夜寐不安者，加合欢花、酸枣仁安神解郁。

分析：肝郁气滞证的病因病机多由肝气疏泄失调，气机壅滞，影响脾胃升降，肠腑不得通降，糟粕内留所致。肝脾关系密切，肝为刚脏，其生理功能依赖于脾的濡养，脾主运化亦离不开肝气的疏泄功能，"木赖土而荣"。方中柴胡升发肝阳；佛手、醋香附疏解肝郁；黄芩苦降，升中有降，以防肝阳耗散；白芍酸敛肝阴，散中有收；白术炒用健脾，生用主攻通便，可用至 20~30g；枳实、陈皮行气导滞，通降胃肠；肺与大肠相表里，选用瓜蒌提壶揭盖，开上窍以利下窍；肾为水脏，主司二便，增液汤取用生地黄、玄参、麦冬以增水行舟，佐以酒大黄缓泻通便。诸药合用，共奏疏肝解郁、调理肝脾、以通便导滞之功。

3. 用药经验

（1）对药

①薏苡仁、芡实：脾胃受损日久即导致脾胃虚弱，清浊不分，混杂而下，遂成泄泻，治疗上补益与祛湿并重。薏苡仁配伍芡实，有利湿而不伤阴、补益而不壅滞之效。薏苡仁甘淡凉，归脾、胃、肺经，功善利水渗湿，健脾除痹，清热排脓。芡实甘涩平，归肺、肾经，功善益肾固精，健脾止泻，除湿止带。薏苡仁属利水渗湿药，芡实属收涩药，二药相伍，以薏苡仁为主，芡实为辅，芡实可增薏苡仁健脾利湿之功，又起收涩之效，防止利湿太过。如此甘以益脾，燥以除湿，

脾运健则水湿化，胃气旺则纳谷增，自有止泻之功。用于脾虚湿盛，久泄不愈者，症见大便溏泻、周身乏力、劳累加重、舌淡红、两侧有齿痕、苔白腻、脉虚弱者。

薏苡仁，《名医别录》记载："利肠胃，消水肿，令人能食。"薏苡仁为阳明药，能健脾益胃，最善利水，且其不至损耗真阴之气，泄利、水肿常用之。研究发现，薏苡仁及其拆分组均能调节脾虚水湿不化大鼠紊乱的血浆胃肠激素水平趋于正常，从而改善和促进胃肠运动功能；且薏苡仁蛋白在代谢笼、水负荷实验中利尿作用尤为明显。现代药理研究表明，薏苡仁内酯对小肠有抑制作用。芡实，《本草求真》谓芡实补脾以其味甘之故，惟其味甘补脾，故能利湿，而泄泻、腹痛可治。

②徐长卿、木香：泄泻多因邪滞肠道，气血壅塞，肠道传化失司而成，肠腑气机不畅，通降不利则产生腹痛、大便失常等症。治疗此类患者应以消滞气、除胀满为原则。徐长卿辛温，归肝、胃经，功善祛风化湿，止痛止痒。木香辛苦温，归脾、胃、大肠、胆、三焦经，功善行气止痛，健脾消食。徐长卿配伍木香，对于腹胀腹痛明显的肠易激综合征尤为适宜。二药合用，徐长卿可以提高木香健脾行气之功，且徐长卿具有良好的止痛效果，可以减轻腹痛。二药配伍，辛行苦降，行气化滞，如此大肠之滞气可消，脘腹之胀满可除，泄泻可止。用于肝郁脾虚型泄泻，症见腹痛即泻，泻后痛减，急躁易怒，两胁胀痛，舌淡胖，苔薄白，脉弦细。

徐长卿，《吉林中草药》云："利尿，强壮，镇静止痛，驱寒散瘀，解蛇毒，通络和血。治脚气，水肿，腹水，胀满，寒性腹痛。"临床治疗痧症、腹痛、食积、霍乱、小儿腹胀疗效颇佳。药理研究发现，徐长卿中的多糖成分、丹皮酚成分能对抗免疫分子、炎症介质，这与治疗腹泻密切相关。木香，《日华子本草》载："治心腹一切气，止泻，霍乱，痢疾，安胎，健脾消食，疗羸劣，膀胱冷痛，呕逆反胃。"现代研究发现，木香75%乙醇提取物能抑制二甲苯引起的小鼠耳肿、角叉菜胶引起的小鼠足跖肿胀，减少小鼠小肠性腹泻和大肠性腹泻次数，对小鼠墨汁胃肠推进运动也有弱抑制作用。临床木香常煨用，如此行气之力缓而实肠止泻，治疗泄泻、腹痛药效增强。

③仙鹤草、地锦草：部分腹泻型肠易激综合征患者反复发作，日久由气及血，气血同病。此时治疗应气血兼顾。而在腹泻病例中只要抓住病机，在分型治疗前提下，加用仙鹤草、地锦草两药，可提高疗效。仙鹤草配伍地锦草，二药相互辅佐，相须为用，调气和血，宣通痹阻，流通血脉。仙鹤草苦涩平，归心、肝经，功善收敛止血止痢，截疟，补虚。地锦草辛平，归肝、大肠经，用于痢疾泄泻、咯血、尿血、便血等。二药配伍，既可活血，又可止血，起双向调节之功。仙鹤

草既有止泻的作用，而又非专一固摄，具有明显的升清降浊作用，可使胃肠功能尽快恢复，且具有发汗解表之功。

仙鹤草，既可散痞满，又可治跌扑吐血、血崩、痢、肠风下血等症。现代研究证明，仙鹤草治疗急慢性腹泻、心律失常、过敏性紫癜、盗汗等疾病，均有显著疗效。药理研究证实，仙鹤草的主要成分有仙鹤草素甲、乙、丙、丁及仙鹤草醇、仙鹤草内酯、维生素 K 等，有止血、抗炎、抑菌、抗过敏作用，可以减缓肠蠕动，缓解肠痉挛，有止痛、止泻作用。《上海常用中草药》曰："地锦草，止血，利尿，健胃，活血解毒。治黄疸、痢疾、腹泻。"现代研究证明，用单味地锦草做成片剂，用于治疗痢疾、腹泻、小儿疳积、肺出血、子宫出血、支气管出血、胃出血、咳嗽等病症，有效率达 97%。

④乌梅、紫苏叶：腹泻型肠易激综合征日久，肠道收涩之功减弱，此时常使用收敛之品乌梅，然收涩之药不可滥用，为防其收涩过度，应配伍发散之药紫苏叶。乌梅酸涩收敛之性，配以紫苏叶发散之功，相得益彰。乌梅酸涩平，归肝、脾、肺、大肠经，功善敛肺止咳，涩肠止泻，安蛔止痛，生津止渴，为治疗痢疾、泄泻之要药。乌梅取其至酸之味，至柔之性，入肝经以敛肝泻肝，不仅可助厥阴春生之气，平抑肝木，又可制其疏泻太过，涩肠止痢。紫苏叶辛温，归肺、脾经，功善解表散寒，行气宽中。二药相伍以乌梅为主，紫苏叶为佐，对于虚火上炎，津液不足，泄泻甚者尤为适宜。久泄久痢得酸则敛，两者一收一散，相反相成。

《本草求真》记载，乌梅"酸涩而温，似有类于木瓜，但此入肺则收，入肠则涩"。乌梅其酸能敛虚火，化津液，固肠脱。现代药理研究，乌梅可促进消化液分泌，促进消化吸收，抑制离体兔肠管。《玉楸药解》载："紫苏，辛温下气，治咳逆痰喘，呕吐饮食，利膈通肠。"两药配伍，有收有散，不至偏颇。

⑤炮姜、黄连：下利日久必致虚损，虚久必见郁热，取炮姜伍以黄连。"盖利起本寒，成于化热，始于伤气"，故而气机逆乱，寒热并见。取炮姜之温，伍以黄连之寒，以此寒热平调。炮姜苦涩温，归脾、肝经，功善温经止血，温中止痛。黄连苦寒，归心、脾、胃、胆、大肠经，功善清热燥湿，泻火解毒。临床炮姜常用 6g，量不可多，黄连常用 5g。炮姜经过火炮，辛减转苦涩。故有"生姜走而不守，干姜能走能守，炮姜守而不走"之说。黄连性味苦寒，入心经，导泻心下之虚热，去脾胃大肠湿热，为治泻痢要药，单用即有效，但因大苦大寒，过服久服易伤脾胃。二药配伍，一走一守，一温一寒，量小而力专，起画龙点睛之笔。

《得配本草》记载："炮姜守而不走，燥脾胃之寒湿，除脐腹之寒痞，暖心气，温肝经，能去恶生新，使阳生阴长，故吐衄下血有阴无阳者宜之。"炮姜温性更强，无辛辣刺激之性，直入中焦，守而不走，振奋脾阳。《名医别录》云：黄连"兼主泄澼。泄者，泻利也；澼者，大肠下血也，俗名为脏毒。除水利骨，厚肠胃，疗口疮者，涤除肠、胃、脾三家之湿热也"。药理研究发现，黄连能对抗大肠杆菌引起的腹泻，且其化学成分小檗碱还能对抗霍乱毒素引起的腹泻及非感染性腹泻，并减轻小肠绒毛的水肿、分泌亢进等炎症反应。胃肠病迁延日久而中下焦虚寒，须缓图，宜炮姜。炮姜最妙之处在于其味苦，补虚祛寒而不上火，无干姜辛热上炎之弊，临床可补虚益阳而厚肠使之固。

⑥白术、枳实：此对药取自枳术丸，是由《金匮要略》中枳术汤演变而来，方中重用白术，补重于消，以补为主，治疗脾虚气滞食积证。便秘型肠易激综合征患者多以脾虚为主，升降失常，精微不升而浊阴不降，大肠传送无力，糟粕滞留肠道，因虚致实，则致便秘。"白术炒用则守，生用则和。"其味苦而甘，故重用生白术，意在补脾益气，运脾生津。如《素问·脏气法时论》言："脾苦湿，急食苦以燥之；脾欲缓，急食甘以缓之。"枳实调畅气机，助大肠推动之力，以通泻为主，与白术相配，补泻走守，消补兼施，破滞气，消积滞，除痞满。

⑦苍术、玄参：湿秘是因脾虚而致的便秘，《素问·至真要大论》云："太阴司天，湿淫所胜……大便难。"便秘型肠易激综合征病程迁延，脾气虚弱，健运失司，水湿阻滞，三焦水道功能失职，可见小便清长、腹胀、便秘等症。但湿为阴邪，湿性黏腻，对便秘腹胀者若采用峻下之法，则湿邪不去而正气更伤，故临床不用泻下剂，而应以健脾祛湿为法。苍术辛香苦温，燥湿醒脾，脾运得健，湿浊得化，肠腑得通。玄参甘寒味咸，滋阴软坚，主治腹中寒热积聚，其气轻清，其体重浊，使气机升降得当，寒热积聚自散，养阴生津以润肠燥，并防止苍术过燥伤阴致大便干燥。

（2）角药

①柴胡、当归、醋白芍：此角药取自《太平惠民和剂局方》之逍遥散。柴胡入肝经，味薄气升，疏肝解郁，透表泄热，振奋中气，宣发阳气，使肝气条达，不至于横逆犯胃，醋炙后可引药入肝，增强散邪解郁之效。本品劫肝阴，阴虚者慎用，对不同组方的用量各异，主要功效也随之变化。当归甘辛，入心、脾、肝经，为血中之气药，补中有动，行中有补，不仅补血，尚能活血柔肝止痛，为肝郁血虚之要药。白芍苦酸微寒，炒后转温，养血敛阴、柔肝缓急而不伤胃，醋炙后引药入肝，增强活血止痛之力。柴胡、白芍伍用，气血相合，散中有收，收中

寓散，疏肝气的同时敛肝阴，升举阳气兼敛阳，收散相使，相反相成，相辅相成；研究表明，白芍具有抗抑郁作用，和柴胡配伍，抗抑郁作用增强。当归偏温，白芍性凉，二药伍用，补血活血收敛，辛而不散，酸而不过收。三者相合，疏肝郁不升散，补血虚不留瘀，功效协同，互为犄角，阵势磅礴。

②陈皮、木香、砂仁：三者伍用出自香砂六君子汤。陈皮辛散苦降，其性温和，能随其配伍药的性能不同而体现补泄升降之能，为食积、脾虚气滞、寒湿内盛之常用中药。木香以其辛温芳香之性，升降诸气，宣通上下，畅利三焦，生用行气力强，煨用实肠止泻力增。《本草求真》认为木香下气宽中，为三焦宣滞要剂。其还有双向调节肠道运动、利胆等作用，对缓解胃肠气滞、腹胀、脘胁疼痛等，疗效甚佳。砂仁又名缩砂仁，为姜科草本植物的干燥成熟果实，其气清爽，温而不燥，上行入肺，中入脾胃，醒脾化湿和胃，用于寒湿阻滞中焦，气机郁滞，或者脾胃气虚，鼓动无力，或者妊娠反应之呕逆。本品宜后下，否则影响疗效。现代药理研究，本品可增强胃肠功能，排出积气，促进肠液分泌。陈皮理气而化湿，消脾气；砂仁温中而行气，健脾气；木香消三焦之滞气，醒脾气，三者相合，调中焦而散寒积滞气，尤适于肠腹寒凝气滞者。

③柴胡、黄芩、半夏：此角药首见于《伤寒论》小柴胡汤，为本方的主要组成部分。柴胡疏肝开郁，畅气机，透半表半里之邪气，气机疏利自不会郁结成疾。黄芩苦寒，入肺、胆、胃、大肠经，苦能燥湿，寒能清热，清少阳枢机不利半表半里之郁热。不同炮制方法功用有差异，清热多生用，安胎多炒用。半夏辛温，入脾、胃、肺经，体滑性燥，能走能散，能燥能润，降逆止呕，消痞散结，广泛应用于痰湿内盛之恶心呕吐等症。此品生用有毒，多用鲜姜、白矾炮制后入药，减毒增效，更为安全。柴胡配黄芩升清阳，降浊火，升清降浊，调理升降枢机，相辅相成，相反相成，疏泄肝胆气机，清利肝胆湿热，为和解少阳的基本结构。半夏辛散，黄芩苦寒，苦寒并用，温而不燥，凉而不寒，相反相成，恰到好处，辛开苦降，畅达气机，调和肠胃。半夏又助柴胡疏肝郁，祛痰瘀，降逆气。三者相合，升降并用，寒温并投，辛开苦降，看则药物间性味相反，实则各攻一方，协同作战，共同发挥和解少阳、疏肝和胃之力。此角药为小柴胡汤的主要组成部分。研究表明，小柴胡汤能够抑制肿瘤生长，调节肿瘤免疫等。

④补骨脂、肉豆蔻、炮附子：此由《普济本事方》的二神丸与炮附子组合而成。补骨脂又名破故纸，性大温，入脾、肾经，壮肾阳，温脾阳，暖水脏，驱寒邪，本品性涩，固精缩尿，壮火益土之要药，广泛用于肾虚泄泻、阳痿早泄、尿

频等症。伴有肾虚症状的久泻患者，加补骨脂常获良效。肉豆蔻辛温而涩，气味俱升，入中焦，温脾胃，涩肠止泻，行气消胀，用于虚泻、畏寒气滞等症，但生肉豆蔻滑肠，临床常裹煨后用，降低毒性。附子性大热，其性浮而不沉，其用走而不守，上助心阳，中温脾阳，下补肾阳，温通十二经脉，散阴寒，逐冷痰，乃命门之主药，诸脏腑之真寒，无所不治。此品峻猛有毒，内服多炮制，宜先煎至无麻辣感为度。补骨脂辛燥，补肾以行水；肉豆蔻辛温，温脾制水，二者相合，脾肾双补，散下焦阴寒，温中焦脾湿，寒湿得出，泄泻则缓。配以大辛大热之附子，大增温阳之力，祛在里之寒湿，散寒瘀。三者伍用，温肾暖脾，固肠止泻，相互促进，脾阳得助，脾胃升降得复。

⑤旋覆花、枇杷叶、蜜紫菀：便秘型肠易激综合征反复发作，损伤肺脾之气，肺失宣降，清气不升，浊气不降，则致肠腑的气血运行及津液输布障碍，气滞血瘀，肠失濡润，从而导致便秘。唐容川《血证论》言："肺移热于大肠则便结，肺津不润则便结，肺气不降则便结。"故肺之实热、阴虚、升降失司均可导致便秘型肠易激综合征。临床治疗便秘型肠易激综合征多从肺论治，宣肺、清肺、肃肺、补肺，如《素灵微蕴》所言："肺与大肠表里同气，肺气化精，滋灌大肠，则肠滑便易。"旋覆花辛散苦降，宣通壅滞；枇杷叶清肺祛痰，降逆和胃；紫菀开泻肺郁，润肺滋肾。三者配伍开肺气，通大肠，下病治上，腑病治脏，开中导下，提壶揭盖，清扬宣发，以轻祛实。三焦气机畅达，壅滞祛除，肺气肃降，水津下布，则浊气自降。

（3）特殊剂量

①柴胡：柴胡为风药。张元素最早提出"风药"的概念。他在《医学启源》中论述到："羌活，气微温，味甘苦，治肢节疼痛，手足太阳经风药也""藁本，气温，味大辛，此太阳经风药，治寒气郁结于本经，治头痛、脑痛、齿痛。"此为"风药"一词的最早出处。李东垣师从张元素，继承和发扬了张元素风药学说，对"风生升"类药（羌活、独活、防风、蔓荆子、荆芥、薄荷、升麻、柴胡、藁本等）加以发挥，拓展了风药的理论体系，并创制了很多以风药为主的方剂，广泛应用于外感病和内伤病。

风应春令，风药为一方中佐使之药，更是一方之方眼。汉方不传之秘在于量，风药的使用剂量十分重要。柴胡使用30g时，发散风寒，发汗，用于退热；当使用12～15g时，可以条达肝气；而使用6～8g时，则为风药，风药能通、能行、能升、能散。风药药性多辛温，其气轻，其味薄。在治疗中巧借风药辛、散、温、通、窜、透等多种特性，以达开郁畅气、通络开窍、发散祛邪、燥湿化痰、辛温通阳、化瘀止痛的作用。

②生白术：治疗便秘型肠易激综合征时，重用生白术以滋脾液、鼓舞中气从而达到通便之功，常用剂量为 20～30g。使用白术治疗便秘，首见于《伤寒论》第 174 条"若其人大便硬，小便自利者，去桂加白术汤主之"，明确指出大便硬是加用白术的用药指征。对此，有医者解释为湿邪闭郁，营卫失调，肺失肃降而影响大肠传导功能，故加用白术以祛湿邪，宣通营卫，使肺的肃降功能恢复如常，从而大便硬得解。白术用量为四两（约合现代 62.4g），为《伤寒论》中白术的最大用量。《本草会编》言："用白术以除其湿，则气得周流而津液生矣。"白术可健脾益气，升清降浊，脾气健旺可促进大肠传导。

4. 典型病案

病案一 李某，女，39 岁。2019 年 6 月初诊。主诉：间断腹泻伴腹胀 1 年，加重 14 天。患者自述 1 年前无明显诱因出现晨起腹泻，便质稀如水样，量少色黄，无黏液脓血，每日多达 6～7 次，伴有腹胀、烧心反酸症状，平日性情急躁易怒，纳可，寐欠安，舌质暗，苔白腻，边齿痕，脉弦滑。自患病以来，曾就诊于当地诊所，口服药物（具体药物不详）治疗，后反复发作，今为求进一步系统治疗而来我院就诊。查电子结肠镜未见明显异常，西医诊断：腹泻型肠易激综合征；中医诊断：泄泻，肝郁气滞、脾虚湿盛证。治宜疏肝解郁、健脾化湿。处方：炒白术 20g，茯苓 30g，葛根 30g，防风 6g，陈皮 10g，佛手 6g，生山药 20g，炒薏苡仁 20g，芡实 20g，合欢皮 20g，合欢花 12g，柴胡 9g，白芍 20g，当归 15g。14 剂，水煎服，早、晚分服。嘱患者饮食清淡，注意休息。

二诊：患者自述服药 1 周后晨起大便可成形，如厕次数减少，无脓血，烧心、腹胀症状已缓解，纳可，寐欠安，舌质暗，苔白腻，边齿痕，脉弦滑。继以上方加减，加枳实 20g，去柴胡。14 剂，水煎服，早、晚分服。嘱患者饮食清淡，注意休息。

三诊：患者自述大便基本呈条状，排便终末偶有少许黏液，食欲良好，腹胀基本消失，舌质暗，苔白，边齿，脉弦。上方葛根减至 15g，继服。7 剂，水煎服，早、晚分服。嘱患者饮食清淡，注意休息。

按语：在中医学中，消化系统的生理功能可以用脾升胃降来概括。脾升是指脾的升清、运化功能，胃降包括胃对饮食物的腐熟功能、小肠的分清泌浊和大肠传化糟粕的功能。脾胃运化功能的正常，不仅依赖于肝的疏泄功能，而且与脾升胃降的协调平衡息息相关。《素问·举痛论》曰："怒则气逆，甚则呕血及飧泄，故气上矣"；《素问·调经论》曰："志有余则腹胀飧泄，不足则厥"；《素问·脏气法时论》曰："脾病者……虚则腹满肠鸣，飧泄，食不化。取其经，太阴、阳明、少阴血者。"并提出久泄属"阳明胃土已虚，厥阴肝风振动"，创立泄木安土之法。肝与肠相通，生理上密切相干，病理上互相影响。肝五行属木，主疏泄，性喜条达。肠五行属金，主肃降收敛。肝与肠互相协助，而使生理功能正常运行。肝郁则出现腹痛、腹胀，肝横则出现腹泻。本例患者实属脾胃亏虚、气滞湿阻之证，但六腑以通为用，以通为补，大便得以通畅，脾胃运化功能自然就会正常，机体气血津液得化，正气自然充足。初诊时主以行气通腑燥湿为主，力图恢复六腑功能，使糟粕得以传化，精微得以生成。治疗腹泻型肠易激综合征肝郁脾虚证时，在柴胡疏肝散合痛泻要方基础上自拟疏肝扶脾方，用药遵循理气而不伤正的原则。脾主运化，为气血生化之源，后天之本，以炒白术、茯苓、薏苡仁、生山药为主药，益气健脾化湿。薏苡仁药性甘淡凉，归脾、胃、肺经，功善健脾渗湿，除痹止泻，清热排脓。刘启泉教授取其味甘淡渗除脾湿，性凉可清中化浊，能健脾阴，可益肠胃，尤善于治疗脾虚泄泻。药理研究表明其具有温和的镇痛抗炎作用，还有提高机体免疫力的作用。选用葛根、防风，取升举阳气、风能胜湿之意，用量宜轻，合芡实涩肠止泻。葛根药性甘辛凉，归脾、胃经，功能解肌退热，生津透疹，升阳止泻。《日华子本草》载其"治胸膈热，心烦闷热狂，止血痢，通小肠，排脓破血，敷蛇虫啮"。其甘辛性凉，清扬升散，不仅可以清热，还能鼓舞脾胃清阳之气上升而奏止泻之效。李杲亦言葛根为治脾胃虚弱泄泻圣药也，其气轻浮，可鼓舞胃气上行，生津液，又可解肌热。药理研究发现葛根素在治疗腹痛、腹泻、里急后重等方面有良好效果。肝主疏泄，肝气不降则烦躁易怒，陈皮、佛手、柴胡疏肝解郁，白芍、当归敛阴柔肝，共奏调畅气机之效。佐合欢皮、合欢花安神解郁。二诊时患者症状好转，酌情加大行气除湿的力量，因而加用枳实；柴胡辛温，易劫肝阴，故去之。行气之品多辛香燥烈，长期服用恐伤正气，因而三诊时乃以固护脾胃、甘淡祛湿取效，用药较为轻灵，力图缓治，巩固疗效。

病案二　张某，男，47岁，已婚。2019年9月10初诊。主诉：间断腹泻3个月。患者缘于3个月前食冰冻水果出现腹泻、呕吐，伴腹痛，就诊于当地诊所，口服药物（具体药物不详）治疗后缓解，后遇冷即复发，今为求进一步系统治疗来我院就诊。现症见：每晨起大便偏稀，每日2~3次，色黄，略有黏液，有不尽感，无黑便以及脓血，食欲良好，平素偶晨起反酸烧心，尤其以大便时明显，略感腹胀，早餐后偶有急迫欲便的症状，尤其早餐食用生瓜果后较为明显，排出物多为水样便或者夹杂食物残渣，略感腹痛，神疲乏力，自觉精力欠佳，易汗出，略怕冷。近 3 个月来体重未见明显变化，腹部体检未见异常。舌淡，苔薄白，边齿痕，脉弦弱。此证属脾肾阳虚。治法：温肾助阳，健脾益气。处方：黄芪 30g，炒白术 15g，陈皮 20g，姜半夏 15g，茯苓 30g，防风 20g，焦神曲 15g，焦麦芽 15g，升麻 10g，杜仲 20g，酒苁蓉 15g，白芍 20g，浙贝母 20g，牡蛎 15g，葛根 20g。7 剂，水煎服。嘱勿食用辛辣刺激及生冷食品。

二诊：患者自述现晨起大便有时可成形，偶有便后少许黏液，大便次数较前减少，反酸烧心症状缓解，餐后未见急迫欲便的症状，神疲乏力感有所缓解，炒白术增至 20g，葛根增至 30g。14 剂，水煎服，早、晚分服。

三诊：患者自述大便基本成形，反酸烧心明显缓解，守方治疗，嘱患者清淡饮食，不适随诊。14 剂，水煎服，早、晚分服。

按语：此例患者虽未行肠镜检查，但腹泻证临床较为常见，且本患未见肠道报警症状，故临诊之际暂按肠易激综合征进行诊治。此患腹泻病史较长，大便常夹不消化之物，其脾胃之虚可见一般，故而以黄芪、白术、茯苓补益脾胃，半夏、陈皮以燥其湿。食后大便急迫欲便者，多为湿邪内盛，清气不升，因此以升麻、防风等风药升清且去湿，恢复脾胃功能，又可去除邪气。刘启泉教授认为防风为治风通用，其能泻肺实，疏散头目中滞气，消除上焦之邪气，又因其升清燥湿之性，治疗清阳不升之泄泻，常收不凡之效。《本草纲目》载其治"三十六般风，去上焦风邪，头目滞气，经络留湿，一身骨节痛，除风去湿仙药"。现代药理研究表明，风药具有抗过敏、抗炎、抗菌抑菌、抗病毒、镇痛、解痉、改善血液循环、抗肿瘤、提高免疫功能等作用。诸药共成健脾祛湿止泻之效。

病案三 周某，女，46 岁。2018 年 9 月 7 日初诊。主诉：反复腹泻 1 年余，加重 5 天。患者缘于 1 年前与人争吵后出现大便次数增多，伴腹痛，便后痛减，曾于当地医院查电子胃镜、电子结肠镜，自诉检查结果提示未见明显器质性异常。于当地间断口服中成药、活菌制剂治疗，症状时轻时重，后未予重视。5 天前患者劳累过度后出现症状加重，口服止泻药（具体不详）后症状缓解不理想，今为求进一步系统治疗，来门诊就诊。现症见：大便不成形，每日 2～3 次，排不尽感，腹中隐痛，周身乏力，气短倦怠，无嗳气、口干口苦、反酸烧心，纳一般，不敢多食，寐差，小便量少。舌淡红，两侧齿痕，苔白腻，脉虚弱。辅助检查同前。中医诊断：泄泻，脾虚湿盛证。西医诊断：腹泻型肠易激综合征。治法：健脾益气，止泻化湿。处方：柴胡 6g，生黄芩 6g，木香 6g，薏苡仁 15g，仙鹤草 20g，乌梅 6g，炮姜 6g，紫苏叶 6g，徐长卿 9g，酒萸肉 15g，芡实 15g，炒白术 20g，茯苓 30g。7 剂，每日 1 剂，水煎取汁 300mL，早、晚分服。

后在上方基础上随证加减治疗 6 周，病情好转，精神愉悦，仍坚持服药以配合治疗。2 个月后症状基本消失。

按语：李士材在《医宗必读》中提出"无湿不成泄"，认为湿可夹热、夹滞、夹寒，并在此书中详细说明了"治泄九法"。刘完素认为"凡下利皆脾胃受湿"，提倡用茯苓、芍药、白术，言其为"泄痢须用"，认为白术味甘，可除脾胃之湿；芍药味酸涩，可消胃中湿热；茯苓淡渗之功，通调水道而走湿，皆为从湿治泄之理。《景岳全书·杂证谟》指出"泄泻之本，无不由于脾胃"，盖脾胃虚损，运纳失职，谷气化生无源，脾气失于充养，升散不迭，无法向上向外输布水谷精气。肝与肠相通，生理上密切相干，病理上互相影响。肝五行属木，主疏泄，性喜条达。肠五行属金，主肃降收敛。肝与肠互相协助，而使生理功能正常运行。肝郁则出现腹痛、腹胀，肝横则出现腹泻。本案患者缘于 1 年前与人争执后发病，对症治疗未见明显好转，后未予重视，导致疾病反复发作，缠绵不愈。此病初期多为肝气郁结，失于疏泄，横逆乘脾；继则脾失健运，湿从中生；脾虚日久而致脾阳不足，最终导致腹泻型肠易激综合征的病机由实转虚，虚实夹杂。针对本案患者，治以健脾、祛湿、理气，诸法合用，病邪自除。

病案四　高某，女，50 岁。2020 年 7 月 8 日初诊。主诉：间断大便硬结难下 5 年余，加重 2 周。患者缘于 5 年前与人发生争执后出现大便硬结难下，伴腹痛腹胀，便后缓减，自行使用开塞露辅助排便。2 周前患者情志不畅后出现症状加重，口服麻仁软胶囊后症状缓解不明显，于当地医院查电子结肠镜，自诉检查结果提示未见明显器质性异常，今为求进一步系统治疗来我院就诊。现症见：大便干结质硬难下，3～5 日一行，情绪激动时加重，时伴腹胀腹痛，无黏液脓血，无里急后重，无恶心呕吐，无反酸烧心，嗳气，纳呆，寐差，小便调。舌质红，苔薄黄腻，脉弦细滑。中医诊断：便秘，肝郁气滞证。西医诊断：便秘型肠易激综合征。治法：疏肝行气，润肠通便。处方：柴胡 10g，黄芩 10g，佛手 12g，醋香附 15g，白芍 15g，枳实 15g，陈皮 12g，木香 6g，白术 20g，生地黄 15g，玄参 10g，麦冬 15g，酒大黄 6g，瓜蒌 20g，合欢皮 12g。14 剂，水煎服，早、晚分服。嘱患者调畅情志，饮食清淡，定时如厕。

二诊：患者大便得解，便质日益软化，2～3 日一行，腹胀腹痛好转，仍纳呆、寐差。上方去酒大黄、木香，加焦山楂 15g，炒莱菔子 15g，合欢花 12g，酸枣仁 10g。

三诊：患者大便质可，1~2 日一行，情志舒畅，无腹痛腹胀，嗳气未作，纳可，寐安，舌质红，苔薄白，脉弦细。守方治疗，嘱患者清淡饮食，不适随诊。14 剂，水煎服，早、晚分服。

按语：刘教授指出，便秘型肠易激综合征属于功能性病变，其确诊是基于完善的辅助检查未见明显异常的排除性诊断。本案患者以情志不畅为诱因，肝气郁滞，横逆犯胃，肝胃气滞，壅滞不畅所致。肝为风木之脏，性喜条达升发而恶抑郁，主疏泄，调畅气机，使得通而不滞，散而不郁，五脏气机通达调和。一旦肝疏泄失职，则气不通而阻滞，不散而郁结，最终通降失常，传导失司，糟粕内停不下行而秘结。《医经精义》言："大肠传导全赖肝疏泄之力，以理论则为金木交合，以形论则为血能润肠，肠能导滞之故，所以肝病宜疏通大肠，以行其郁结也。""木郁达之"，治疗上以疏肝解郁、调畅气机为要。柴胡、黄芩升降相因，振奋肝阳；佛手、醋香附舒发肝气；肝体阴而用阳，白芍敛阴柔肝以养肝阴而制肝用；不通则痛，白术健运脾气，枳实、陈皮、木香行气导滞，通降肠闭，配伍生地黄、玄参、麦冬增水行舟，以润肠腑；酒大黄后下缓泻通便，以解患者大便干结不下之苦，瓜蒌开上窍以通下窍，质润可缓大黄攻积之力；胃不和则卧不安，予合欢皮养心安神。标本同治，病症自消。